＼30秒で／
コリ・痛みが
ふわ
ああっ
ととける
マッスルリセッティング

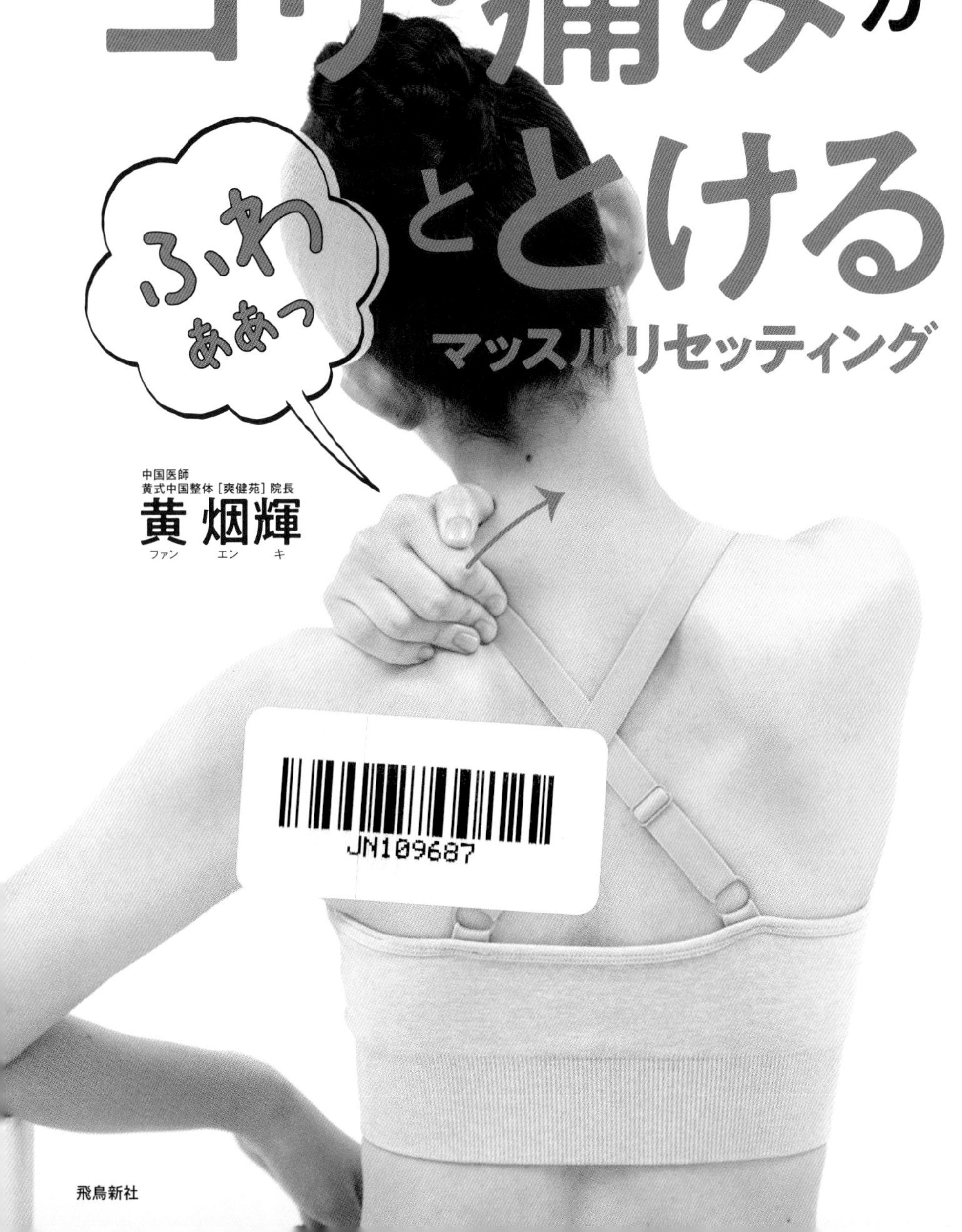

中国医師
黄式中国整体［爽健苑］院長
黄《ファン》 烟《エン》輝《キ》

飛鳥新社

ッティングの全貌だ!

チェック

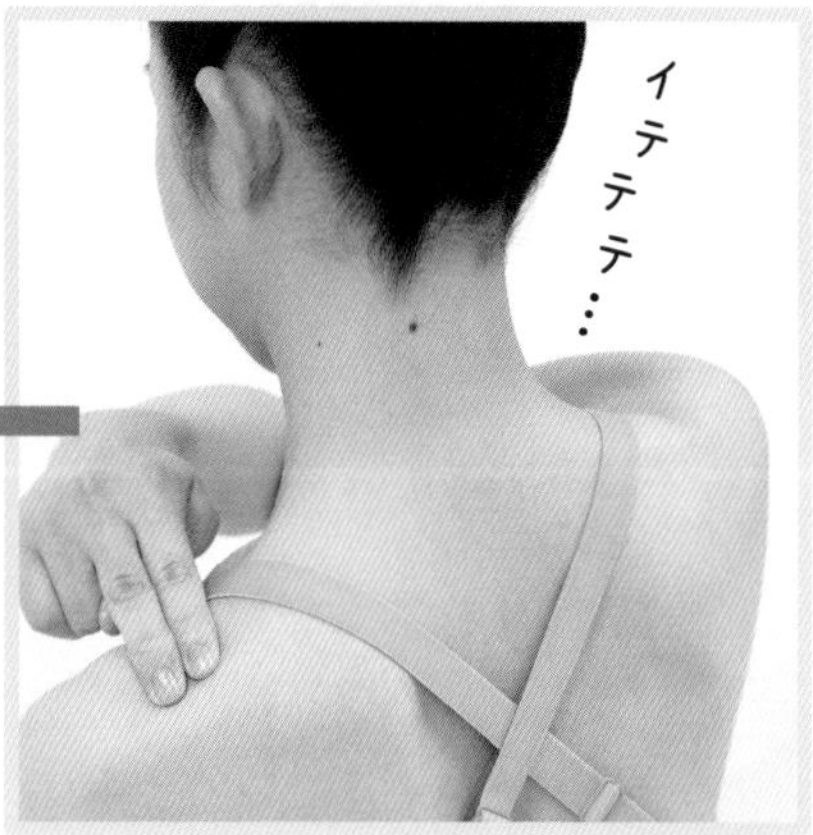

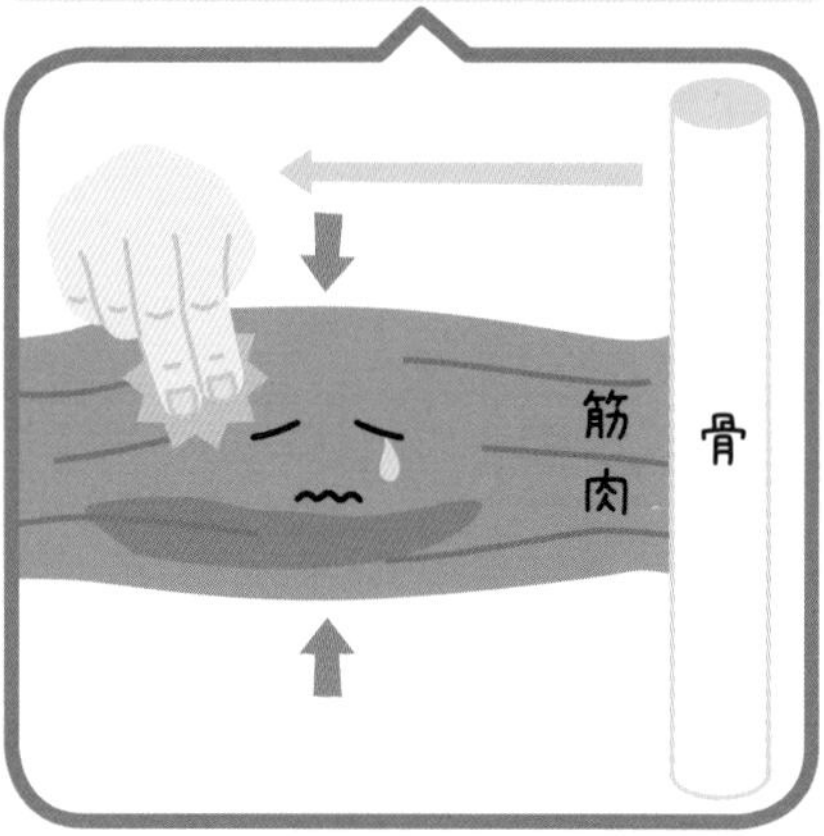

コリや痛みがあるとき、筋肉は引っ張られて緊張し、カチコチに固まっています。

筋肉を寄せる

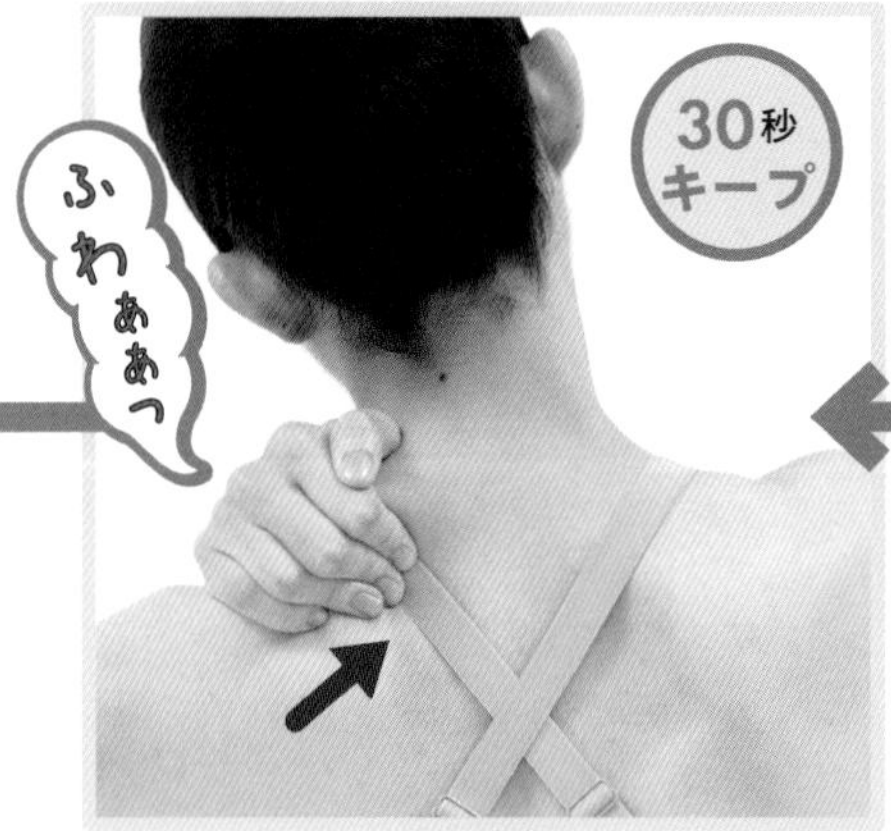

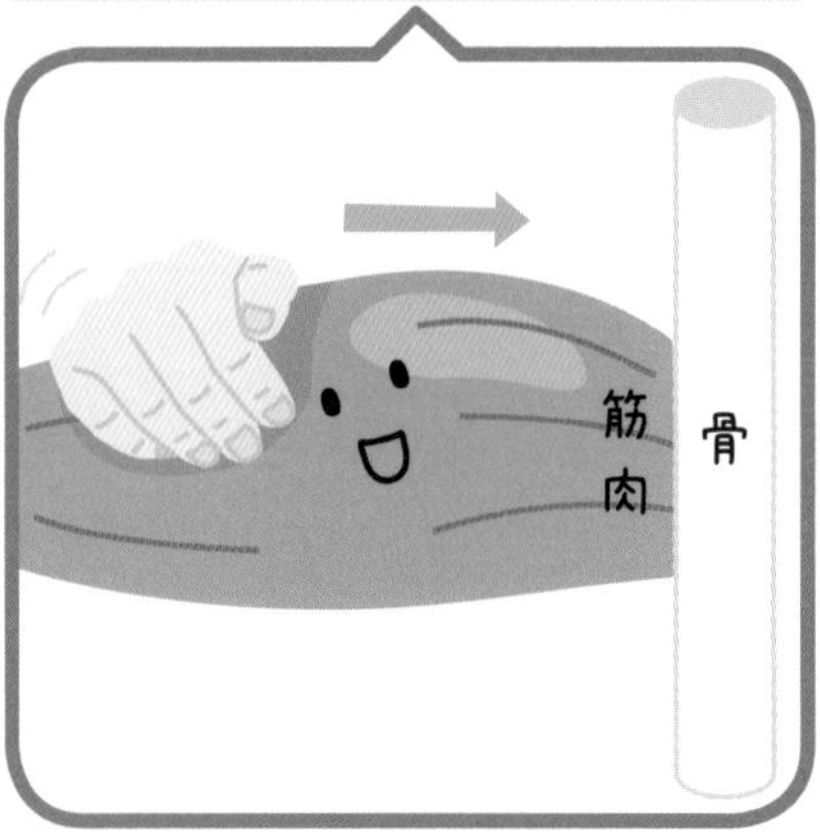

引っ張りと逆方向に、筋肉を優しく寄せてゆるめると、コリや痛みはとけていきます。

マッサージより簡単ですごい

これがマッスルリセ

筋肉をゆらす

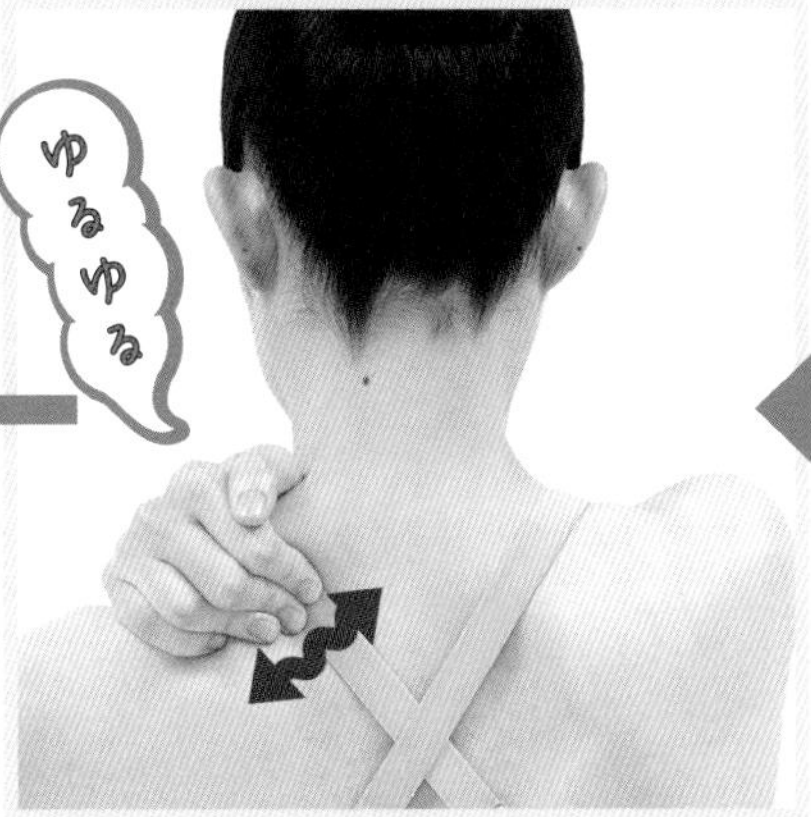

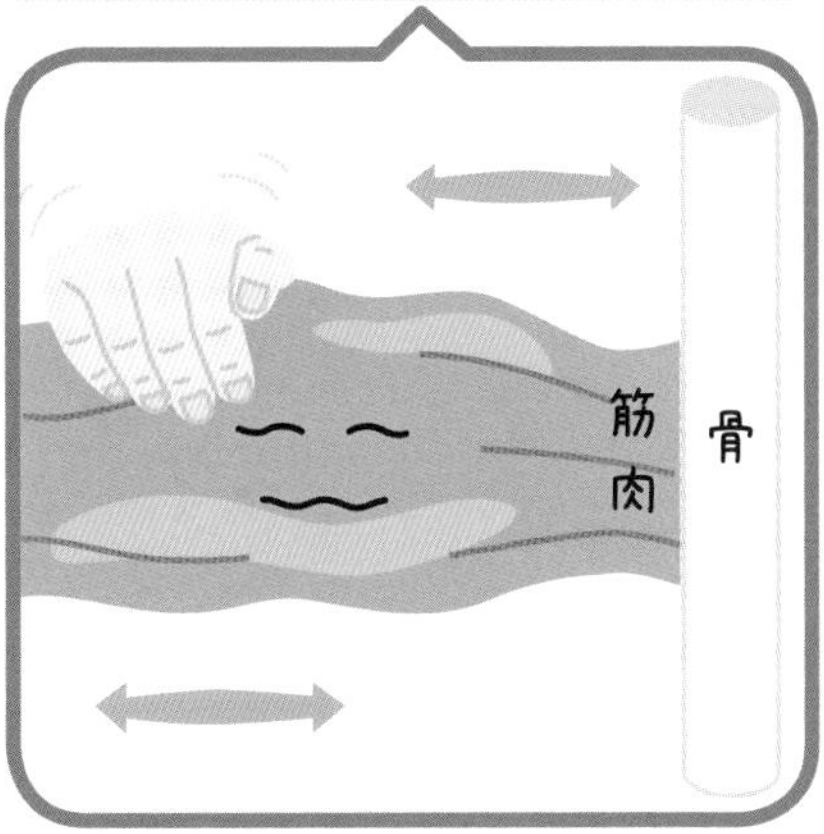

血流がよくなったところで、痛み物質や疲労物質を優しく押し流していきます。

再チェック

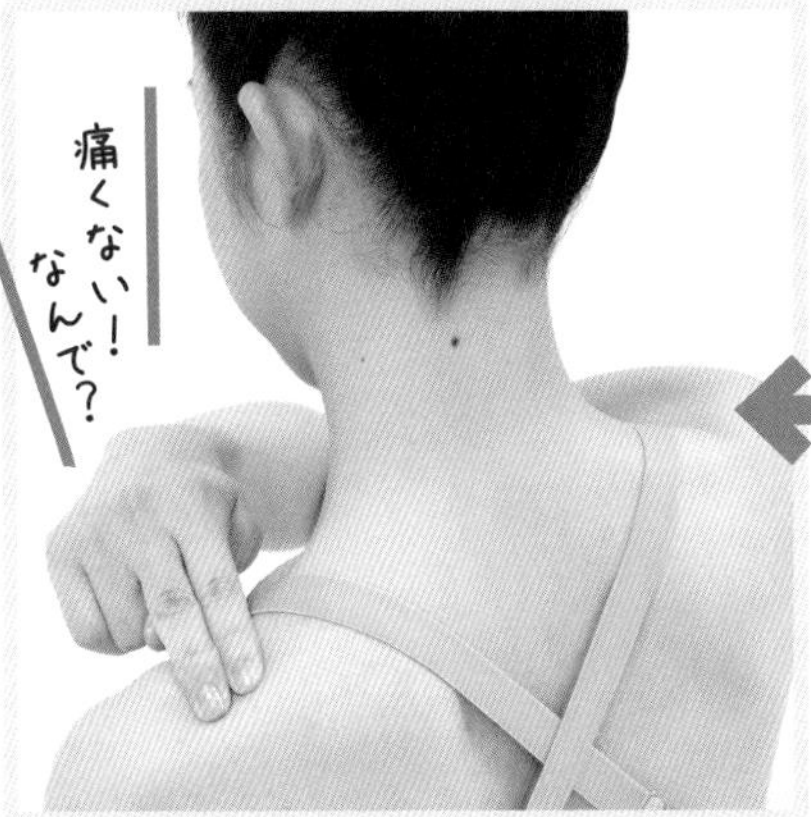

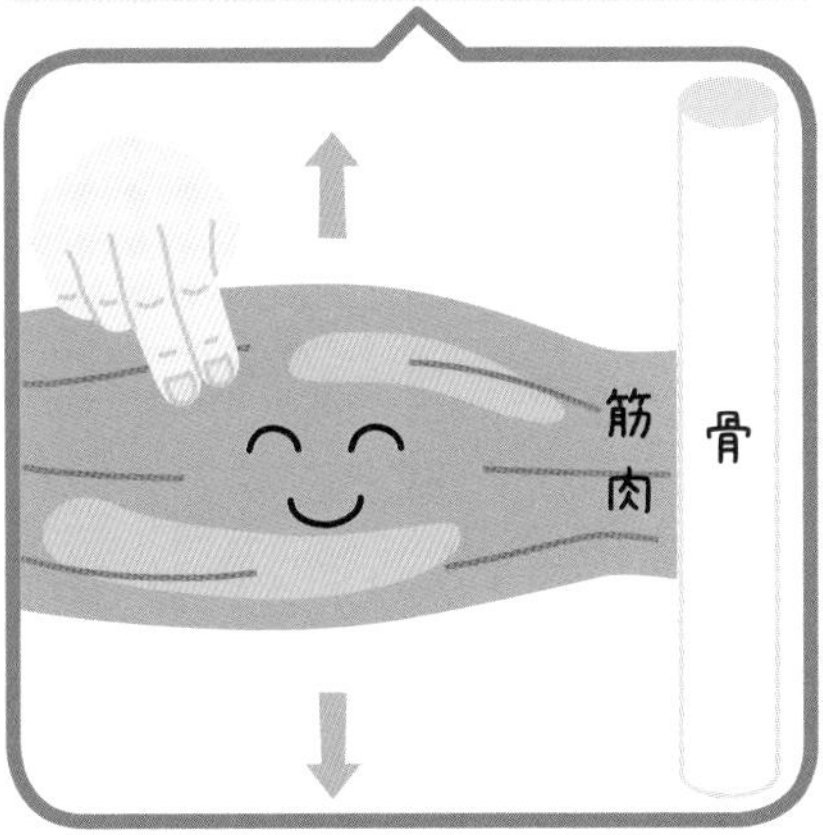

引っ張りや緊張がないので、筋肉はとてもやわらかく、押しても痛くありません。

なぜ、マッスルリセッティングはマッサージに 革命を起こすのか？

コリや痛みを感じると、
グイグイ押したりもんだりしますよね。

確かに、マッサージされているときは、
とても気持ちがよいでしょう。
でも、翌日からまた、コリや痛みに
苦しめられているのではありませんか？

実は、グイグイ力を加える方法では、
筋肉を傷つけるだけでなく、脳を警戒させて、
ますます筋肉を固くさせるだけ。

そこで、引っ張られて伸びきった筋肉を、

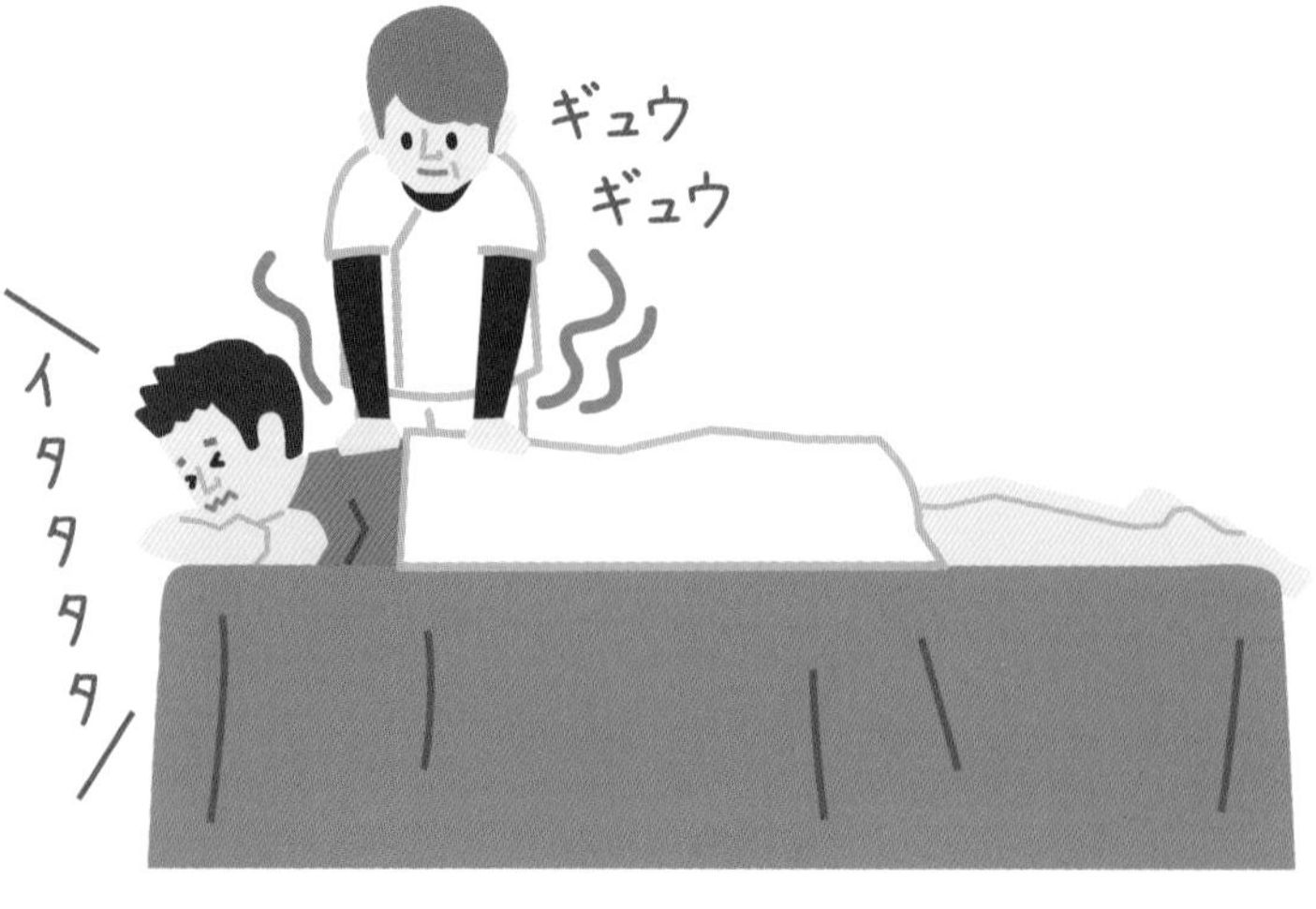

従来のマッサージ

これ以上ないくらい、優しくゆるめてあげます。

すると、すごいことが起こります。
「ずっと、ゆるめてほしかったの。ありがとう」
と喜んでいるかのように、**たった30秒で、**
コリや痛みがふわぁぁっと、とけていくのです。

押さない、もまない。筋肉を優しく寄せるだけ。
それが、マッスルリセッティングです。

やっていることは、マッサージの真逆ですが、
医学的にも正しく、理にかなった方法です。

マッサージの常識が、変わります。

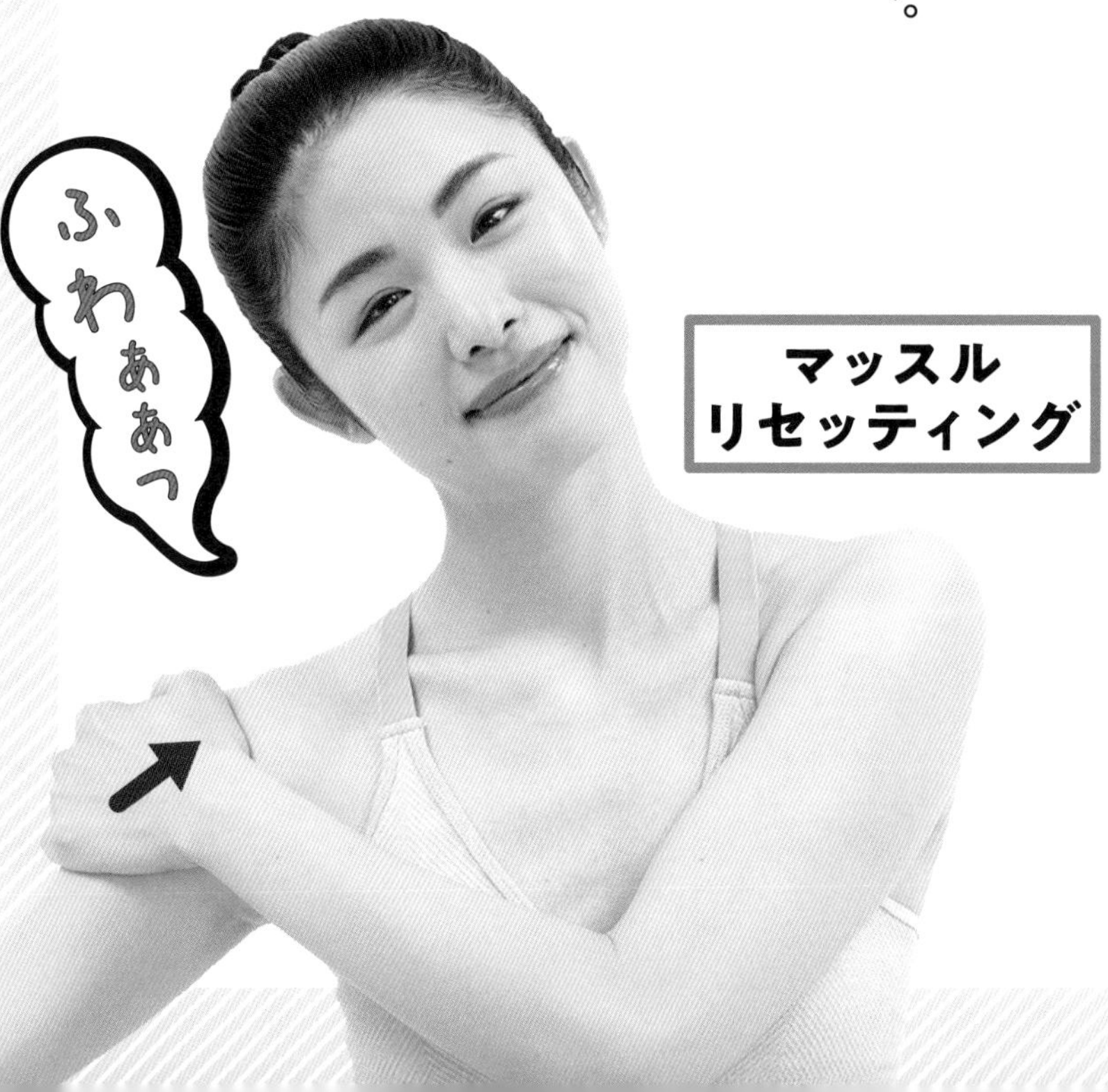

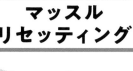

なぜ、マッスルリセッティングで不調が劇的に改善するのか？

血流が劇的に改善されるからです。

コリや痛みのある部位には、
疲労物質や痛み物質がたまっています。
マッサージで悪い物質を押し流すこともできますが、
例えるなら渋滞の交通整理。その場しのぎにすぎません。

しかし、マッスルリセッティングは違います。
筋肉をゆるめると、血管もゆるみます。
道路の拡張工事を行い、車線を増やすようなものです。

さらに、痛みモードの脳の警戒が解かれ、

**マッスルリセッティングで
不調を解消!**

- 首肩こり、頭痛
- 腰痛、猫背
- ひざの痛み
- 冷え、むくみ
- 歩行不安
- 四十肩、五十肩
- 股関節
- 手・ひじの痛み
- 不眠、眼精疲労
- しわ、たるみ

心と体がリラックス。さらに血管が広がり、**疲労物質や痛み物質が、するすると流れます。**原因を根本から取り除く方法だから、不調を劇的に改善できるのです。

検証結果

血流がよくなり
体温も上昇

僧帽筋上部（後頭部・首／P56～57）のマッスルリセッティングを10名の被験者に行い効果を検証。すると被検者の手のひらの皮膚温が、施術後1分間で約2.1度上昇。その後もポカポカ感は継続し、5分後には約2.6度まで上昇。マッスルリセッティングによって血流がよくなり、首の筋肉をゆるめるだけで手指の冷感（冷え）まで改善されたことが、日本病院学会にて発表されました。

施術前（26歳男性）

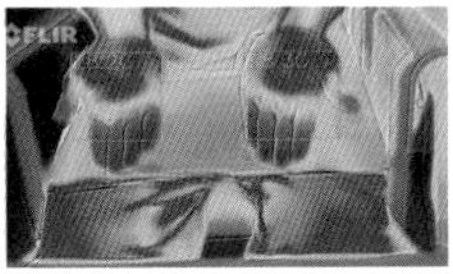

5分後

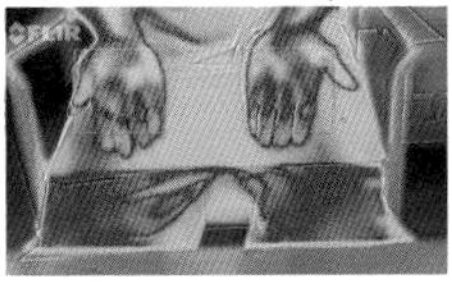

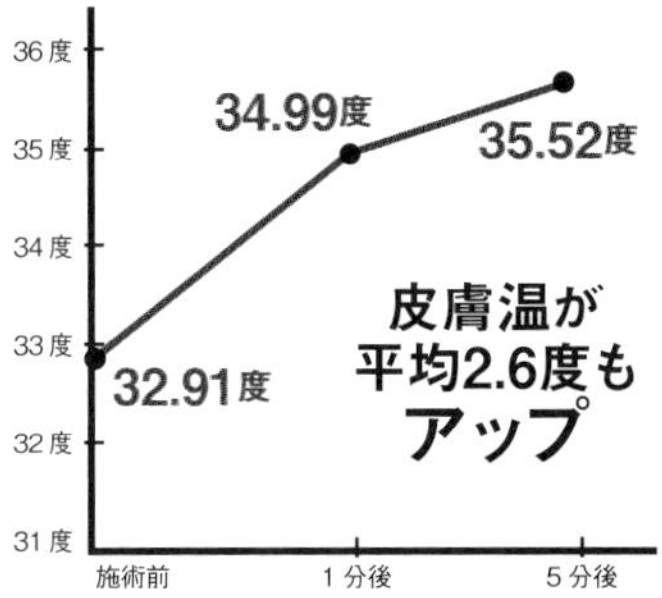

※この調査ではマッスルリセッティングを90秒間行っています。

出典：『筋緊張緩和手技を用いた末梢部冷感へのアプローチ』第69回日本病院学会（2019年8月1～2日）社会医療法人慈恵会聖ヶ丘病院リハビリテーションセンター 野々原康雄、中原義人、横田俊輔／介護老人保健施設北湯沢温泉いやしの郷リハビリテーション科 平野慎太郎

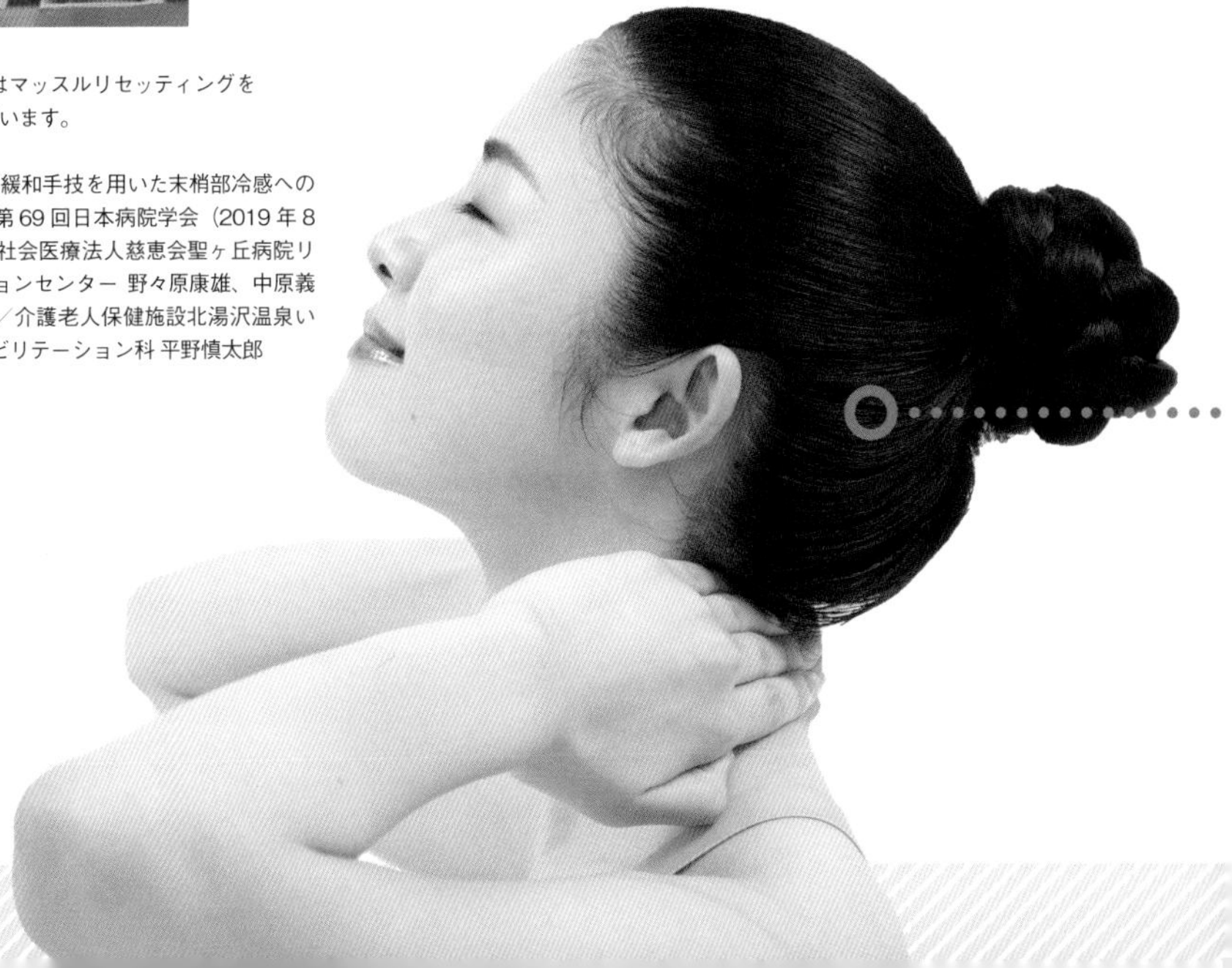

マッスルリセッティングの奇跡

激変！ビフォーアフター

[30代男性] 腰痛

Before

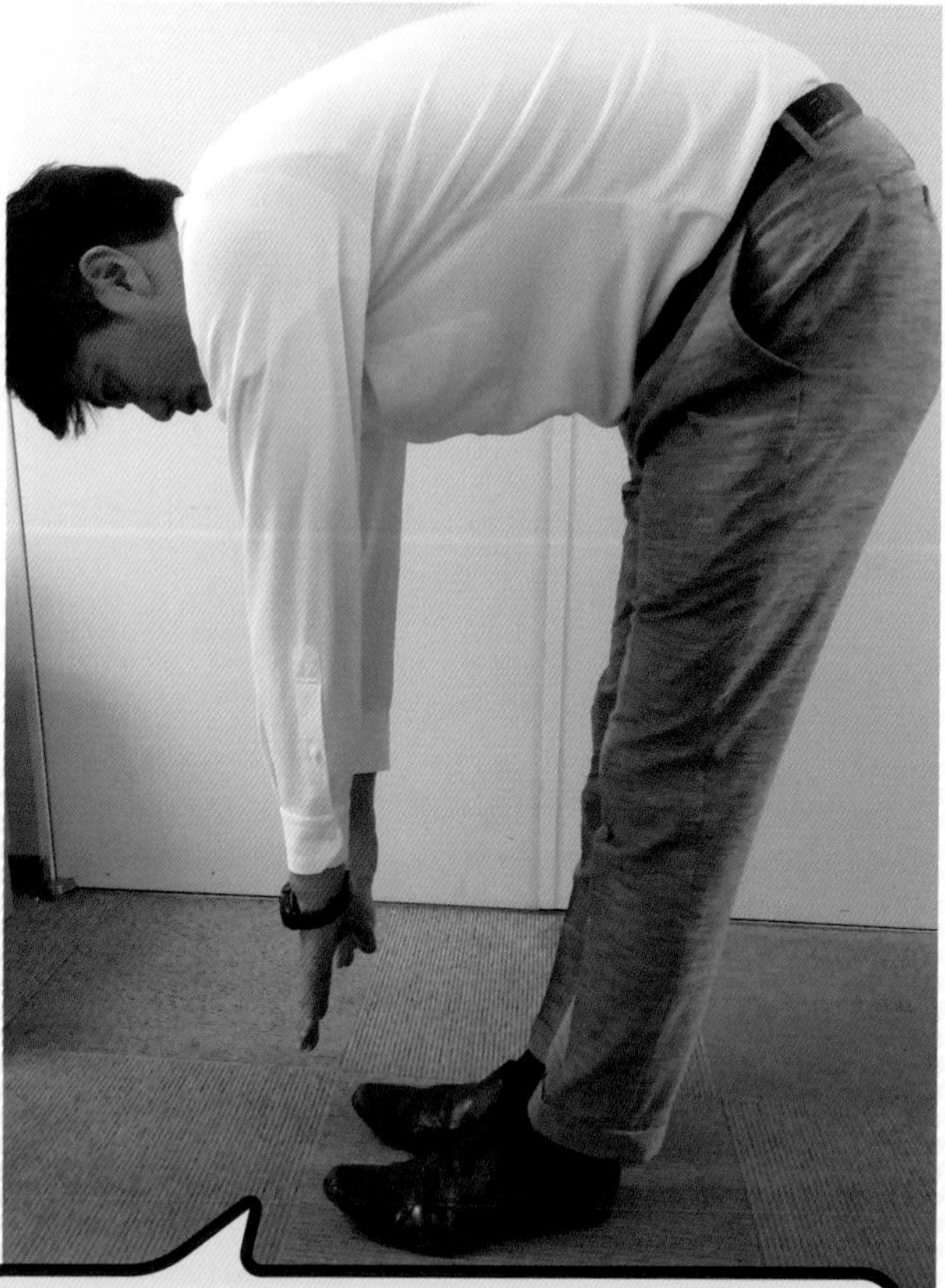

激しい腰痛が続き仕事にも支障が…

数年来、悩んでいた腰痛が悪化。仕事に支障をきたすほどの強い痛みがあり、趣味のスポーツも一切できない状態に。腰、お尻、大腿にふくらはぎと下半身のあらゆる筋肉がカチコチに固まっており、どこを押しても激痛が走るほど。

After

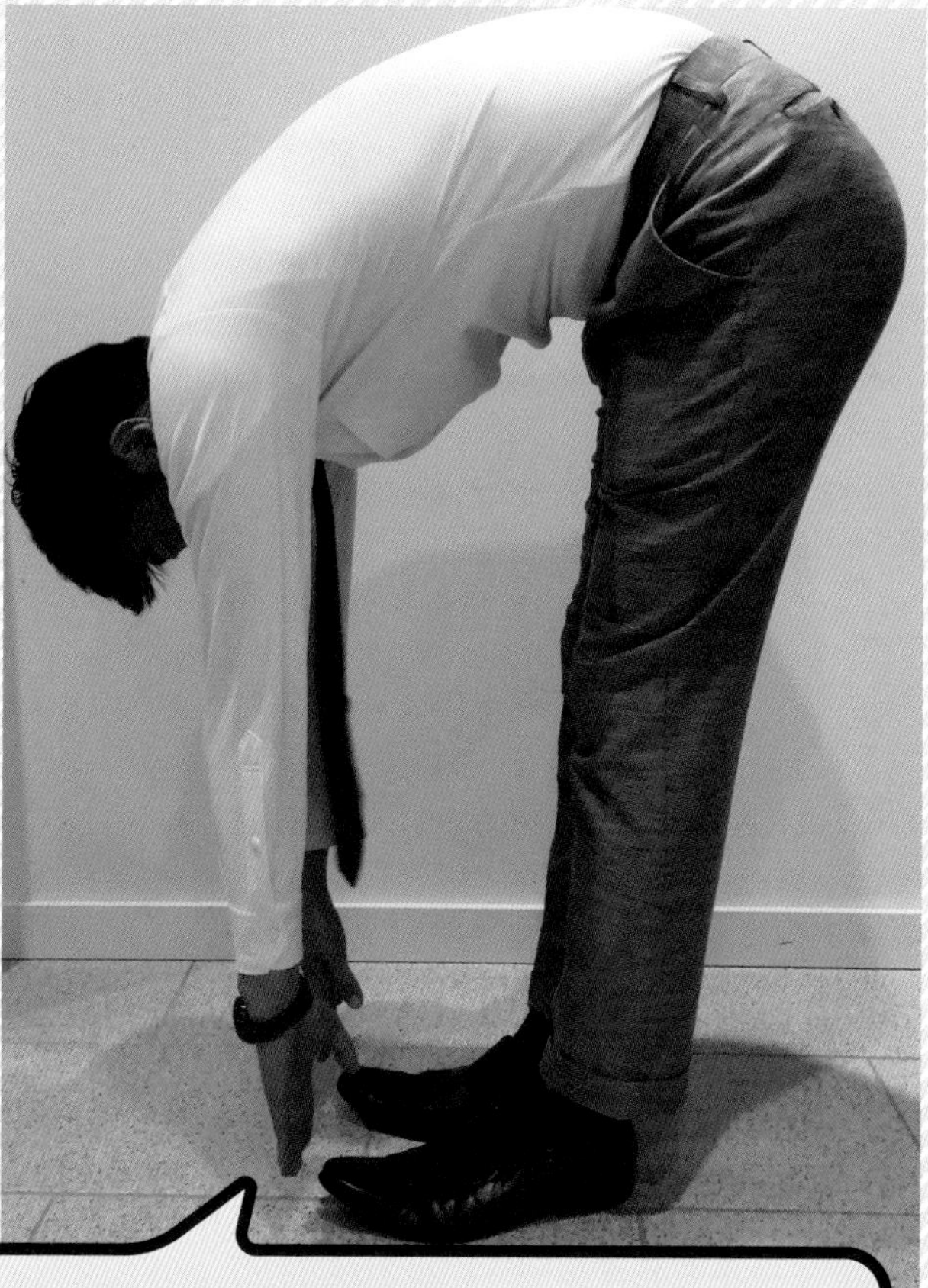

下半身をゆるめたら
運動もできる状態に!

お尻と太ももの筋肉を中心にゆるめると、前屈で床に手が届くほど下半身の筋肉が全体的にやわらかくなりました。どんな動作も腰をかばわないと動けなかったのに、走ることも自転車に乗ることも、難なくできるように！

[10代女性] 猫背・頭痛

After

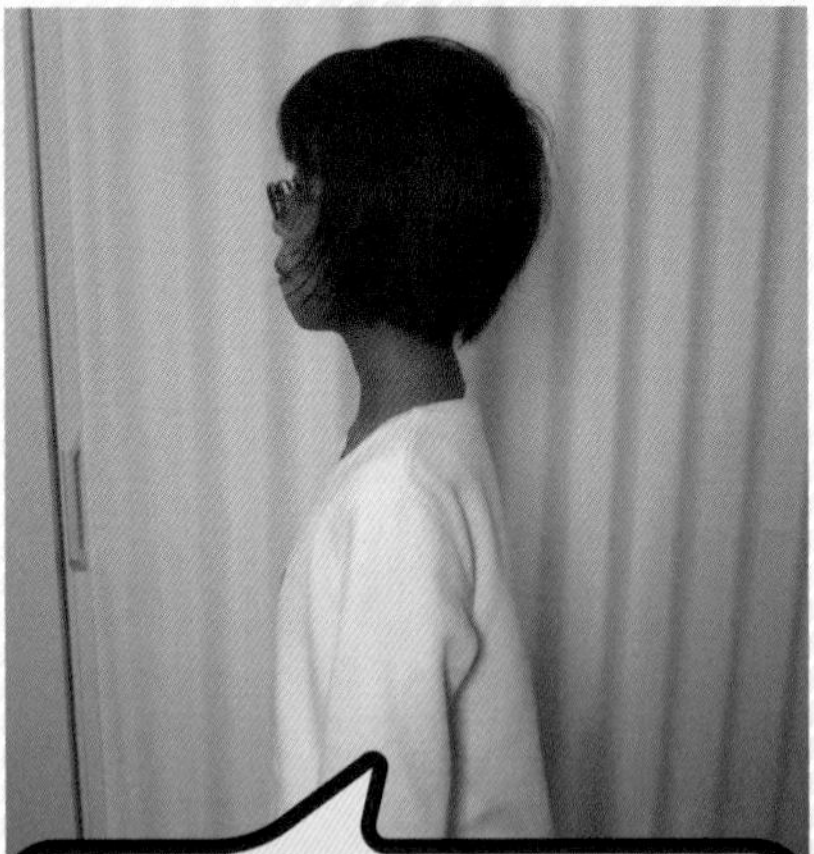

Before

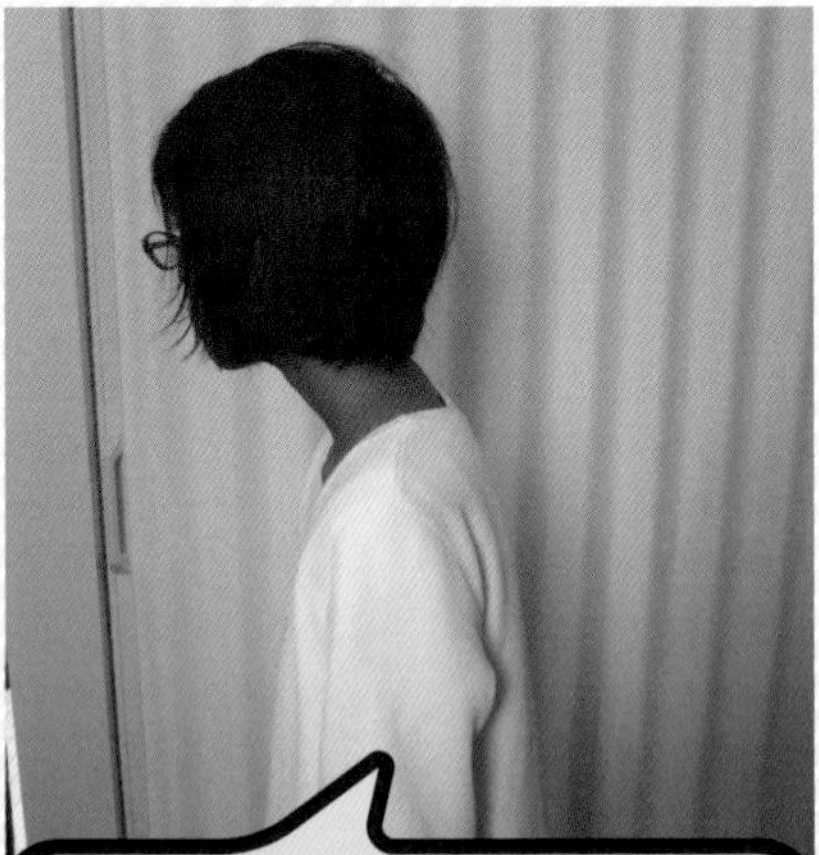

頭の位置がよくなり明るさも戻りました!

僧帽筋と大胸筋をゆるめると、首・頭の位置がだいぶ正しくなり姿勢が改善。施術中からみるみる顔色がよくなり、固かった首と肩の筋肉もやわらかくなりました。その後明るさも取り戻し、自分からよく話をしてくれるようになりました！

姿勢が悪く小学生で激しい肩こりや頭痛が…

頭の位置が前に出ていて、猫背がひどく、小学生で肩こりや頭痛が頻繁にありました。顔色も悪く、問診時も口数が少なく気持ちが沈んでいる印象。こめかみと側頭部を押すと特に激しい痛みがありました。

[40代女性] 股関節の痛み

「歩けなくなるかも」と不安を抱える日々…

股関節と腰の痛みで歩行に支障が出ていました。「これ以上痛くなると手術しなければいけないのでは、歩けなくなるのでは」と不安でいっぱいになり、来院。股関節回り、腰部など筋肉の固さが目立ちました。

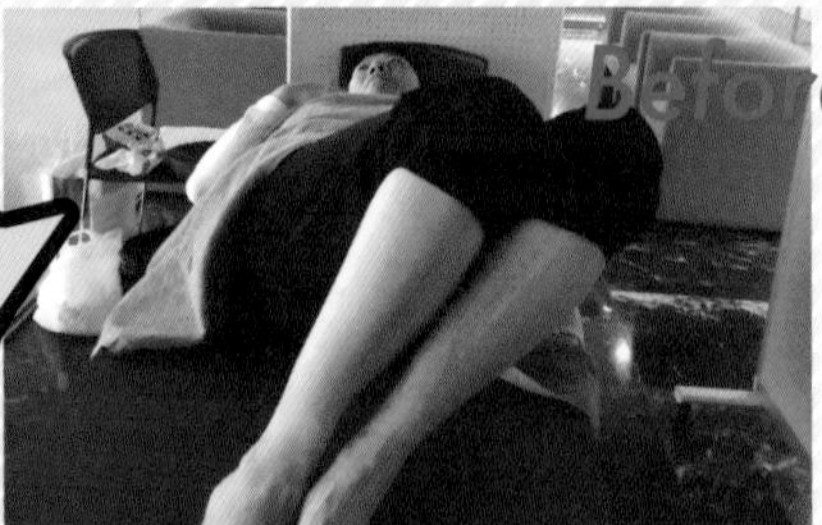

[50代女性] 四十肩・五十肩

After

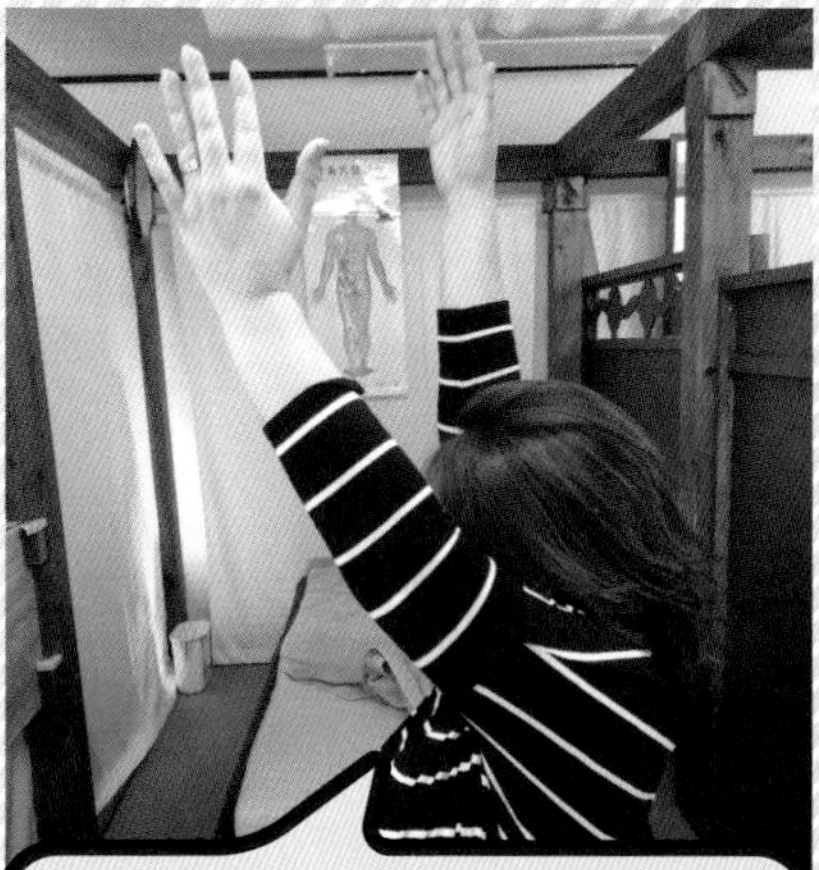

痛みが大幅に軽減 毎日快眠で日中も元気!

肩回りの筋肉を中心に施術を行ったところ、だいぶ肩が上がるようになりました。痛みもだいぶ軽減したので、毎日熟睡できるように。今までのように、寝不足で日中にクタクタになることもなくなり、毎日元気に仕事をされています。

Before

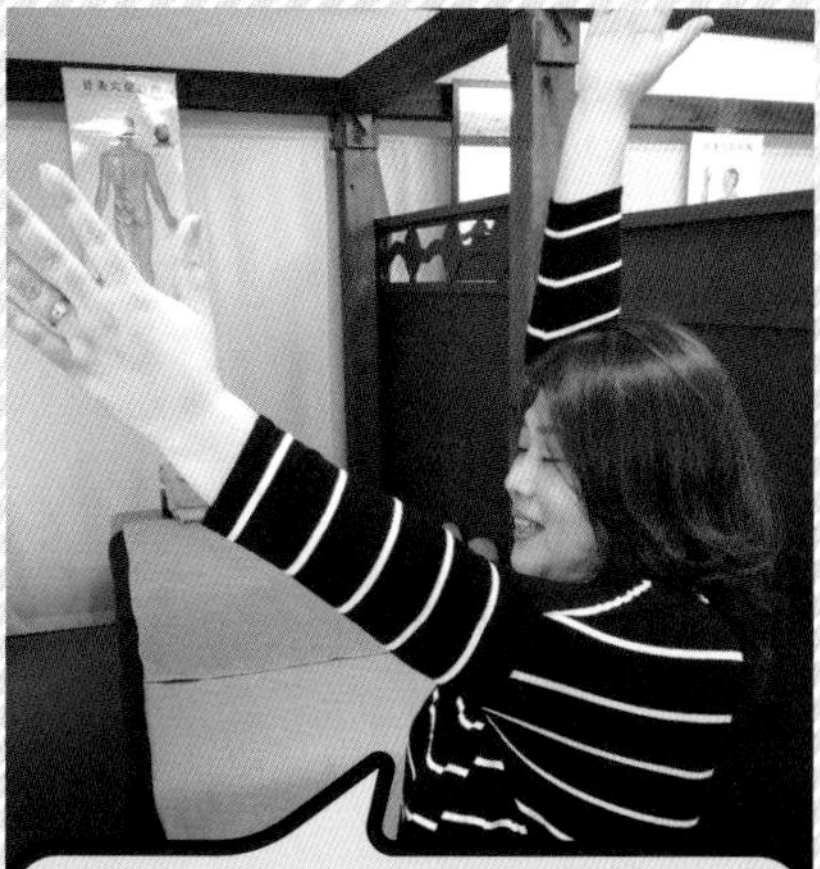

夜眠れないほどの 肩の痛みがつらい…

左肩が４カ月前から痛くなり、腕が徐々に上がりにくくなってきました。痛みもひどく、左肩を下にして寝ると、痛くて夜中に目が覚めてしまうほど。なかなか熟睡ができない状態でした。施術前は、肩を動かすことが怖がっていました。

股関節と腰の痛みが解決 気持ちも前向きに!

１度の施術で、腰痛が改善され、股関節の可動域がだいぶ広がり、歩行時の動きがよくなりました。「今までいろいろな運動を頑張っても、全く改善しなかった。ゆるめるだけで動けるようになってすごい」と喜んでいました。

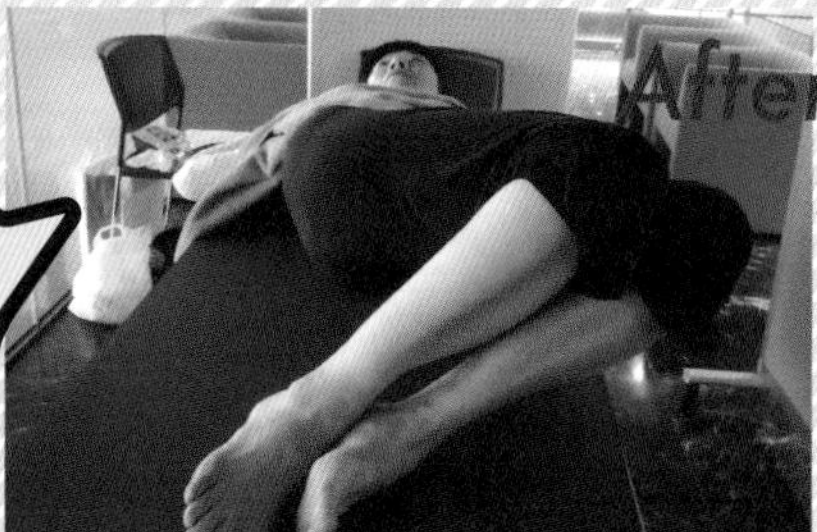

マッスルリセッティングを推薦します

歌舞伎役者、人間国宝

片岡 仁左衛門

“短時間で痛みを伴っていた
コリがラクになり、
体全体が軽く感じました”

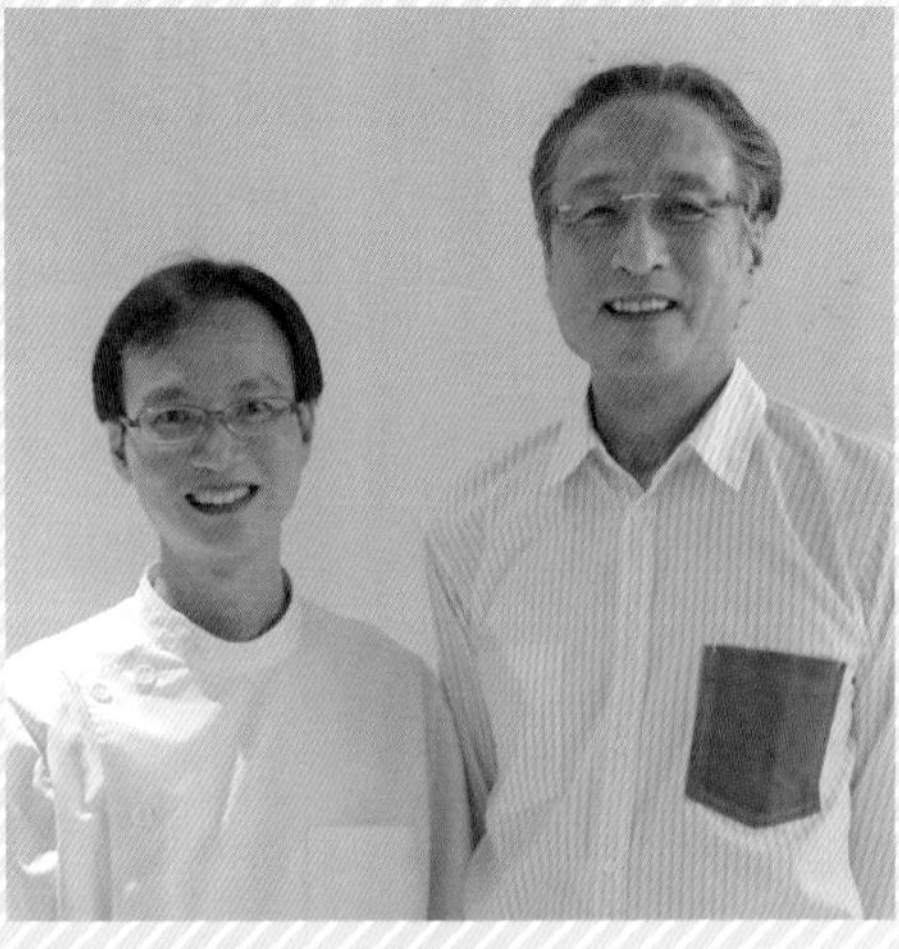

広島の治療院にて、著者とツーショット

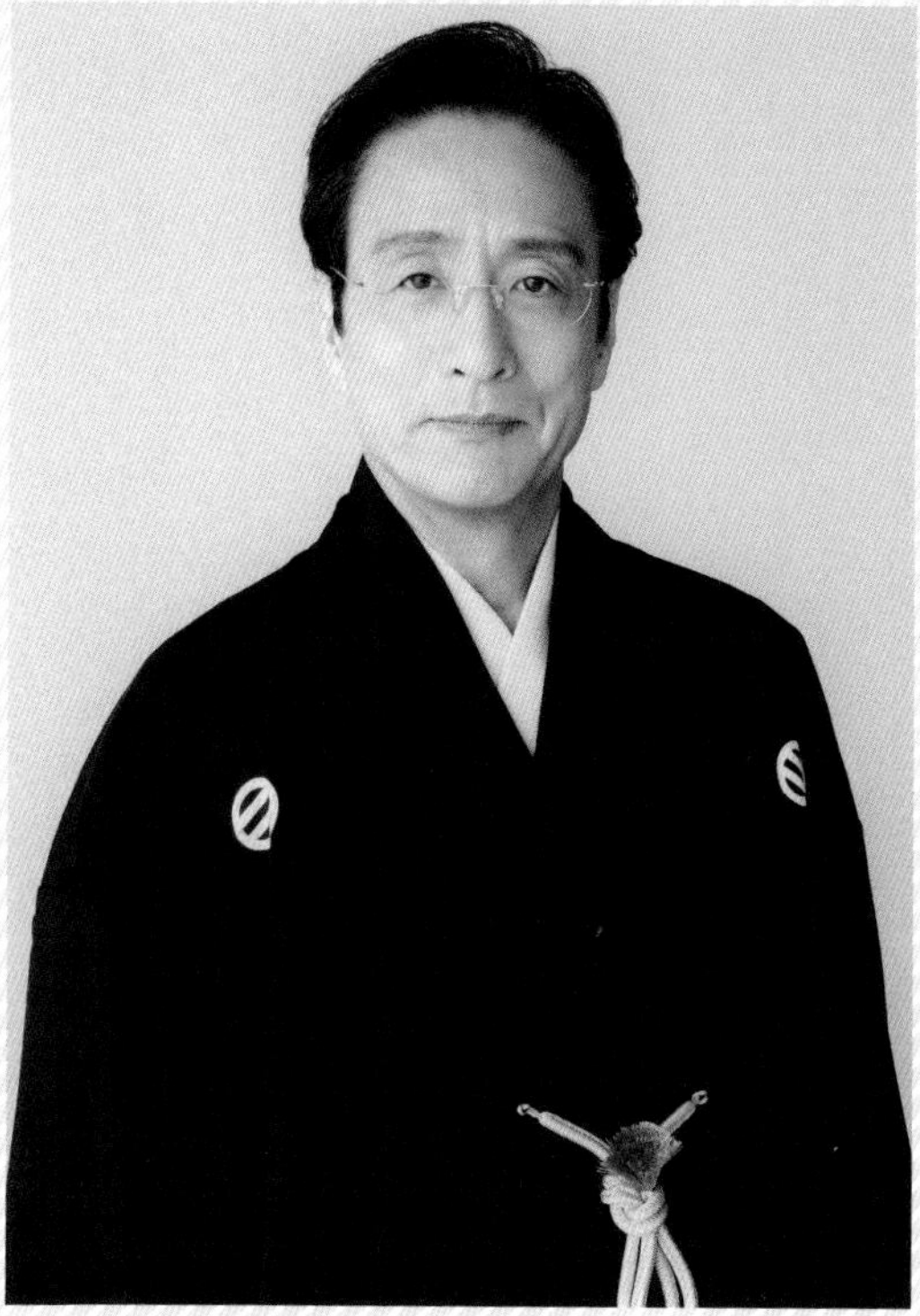

Profile

現代の歌舞伎を代表する俳優の一人。1944 年大阪生まれ。49 年、大阪・中座『夏祭浪花鑑』市松で本名の片岡孝夫で初舞台。98 年、歌舞伎座『吉田屋』伊左衛門、『助六曲輪初花桜』助六ほかで十五代目片岡仁左衛門を襲名。2015 年、重要無形文化財保持者として認定。

私は若い頃から腰や肩、首などのコリが激しく、指圧や鍼灸の治療を受けていましたが、4～5年前に知人の紹介で黄先生の治療を受けてみました。これまでに受けていた治療のような刺激がなく、正直に言って物足りなく、「これで本当にコリがとれるのかな？」と思ったものです。

でも驚いたことは（失礼）、短時間で痛みを伴っていたコリがラクになり、体全体が軽く感じたことです。

先生があみ出されたマッスルリセッティングは、変な例えですが、悪ガキを叱りつけたり力で抑え込んで改心させるのではなく、優しく言い聞かせて素直な心に導くような、そんな療法に感じました。このことは、我々の世界においても大変大事なことと思います。

このマッスルリセッティングが誰にでもマスターできるようにと、この『30秒でコリ・痛みがふわぁぁっととけるマッスルリセッティング』を発刊されると聞き大変うれしく、また同時に黄先生に感謝している次第です。

そして多くの方が痛みの悩みから解放されることを、期待しています。

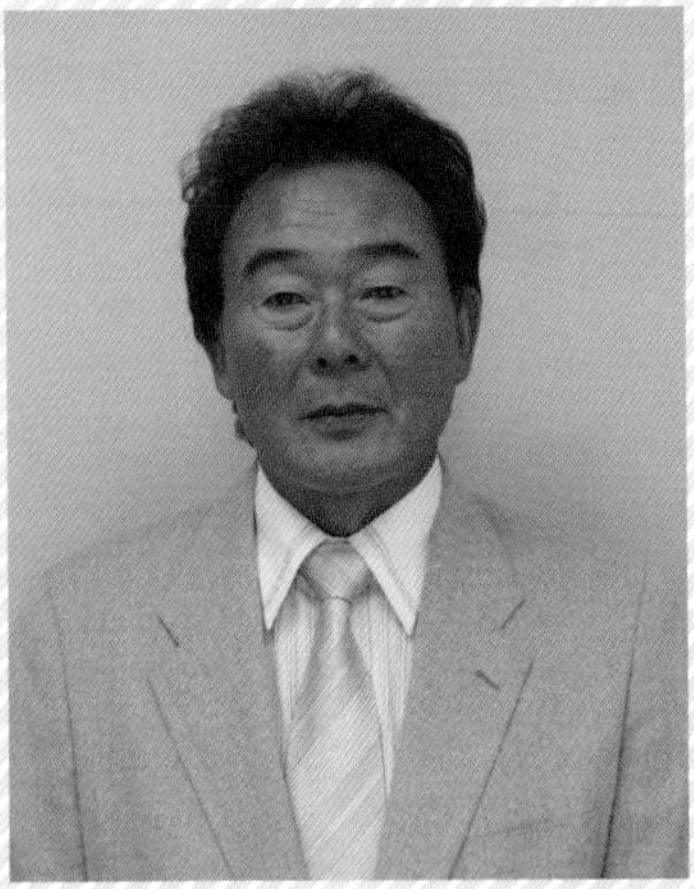

元西武ライオンズ監督

東尾 修

Profile

西武ライオンズ黄金時代を支えたエース。1950年生まれ。69年に西鉄（78年より西武）ライオンズに入団し、打者の内角に食い込むシュートを武器にエースとして活躍。通算251勝。与死球165は歴代最多。95～2001年の西武監督時代には2度リーグ優勝に導いた。

“黄さんの技術が書籍になり、私もうれしく思います”

友人の紹介で黄さんの施術を受けるようになって、もう10年になりました。広島に行くときは必ず予約を入れて、施術を受けていましたが、最近は黄さんも治療院を開業されてお忙しくなられたので、なかなかお会いできていません。お元気でしょうか。

2〜3年前に、私は足や肩、腰、股関節の手術をしています。その間も、折を見て黄さんにケアしていただいたおかげで、体がだいぶラクになったと感じています。

私のようにスポーツをやっていたアスリートの体というのは、一般の方よりも扱いが難しく、評判のよい施術者でも「合わない」と感じることがけっこうあります。でも、黄さんの技術は本当に素晴らしかった。

その黄さんの技術が書籍になり、私もうれしく思います。黄さん、出版おめでとう。またお会いできることを楽しみにしています。

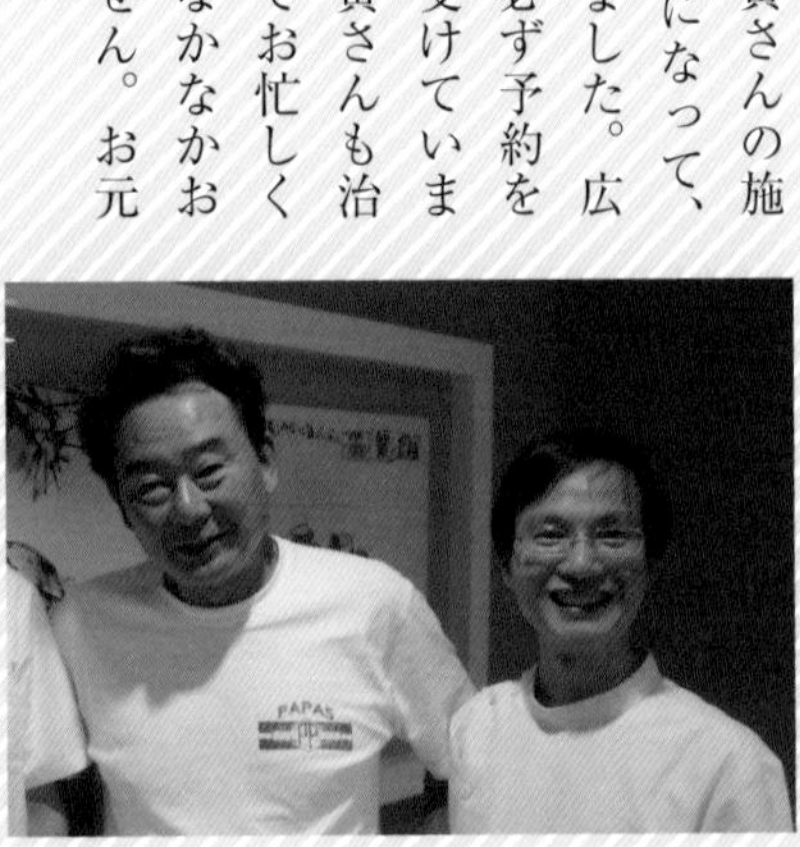

”マッスルリセッティングはアンチエイジングにもつながります“

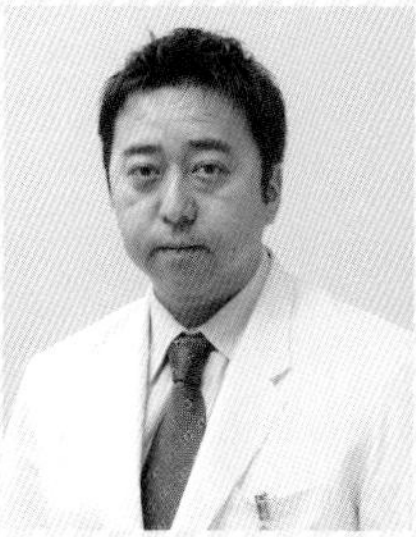

愛媛大学医学部附属病院
抗加齢・予防医療センター長

伊賀瀬 道也

Profile

アンチエイジング研究の第一人者。愛媛大学大学院医学系研究科抗加齢医学（新田ゼラチン）講座教授を兼務。著書に『「ゴースト血管」に効く！1分かかと上げ下げ』（河出書房新社）など多数。

私はアンチエイジング（抗加齢）の専門医として老化予防に取り組んでいます。「ヒトは血管とともに老いる」という言葉があるように、肩こりや腰痛などで筋肉の血流が低下すると血管の老化は早まり、体の老化にもつながります。

「マッサージで患部の筋肉を強く押さえると血流がよくなる」と誤解されがちですが、逆に「もみ返し」の症状もしばしば起こります。

ところが黄先生の考案したマッスルリセッティングは、患部の筋肉を「ゆるめる」ことで体が最も心地よい状況を思い出してくれることで症状を和らげます。私も黄先生の施術と指導を受けましたが、マッスルリセッティングはきっとアンチエイジングにつながると思います。

”体をゆるめるならば、優しさが必要なのです“

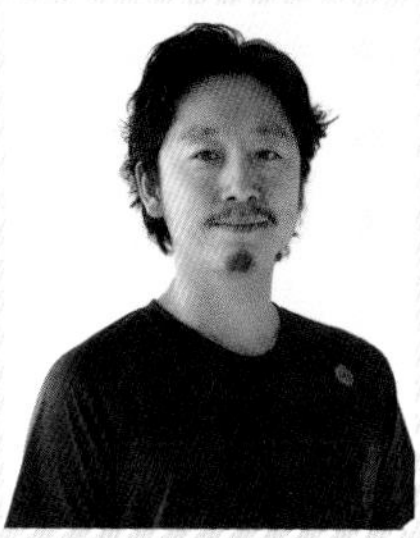

ヨガインストラクター
理学療法士

中村 尚人

Profile

ヨガに医学を持ち込んだ革命児。医療とボディーワークの融合・予防医学の確立を目指し多方面で活動中。Studio TAKT EIGHT(タクトエイト)主宰。著書に『「そる」だけでやせる 腹筋革命』（飛鳥新社）など多数。

このメソッドを革命的と言わずして何を革命的と言えばいいのでしょうか。これからの時代は間違いなく、マッスルリセッティングです。頑張るようにして行う定番のストレッチやマッサージとは真逆で、筋肉に刺激をできるだけ加えない方法です。心にも体にも優しく、開発者である黄さんの人柄が表れています。体をゆるめるならば、優しさが必要なのです。

私が主宰するファンクショナルローラーピラティスのイベントでも、このメソッドを毎回ご紹介しており、全国にファンがたくさんいます。今後はマッサージ機や美容法などさまざまな分野にも革命が広まっていくでしょう。

世の中の人々に優しさがあふれますように。今後の革命に注目です！

「ふわぁぁっ」という感覚を今すぐ体験してみましょう

何事も、体験していただくのが一番です。
ぜひ読み進める手を一度止めて、実際にやってみてください。
ここでは、現代人の多くがストレスで固くなりやすい
耳の上に広がる、側頭筋という頭の筋肉をゆるめます。
頭を少しだけ横に傾けて、耳の上に人差指から小指の腹をそっと置き、
筋肉を「ふわぁぁっ」と持ち上げます。
指の腹で押し上げるのではなく
指の腹に吸い付いている皮膚を少しだけ持ち上げる感じです。
目の横にツッパリ感を感じたら持ち上げすぎですよ。
そして目をつむって、30秒キープ。
最後によしよしと指の腹で上下に皮膚をゆらして終了です。
どうですか？　目の前が明るくなったり、目がパッチリ開いたり、
頭がスッキリした感じや温かくなった感じがしませんか？

ごく小さな変化に感じるかもしれませんが、
これらはすべて、コリや痛みの原因がどんどん消えていった証拠。
あなたが思っている以上に、
筋肉の状態は、ものすごくよくなっているのです。

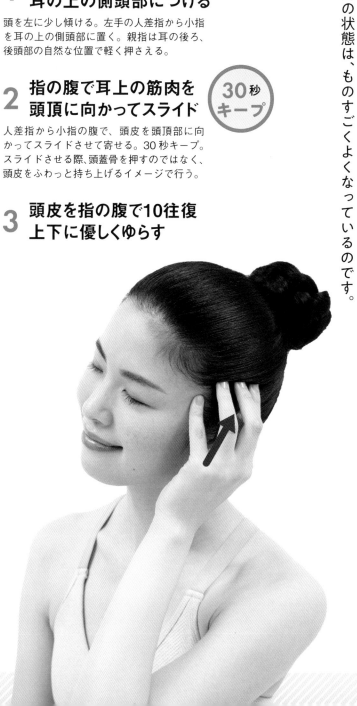

1 人差指から小指を耳の上の側頭部につける

頭を左に少し傾ける。左手の人差指から小指を耳の上の側頭部に置く。親指は耳の後ろ、後頭部の自然な位置で軽く押さえる。

2 指の腹で耳上の筋肉を頭頂に向かってスライド

30秒キープ

人差指から小指の腹で、頭皮を頭頂部に向かってスライドさせて寄せる。30秒キープ。スライドさせる際、頭蓋骨を押すのではなく、頭皮をふわっと持ち上げるイメージで行う。

3 頭皮を指の腹で10往復上下に優しくゆらす

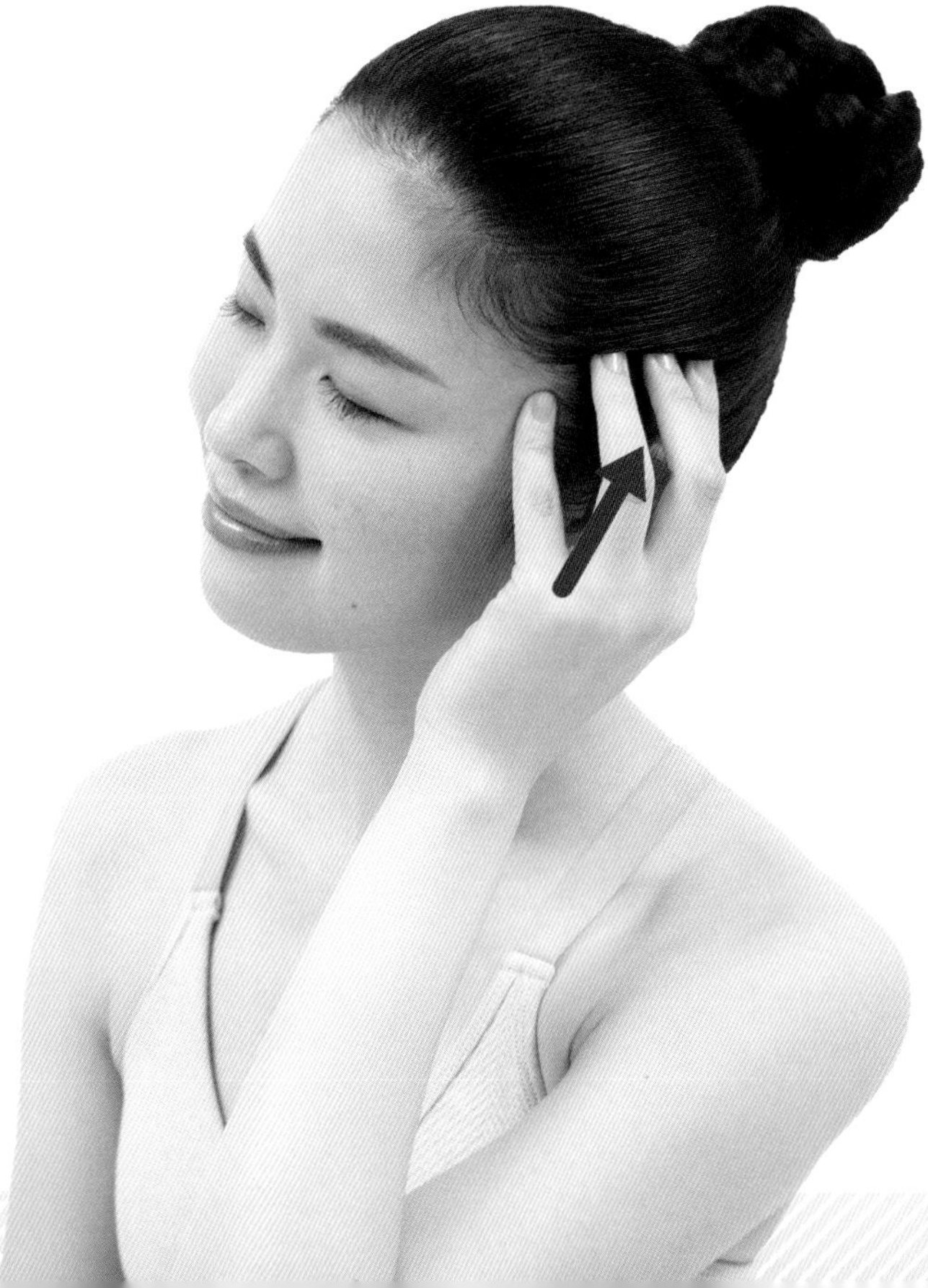

はじめに

こんにちは！　私は黄烟輝（ファン　エンキ）と申します。黄と書いて「ファン」と読みます。

私は中国福建省の東洋医学大学の付属病院で、リハビリ科の医師として働いていましたが、２００３年、ご縁があって日本に移り住みました。以降も整体の現場に立ち続け、現在は広島県で治療院を営んでいます。これまで、中国と日本で、のべ８万人の方の体の悩みを整体で改善してきました。

お客様を診ていると、グイグイと強くもんだり押したりしないと、コリがほぐれないと思い込んでいる方がとても多いと感じます。事実、強くグーッと押す指圧は人気がありますね（中国にはなんと、ハンマーでたたくような治療もあるんですよ）。

しかし、こうした強い力をかける施術で、抱えていた悩みが根本から解決したことがあるでしょうか。実際は、内出血やもみ返しを繰り返していることが多いのではないでしょうか。

私は、強く押したりもんだりする施術をほとんどしません。現在治療院で行っているのは、これとは真逆の、筋肉を優しくゆるめてあげる方法です。

それが**マッスルリセッティング**です。

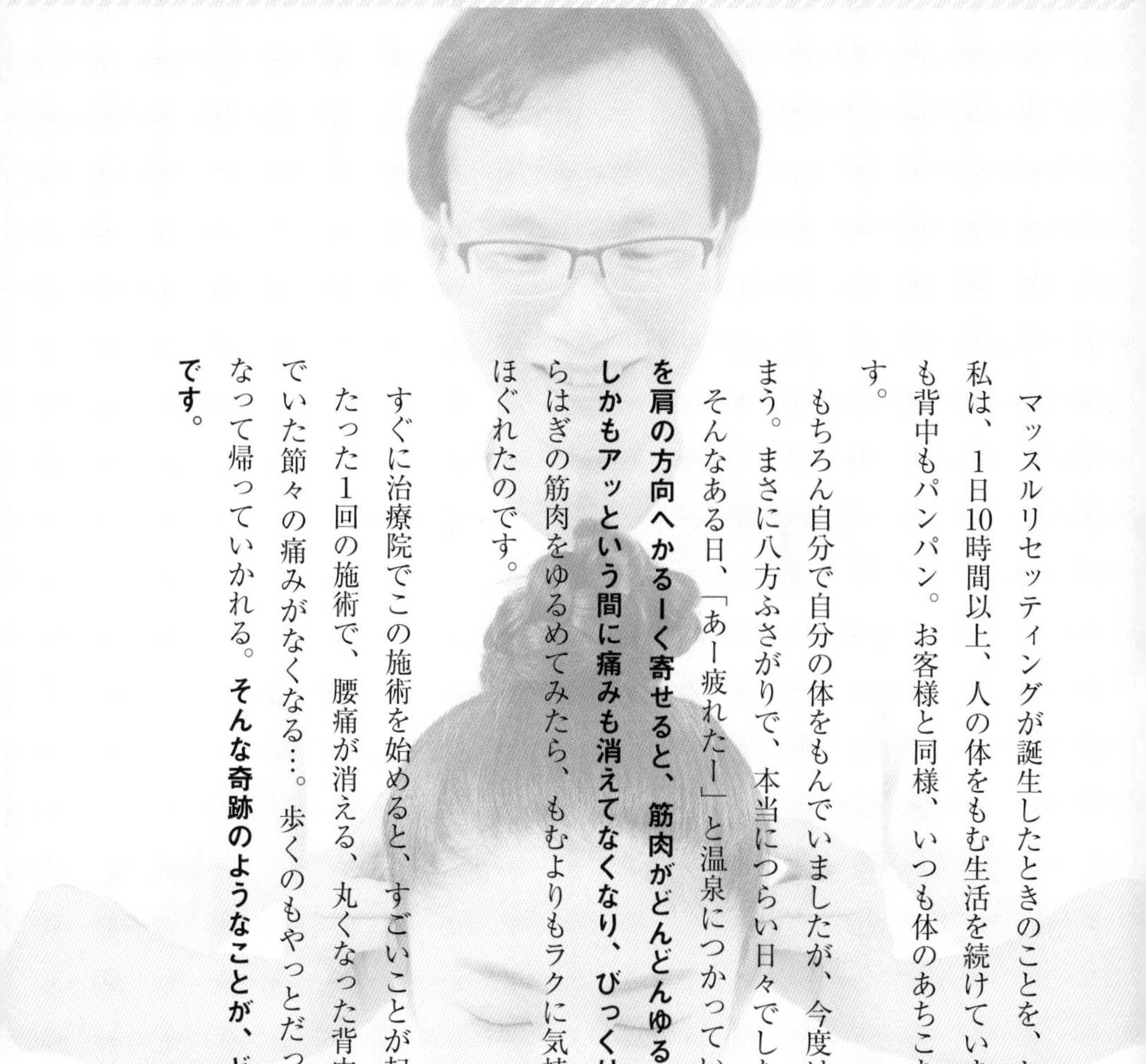

マッスルリセッティングが誕生したときのことを、お話しさせてください。以前の私は、1日10時間以上、人の体をもむ生活を続けていました。おかげで毎日、腕も腰も背中もパンパン。お客様と同様、いつも体のあちこちが痛かったことを思い出します。

もちろん自分で自分の体をもんでいましたが、今度は腕が疲れすぎて痛くなってしまう。まさに八方ふさがりで、本当につらい日々でした。

そんなある日、「あー疲れたー」と温泉につかっていたとき、**なんとなく胸の筋肉を肩の方向へかるーく寄せると、筋肉がどんどんゆるんでいくことに気づきました。しかもアッという間に痛みも消えてなくなり、びっくり仰天。**同じ要領で、腕やふくらはぎの筋肉をゆるめてみたら、もむよりもラクに気持ちよ~く、そして早く筋肉がほぐれたのです。

すぐに治療院でこの施術を始めると、すごいことが起こり始めました。

たった1回の施術で、腰痛が消える、丸くなった背中がピンと伸びる、長年苦しんでいた節々の痛みがなくなる…。歩くのもやっとだった方たちが、元気ぴんぴんになって帰っていかれる。**そんな奇跡のようなことが、どんどん起こるようになったのです。**

マッスルリセッティングの素晴らしい点は3つあります。

1つ目は誰がやっても安全なこと。強く押したり引っ張ったりしないので、筋肉や腱を傷つけず、内出血やもみ返しもありません。

2つ目は誰でも簡単に体をゆるめられること。ゴッドハンドといわれる方たちは皆、素晴らしい感性と経験、技術を持っているからこそ、たくさんの方を治すことができます。当然、一般の人たちには同じことはできません。

でもマッスルリセッティングは本当に簡単なので、私の治療院に来る方々はご自分でも実践しています。私がゴッドハンドなのではなく、マッスルリセッティングという方法がすごいのです。

3つ目は心もゆるめられること。心と身体はひとつです。つまり、筋肉をゆるめると心もゆるむ。実はこれが、マッスルリセッティングの真の効果だと私は考えます。

筋肉をゆるめてあげると、動きやすくなり、日常生活が楽になります。するとうれしくなって、もっと動こう！　と前向きになります。


ありがたいことに、老若男女、全国津々浦々から、マッスルリセッティングを求めて毎日たくさんの方が、広島県の当院まで来てくださいます。

私の施術で健康になって、喜んでいただけると、私もうれしいです。でも、ずーっと治療に通い続けるのは大変ですよね。それに、最近は予約がいっぱいで、短くても

3カ月はお待ちいただかなければならず、申し訳ないと思っています。

本当は私のところに来なくても、いつも元気ピンピンの体でいてほしい。ですから今回、私がいつもお客さんに教えているセルフケアの方法を本にまとめることができて、すごくワクワクしています。

中国人の私から見て、日本の皆さんは本当に毎日頑張っているなぁと思います。

そんな皆さんがマッスルリセッティングで筋肉をゆるめて、元気で痛みなしの生活ができるようになり、心が少しでも穏やかになれば、著者としてこれ以上うれしいことはありません。

黄烟輝（ファン エンキ）

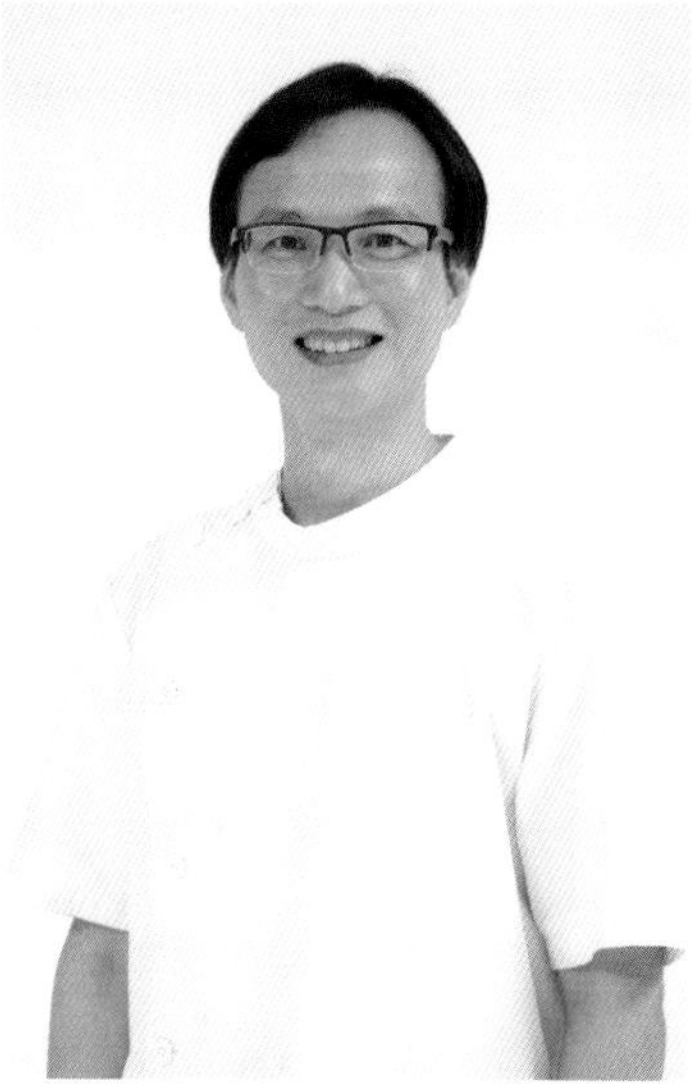

CONTENTS

30秒でコリ・痛みがふわぁぁっととける マッスルリセッティング

PART2
30秒でコリ・痛みをとかす マッスルリセッティングの秘密

PART3
迷ったらコレだけでOK 基本のリセット5

PART 4 悩みを解決！ マッスルリセッティング

COLUMN

本書の見方

写真にかかる矢印の意味は以下のとおりです。

① 体の動き
② 筋肉を持ち上げる方向
③ 筋肉を寄せるターゲット
④ 筋肉を寄せる方向
⑤ 筋肉をゆらす方向

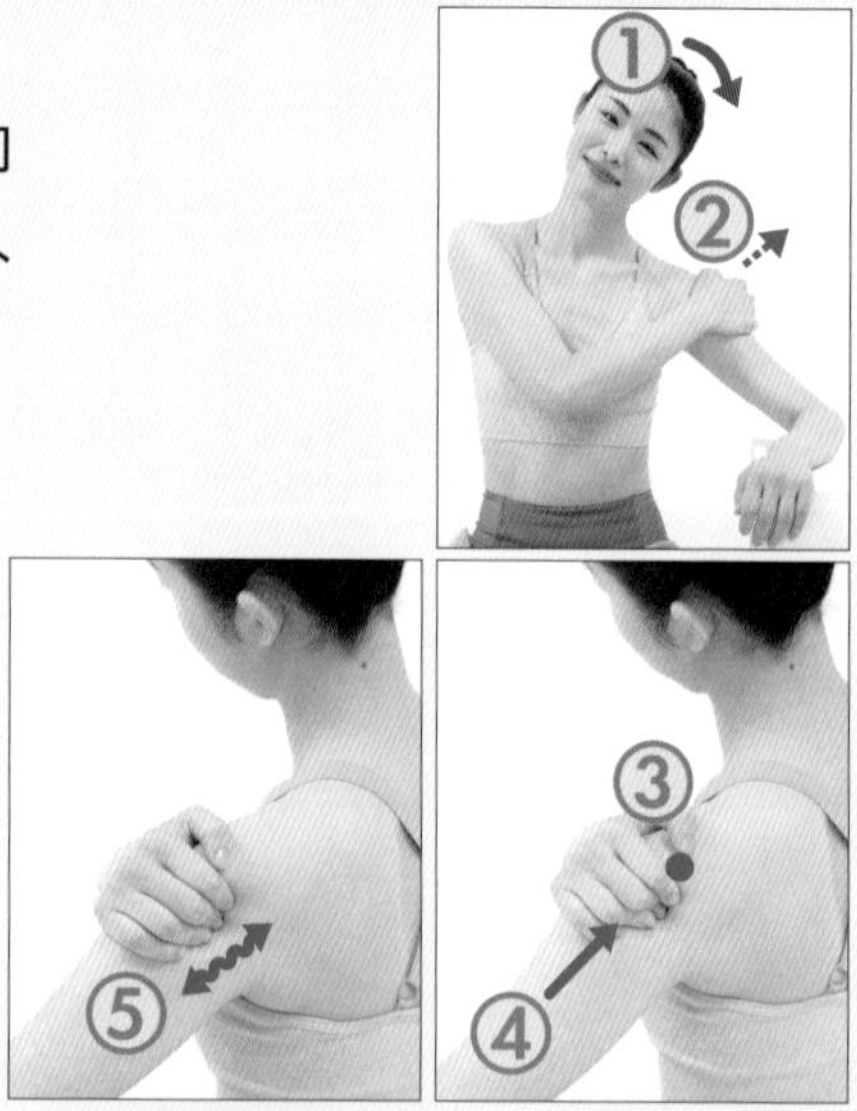

「リセット5の方法は
動画でも確認ができます!

PART3 のマッスルリセッティングは、やり方を動画で確認できます。QR コードで読み取ってご覧ください。読み取れない方は、「マッスルリセッティング　YouTube　飛鳥新社」で検索してください。」

PART 1

コリや痛み…その他もろもろ

不調の8割は筋肉

消えない痛みと不調の主な原因はカチコチ筋肉

「肩や首がこってツラい」「腰やひざが痛い」「指がしびれる」「腕が上がらない」…。
毎日のように体を襲う、痛みや不調。不安を抱えている人は大勢います。

実は日常的に起こる痛みや不調の8割は、筋肉に原因があります。

健康的な本来の筋肉は、柔軟性と弾力に富んでいます。そして私たちは、筋肉が伸びたり縮んだりを繰り返すことで、体を自由に動かせています。

ところが、長時間同じ姿勢で過ごしたり、悪い姿勢や運動不足による一部の筋肉の「使いすぎ」「使わなすぎ」、さらには日常生活でのさまざまなストレスによって、やわらかかった筋肉はどんどん固くなってしまうのです。

筋肉が固くなって、弾力がなくなり伸び縮みできなくなると、姿勢を維持するだけでも一部の筋肉が強く引っ張られて、神経を圧迫してしまいます。すると「筋肉が切れたら危ない！」と脳が危機を感じて、筋肉を固める指示や痛み物質を出すので、筋

肉はさらに強く固めて体を守ろうとします。

長年、これが体の中で繰り返されています。そうして気づいたときには、全身がカチコチになり、痛みとコリに悩まされるように。さらに血液やリンパの流れも悪くなり、内臓機能が落ちたり自律神経も乱れたりして、さまざまな不調を抱えてしまう…というわけです。

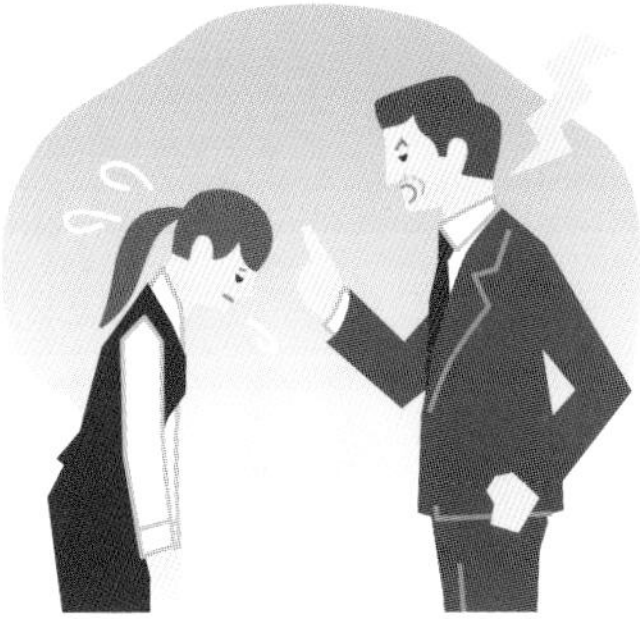

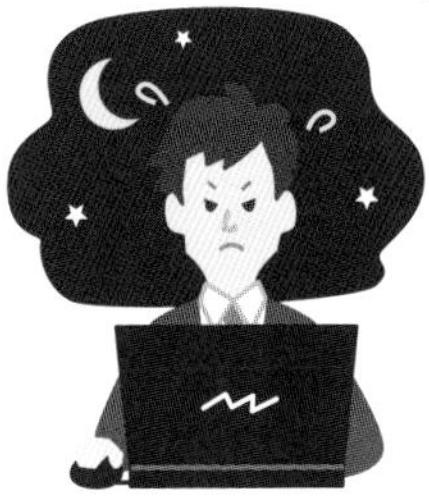

・悪い姿勢　・運動不足
・日常生活でのストレス

↓

筋肉が固くなる
↓
筋肉が神経を圧迫
↓
脳が痛み物質を出す

↓

・血液やリンパの流れの悪化
・内臓機能の低下
・自律神経の乱れ

↓

不調

筋肉と血管が固くなると痛み物質と疲労物質が蓄積

血管は筋肉を通っているので、筋肉がカチコチに固まると、血管もギュッとつぶされて固くなります。すると血流が悪化し、全身が血行不良を起こします。

血液のめぐりはとても大切です。なぜなら人間の体は血液がすみずみまで届くことで、酸素や栄養が体に行きわたり、疲れやケガから回復したり、体調や肌つやがよくなったりするからです。

一方、血流が悪くなると、痛み物質や疲労物質という老廃物が体内にどんどん蓄積。これらの悪い物質が神経を刺激し、コリや痛み、重だるさやピリピリするといった症状として現れます。また、体が重く感じたり、冷えやむくみがひどくなったり、風邪や不調が長引いたりもします。

人間の体からは絶えず老廃物が排出され続けているので、常にめぐりをよくしておく必要があります。もしごみで道路がつまっていたら、ごみ収集車がきてもなかなか

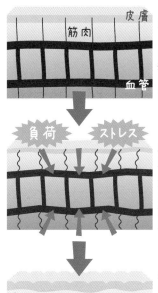

正常な血管

まわりの筋肉や組織がやわらかい。サラサラと血液が流れる。

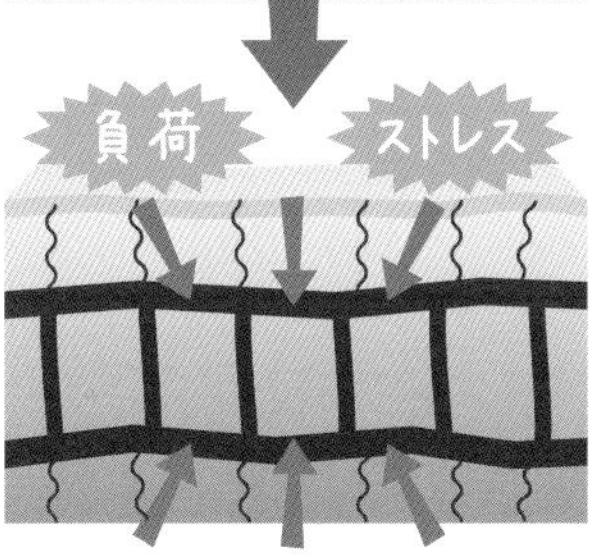

血管が圧迫される

筋肉に負荷やストレスがかかると、筋肉が固くなり、血管を圧迫する。

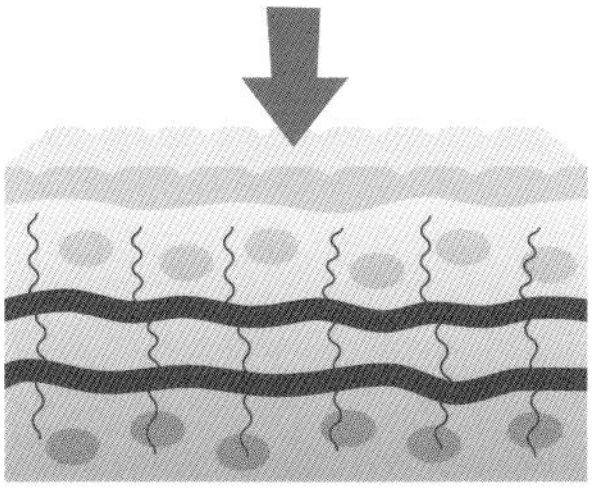

老廃物がたまる

血行が悪くなって温度も下がり、コリや痛みが生じる。

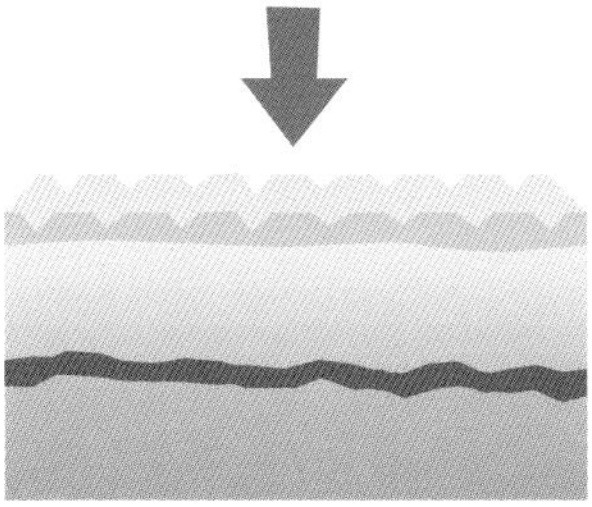

血管も筋肉もカチカチ

動脈硬化が進んだり、毛細血管が消えたりして、硬直状態に。

前に進めず、清掃に手間取るでしょう？　体も同じです。ですから、カチコチの筋肉に押しつぶされた血の通り道を広げて、血流をよくすることはとても大切です。**カチコチの筋肉をゆるめると、血管がゆるみ、血のめぐりがよくなります。そうなれば、体内に滞留していた老廃物も体外にどんどん排出されて、コリや痛み、不調も解消**。血管や筋肉はやわらかさを取り戻します。

しかも筋肉が伸び伸びと弾力を取り戻せば、体もよく動きますよね。動けばもっと血流がよくなるという好循環も生まれて、健康を取り戻していけるのです。

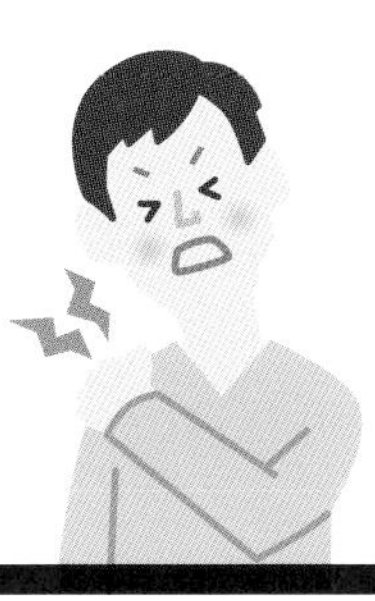

固くなった筋肉は強く押しもんでもほぐれない

コリや疲れがひどいとき、マッサージや指圧、整体に行く人は大勢います。そして、私の治療院に来る方に話を聞くと、ほとんどの人が「イタタタ」と感じるぐらいぐいぐい押されるほうが気持ちいい、と言います。

確かに強く押せば、一時的に血液を押し流してくれるでしょう。でも、筋肉はカチコチ、血管もカチコチのままですから、効果は微々たるもの。

しかも、脳は「危ない！」と感じれば、その力に抵抗しようとして、筋肉をどんどん固くします。つまり、「痛い」と感じるほどの強い力で押せば押すほど、逆にコリが強くなってしまいかねないのです。

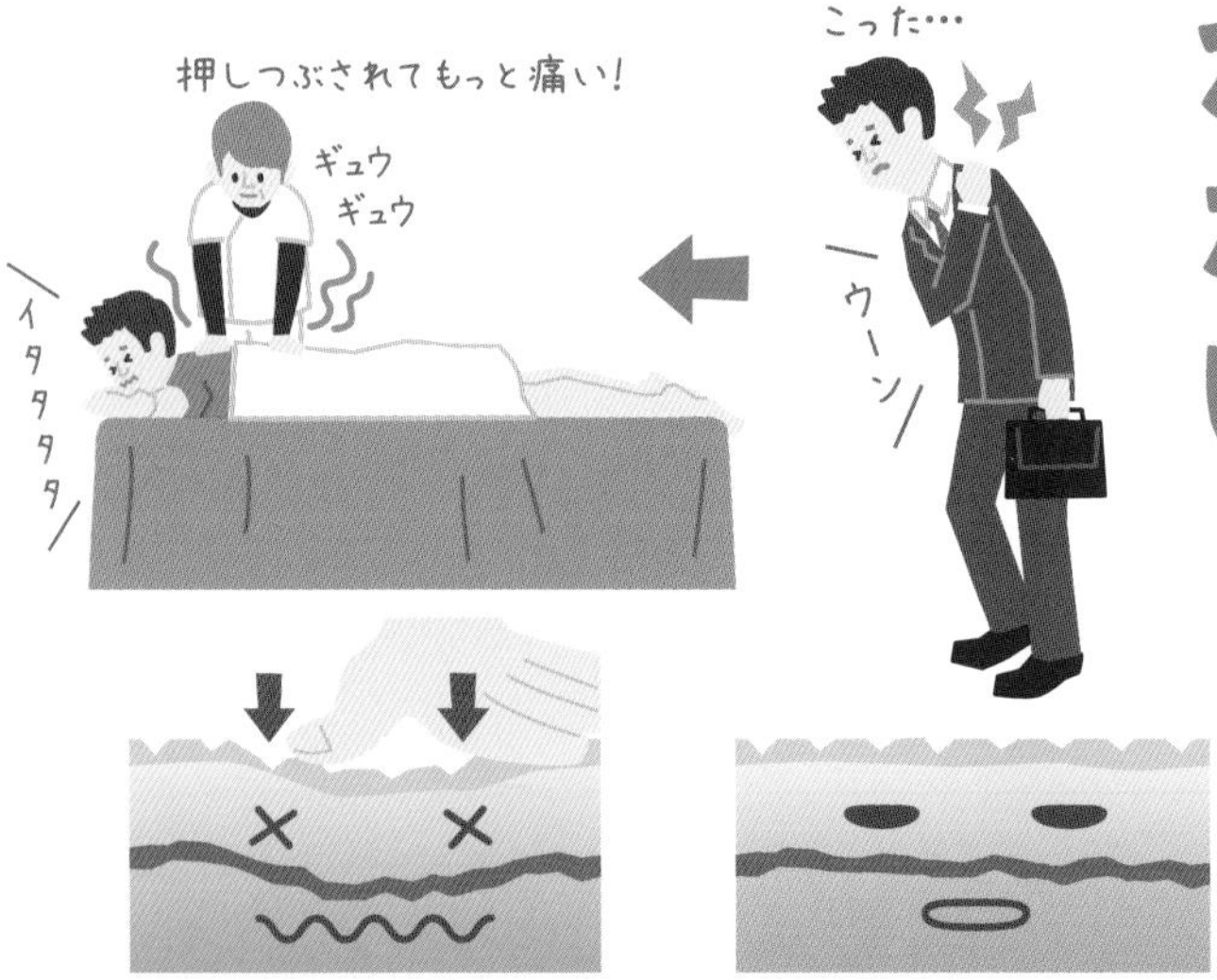
こった…
ウーン
押しつぶされてもっと痛い!
ギュウ
ギュウ
イタタタタ
イテテテ!!
こったね…

「でも、ぐいぐいマッサージをしてもらった後は、気持ちいいよ」とおっしゃるかもしれません。でも、ラクになるのはほんの1～2時間、下手したらもっと短い間だけではありませんか？　**実は「ラクになった」と感じたのは、体が強く押される圧力から解放されたからです。つまり、コリの根本的な原因はまったく解消されていません。**だから一瞬は気持ちよくても、すぐにコリをぶりかえすのです。

それどころか、強い刺激は固くなった筋肉や血管を傷つけかねません。ぐいぐいマッサージしてもらった翌日や翌々日、押された後があざになってしまう人もたくさんいます。特に、血液がサラサラになる薬を飲んでいる方は要注意。あざの正体は内出血ですから、かわいそうに内出血はひどくなり、当然痛みも出てきます。

お風呂にゆっくりつかると、コリがラクになりますよね。それは脳が「気持ちいい」と感じて、筋肉の緊張のスイッチを消してくれるからです。**筋肉は優しくするほどほぐれます。コリや疲れを根本から解決したいのならば、頑張りすぎない、痛くしない方法のほうがいいのです。**

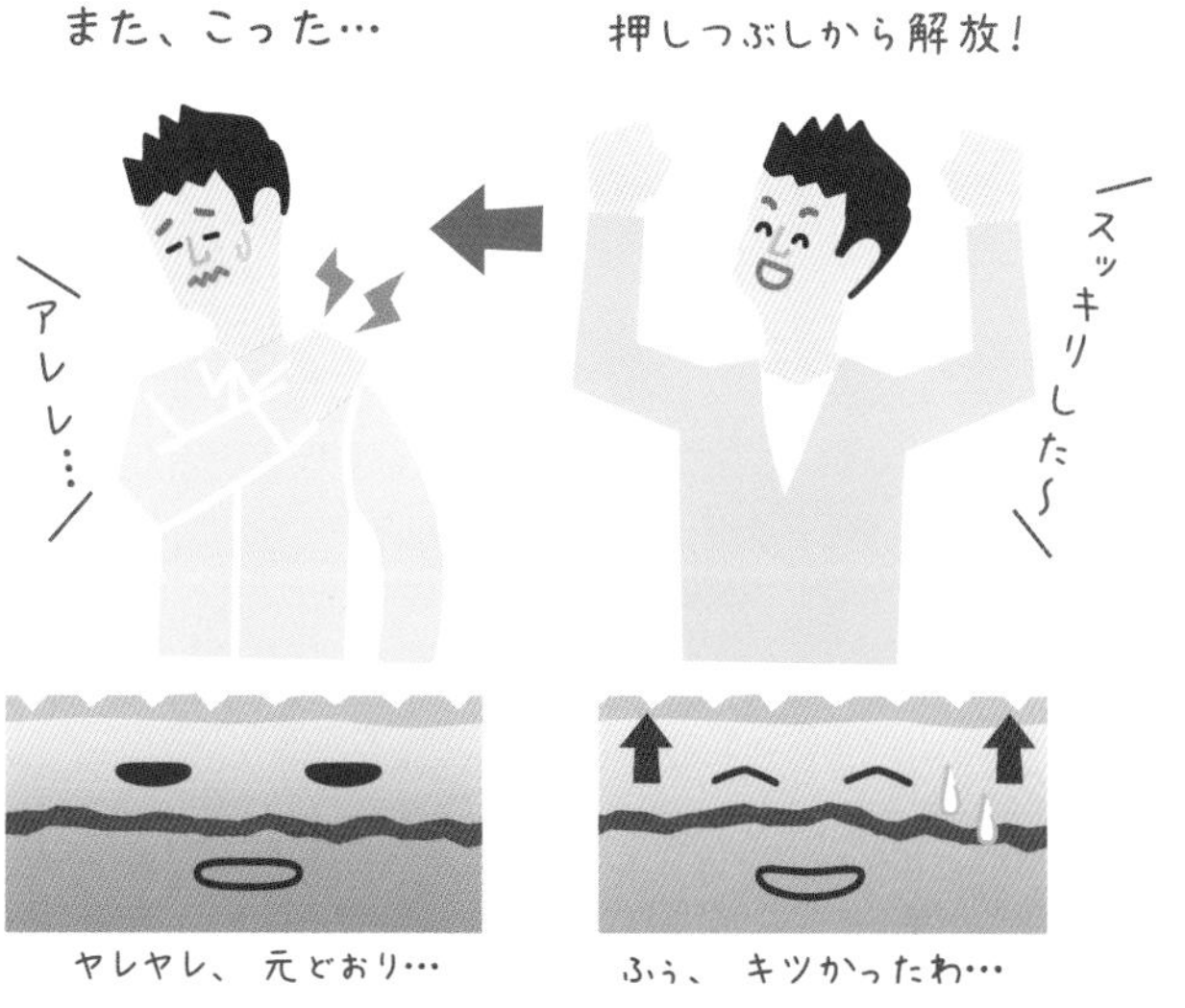

こった部分をぐいぐい押した後、楽になるのは、押す痛みから一時的に解放されるため。実際にはほぐれておらず、筋肉はもっと固くなり、次はさらに強い力で押さないと気が済まない体に…。

マッスルリセッティングは押さないもまない頑張らない

マッスルリセッティングは、ぐいぐい押すマッサージや指圧とは真逆のアプローチ。手で優しく筋肉をゆるめて体と心の緊張を取り除く、まさに画期的な方法です。

コリ・痛みなど不調の原因は、体のクセやストレスによる「筋肉の拘縮《こうしゅく》」です。ケガや病気ではなく、筋肉が頑張りすぎているだけ。ですから、痛み止めやシップを貼っても、根本的な解決にはなりません。ガチガチに固まっている筋肉の「引っ張り」や「固まり」を解消することが重要です。

一生懸命押したりもんだりする必要は一切ありませんし、ツボを探したり、難しいテクニックも一切必要ありません。**ただ、コリ・痛みなど不調の原因となる「固まった筋肉」を見つけて、たった30秒、ゆるめるだけでOK。**のちほど詳しく説明しますが、ゆるめ方もとっても簡単です。

この方法で8割の人は今抱えているコリや痛み、不調が解決します。

こんな方はまずは病院で相談を！

マッスルリセッティングは、筋肉によるコリや痛み、不調を和らげる方法です。痛みの原因が、骨折などのケガや傷、組織の癒着（手術跡など）、病気などにある場合は解決できません。原因不明の激しい痛みのある方は、まずは病院で精密検査を受けましょう。

マッスルリセッティングは筋肉を30秒、ふわぁ～っとゆるめるだけ!

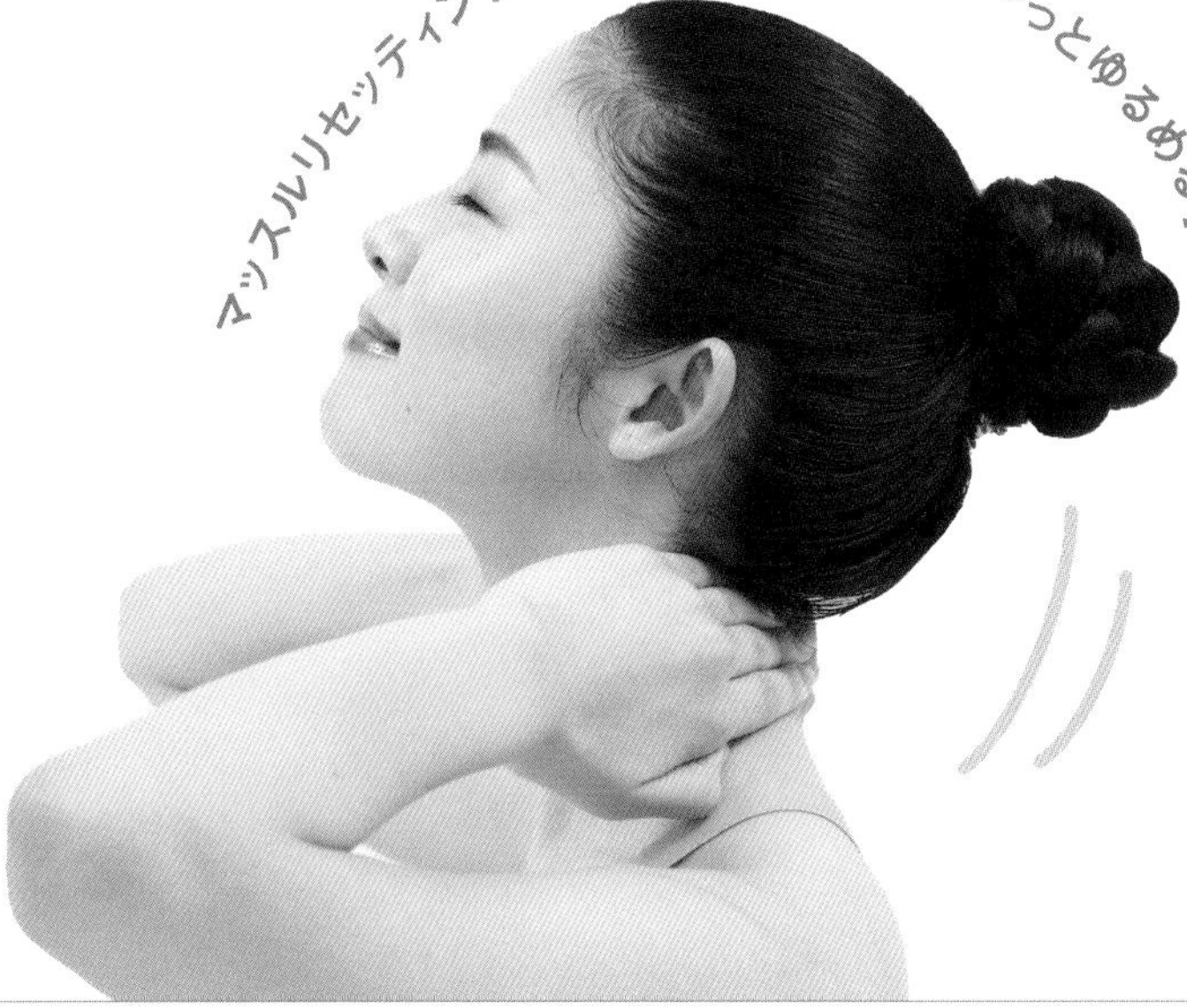

マッスルリセッティングはこんな人におすすめです！

- □ゆがみが気になる
- □骨に異常がないのに背中や腰が痛い
- □ストレスフルな生活を送っている
- □姿勢が気になる
- □呼吸が浅い
- □全身が固くて柔軟性が低い
- □冷えが強い
- □マッサージや整体にいってもコリがとれない
- □不《ふ》定《てい》愁《しゅう》訴《そ》に悩んでいる
- □忙しい毎日を送っている
- □運動不足だと思う
- □長時間、パソコンやスマホを使う生活をしている
- □病院で検査をしても異常がない

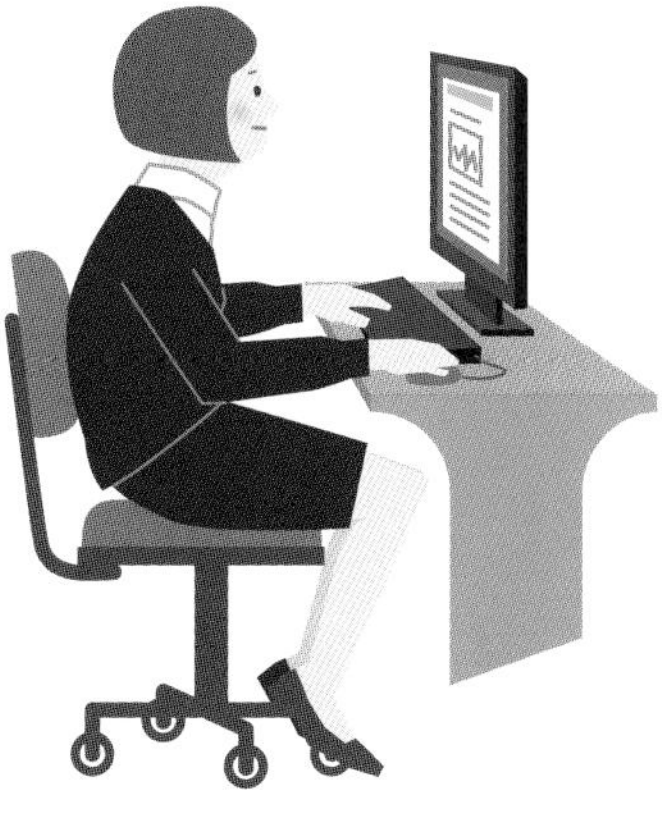

筋肉がやわらかくなれば コリも痛みもとけていく

マッスルリセッティングをすると、筋肉をゆるめた所がすぐに「ふわぁぁっ」とラクになり、気持ちよくなります。なぜなら、筋肉がゆるむと、それまでＳＯＳを発信していた脳が落ち着き、自律神経も緊張の神経からリラックスの神経へとスイッチが切り替わるからです。

そもそも〝痛み〟とは、脳が筋肉を守るための信号です。筋肉と脳がゆるめば痛みは不要になり、消えていきます。

そして、筋肉の緊張がゆるむことでコリもなくなり、血流もよくなります。イメージでいうと、ギュッと固まっていた筋肉がゆるみ、筋肉同士、筋肉と筋膜、筋肉と骨などの間に空間ができるような感じです。すると、コリや痛みの原因になっていた老廃物もどんどん排出されます。**マッスルリセッティングをすると、まるで固まっていた筋肉がとけていくかのようです。**

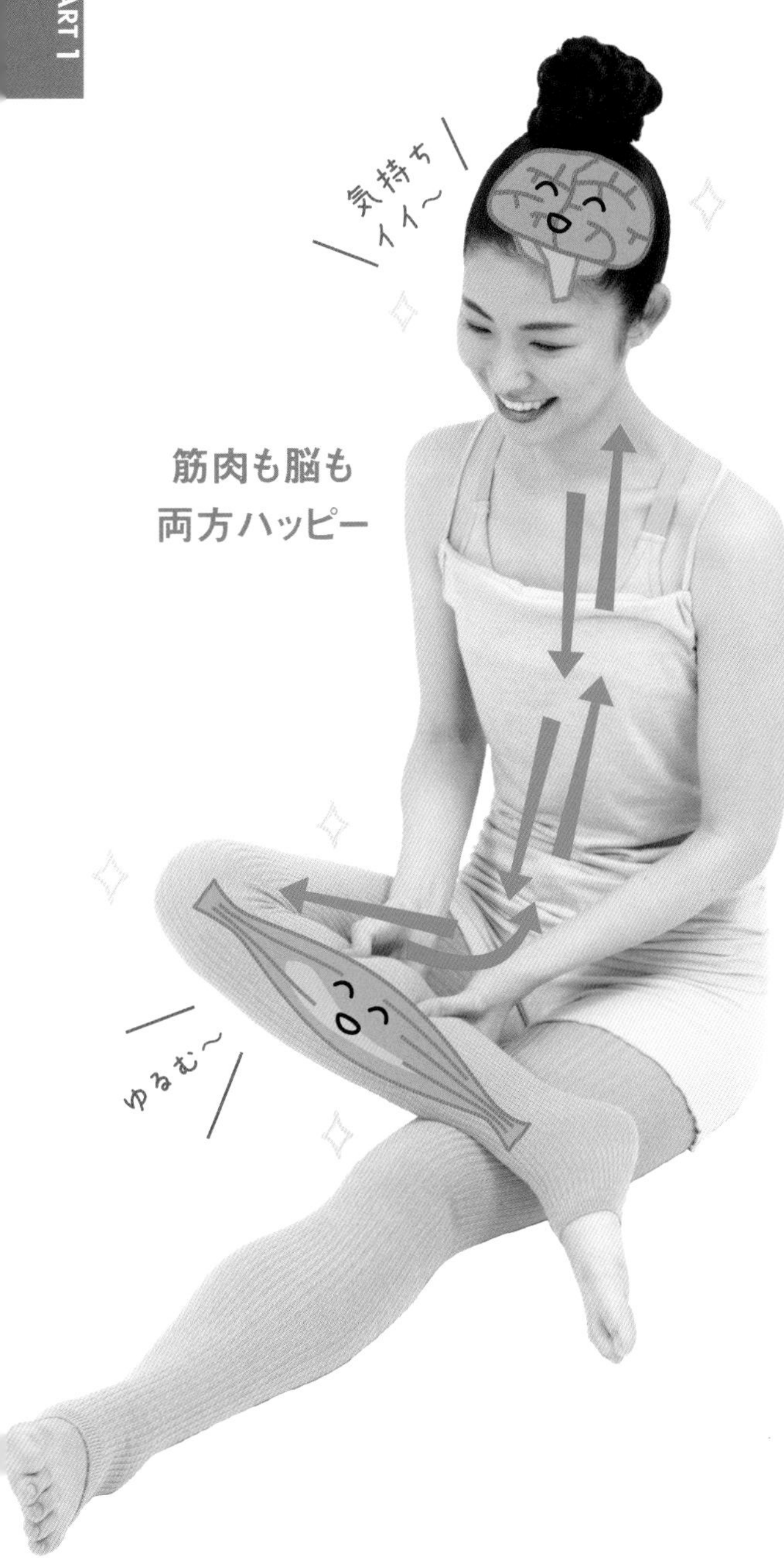

この変化が起こるまで、かかる時間はたった30秒。終わったあと、「ふわぁぁっ」と気持ちよくなったり、温かさを感じたりしたら、筋肉がゆるんだ合図です。**なお、臨床実験で、マッスルリセッティングで首の筋肉をゆるめると血行がよくなり、指先の温度が平均２・６度も上がることが証明されています（Ｐ７参照）**。

脳が気持ちよくなり、筋肉がゆるみ、血流もよくなる。しかも、マッサージよりも安全で効率がいい。マッスルリセッティングは最高のセルフケア法なのです。

COLUMN 1

姿勢もコリや痛みの原因
前かがみ姿勢にご注意

　姿勢は、コリや痛みの大きな原因の1つ。現代の日本人に特に多いのが、前かがみ姿勢です。

　前かがみ姿勢は、腰が丸まって、胸が縮こまり、頭が前に出ているのが特徴です。画面をのぞき込むようにパソコンやスマートフォンを操作する、テレビを食い入るように見るなどのクセに、身に覚えはありませんか?

　筋肉が固くなる理由は大きく「使いすぎ」「使わなすぎ」の2つがあります。前かがみ姿勢になると、体の前側の筋肉は力が抜けて使わなすぎに、背面の筋肉は体が前に倒れ込まないよう常に頑張っているため使いすぎになってしまいます。

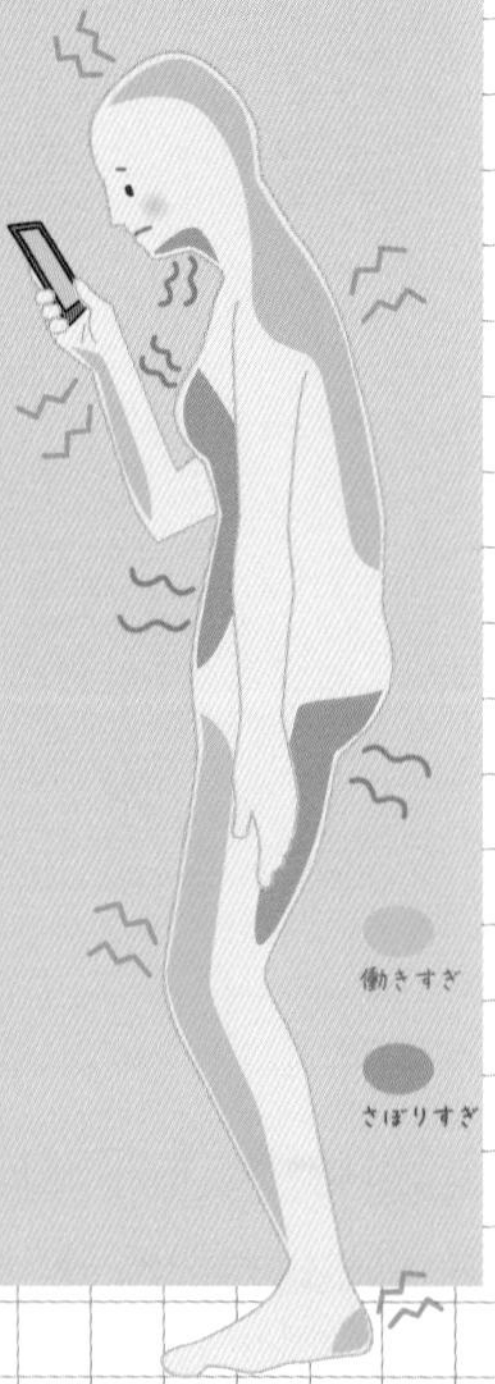

　この姿勢を長年続けていると、ふつうに生活をしているだけで、体の前面も背面もどんどん固まっていき、気づいたら全身がカチコチに。こうしてコリや痛みから逃れられなくなり、ひどい人では腰や背中が丸まって、二度と真っすぐな姿勢に戻れなくなってしまうのです。

　そんなこと言われたら、怖いですよね。でも、大丈夫!　簡単に姿勢をリセットできる方法がありますので、以降のコラムでお伝えしていきますね。

PART 2

30秒でコリ・痛みをとかす

マッスル リセッティングの秘密

2ステップ・30秒で簡単に カチコチ筋肉がゆるむ

マッスルリセッティングはその名の通り、固まった筋肉を柔軟性のある伸び伸びと動ける状態に戻す（リセットする）ことで、コリや痛みを取り除く方法です。

筋肉は太い1本のゴムのようなものです。**両端から強い力で引っ張られ、いまにも切れそうなほど伸びきっている筋肉の引っ張られている力を、下のイラストのようにふっとゆるめてあげます**。すると、カチコチに固まった筋肉のコリや痛みがふわぁぁっととけていきます。

さらに、筋肉がゆるんでいくと、血流がよくなり自律神経も整うので、脳もゆるみ、ストレスからも解放。すると、体が丸ごとゆるんで元気になっていきます。

コリや痛みがあるとき、筋肉は引っ張られて緊張し、カチコチに固まっています。

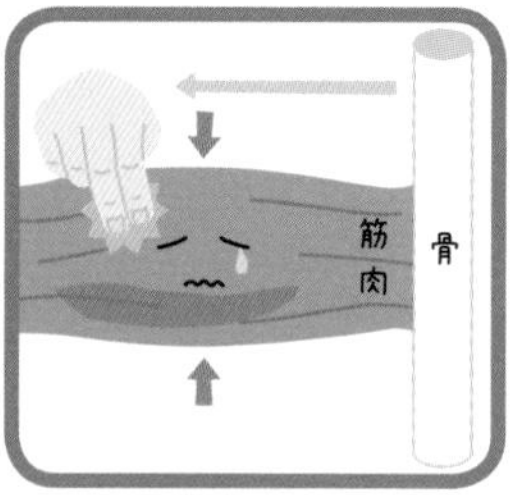

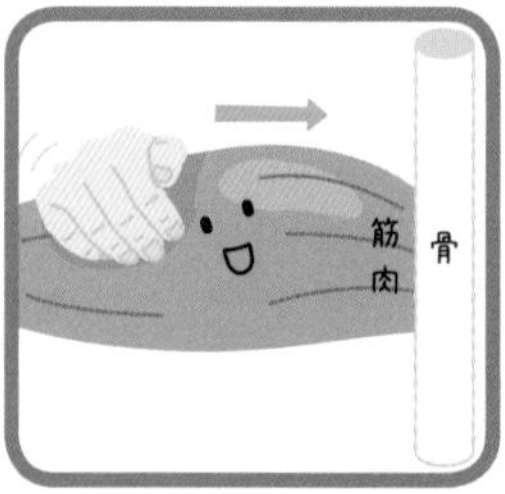

引っ張りと逆方向に、筋肉を優しく寄せてゆるめると、コリや痛みはとけていきます。

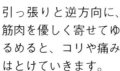

まとめると、マッスルリセッティングは

❶「固まり」「引っ張り」の強い筋肉を直接ゆるめてリセット

❷❶により脳の警戒をなくして全身の筋肉をリセット

という2つの効果で、カチコチの筋肉をゆるめます。

そして、マッスルリセッティングのもっともよい点は「誰でも今すぐ簡単にできる」ということです。道具もいらないシンプルな動作なので、行う場所や時間を選びません。ツボの正しい位置を、いちいち覚える必要もありません。強い力も不要なので、女性や中高年の方でも問題なく行うことができます。

必要なステップはたった2つ。痛みの原因になっている筋肉を「30秒寄せる」「10往復ゆらす」だけ。つまり、「30秒寄せる」で筋肉をゆるめて血液やリンパの通り道を広げ、「10往復ゆらす」で疲労物質や痛み物質を出し切ります。

最大の効果を得るためには、この「30秒寄せる」を正しく行う必要があります。それでは、詳しく説明していきましょう！

ステップ1

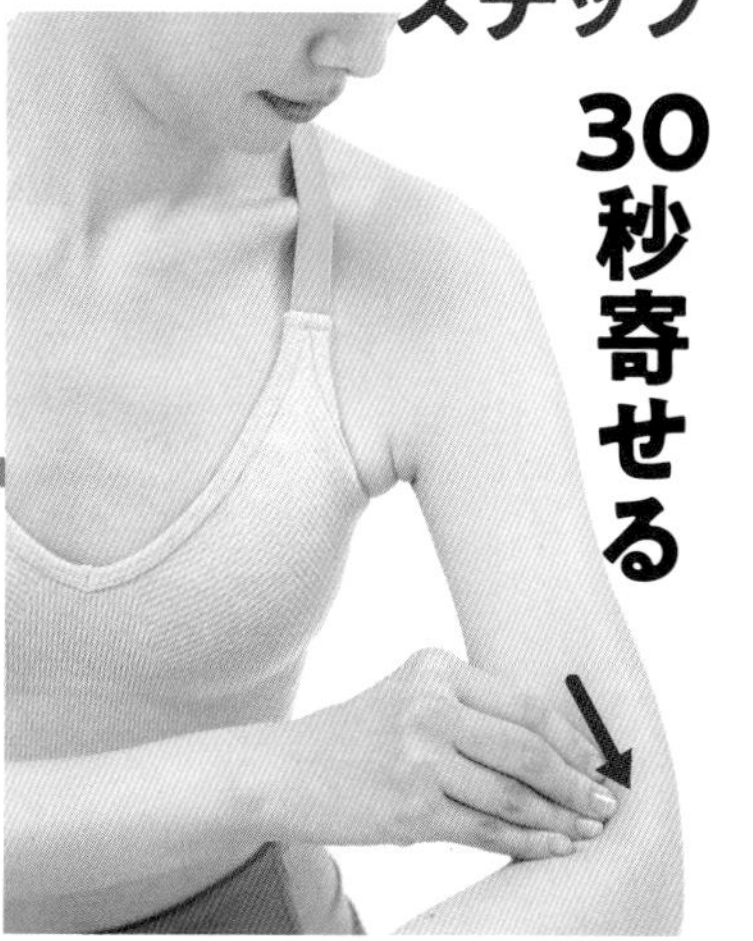

筋肉が突っ張って固くなっている部分を寄せることで「圧迫」や「引っ張り」をゆるめる。

ステップ2

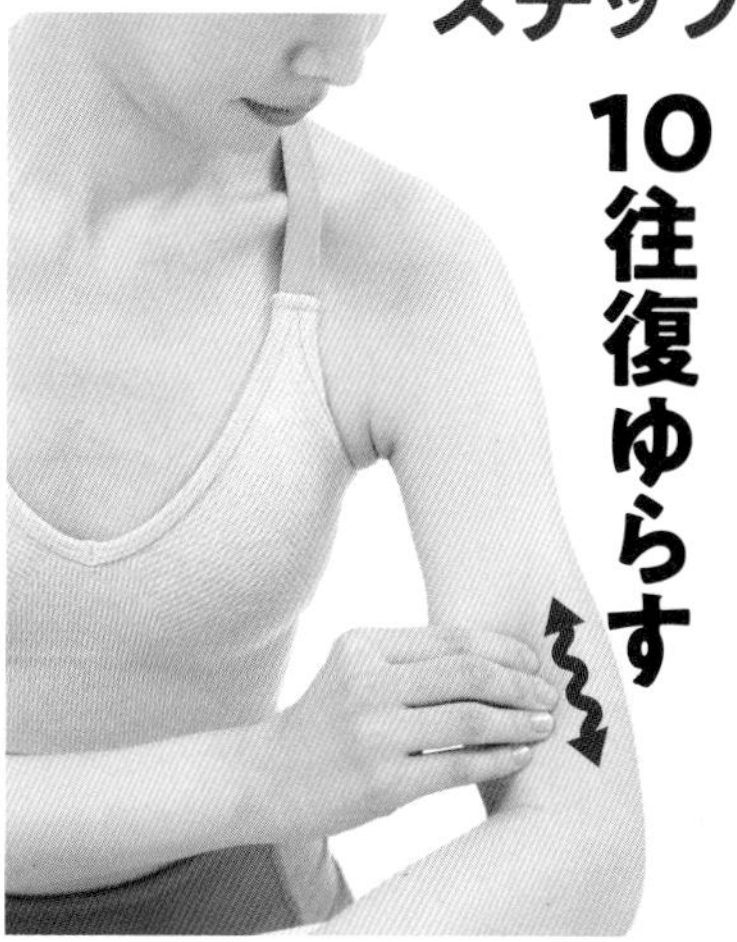

ゆるめた筋肉に振動を与えてリンパや血液を流し、たまっていた老廃物を排出。

ポイントは「優しさ」筋肉をふわっと持ち上げる

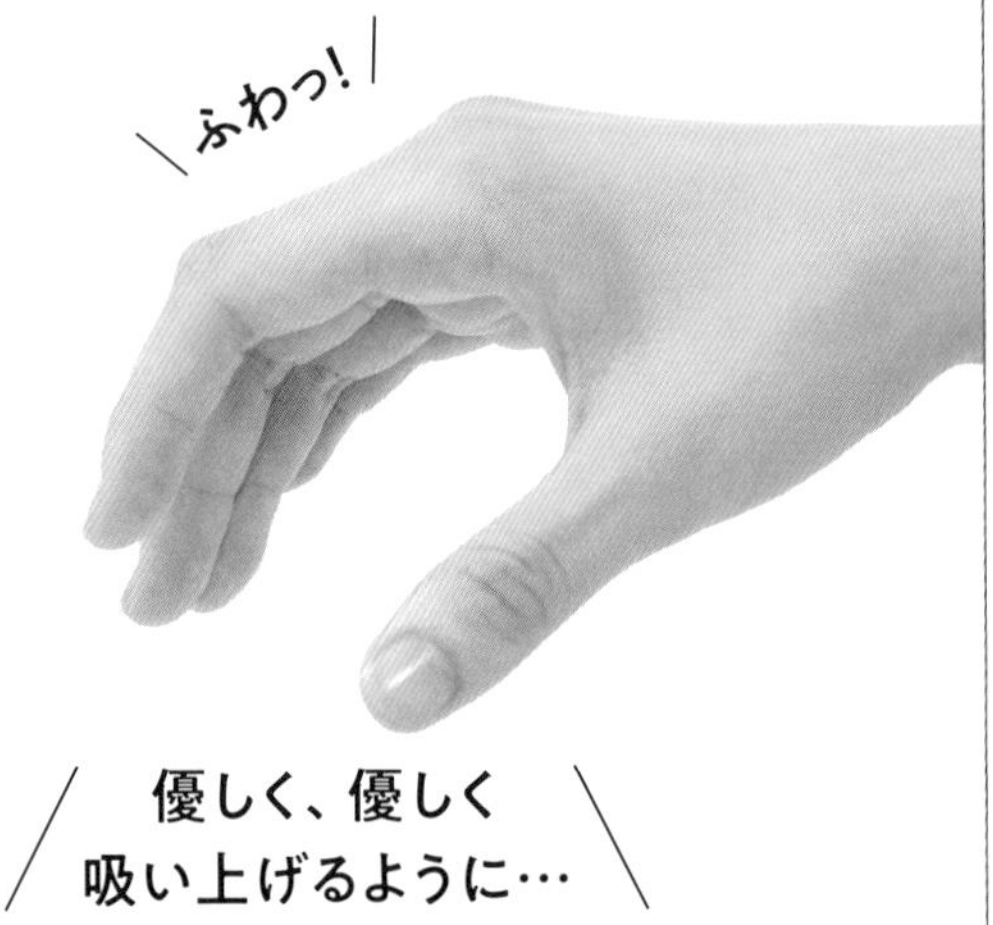

ステップ1で筋肉を「30秒寄せる」とき、筋肉全体を優しく包むように持ち、骨から「浮かせる」イメージで持ち上げます。大切なのは、筋肉を「優しく」つかみ「そっと」持ち上げること。**なぜなら、ギュッとつかんでしまっては、神経の反射により筋肉が収縮して固くなってしまうからです。**

ふわっと持ち上げると、筋肉は重力から解放されてゆるみます。筋肉がゆるめば、そこを通る血液とリンパ液の通り道も広がり、どんどん老廃物を排出し、新しい酸素や栄養分を運んでくれるようになります。

よく、マッサージでは「強めがよい」「痛気持ちいいのがよい」といいますが、マッスルリセッティングは真逆です。コリや痛みと戦うような気持ちでは、絶対に行わないでください。**ゆるめる手だけでなく、ゆるめられる対象にも、なるべく力を入れないこと。**ただでさえ固まっている筋肉を、身構えさせてはいけません。ゆるめるには「優しさ」が必要なのです。

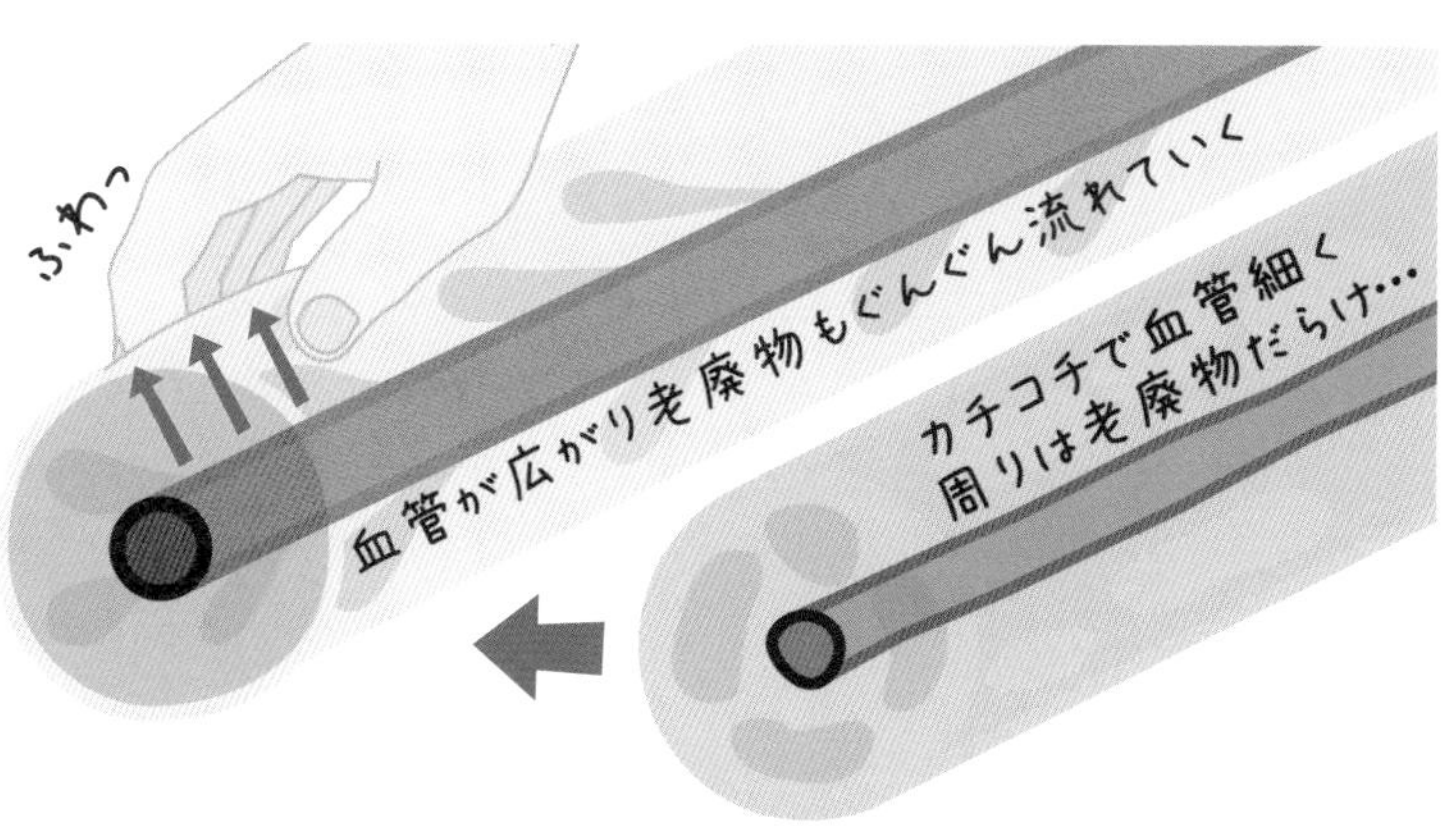
ふわっ
血管が広がり老廃物もぐんぐん流れていく
カチコチで血管細く
周りは老廃物だらけ…

筋肉全体を優しく持ち上げることで重力から解放。無駄な引っ張りをなくし、つぶれた血管やリンパ管を広げます。

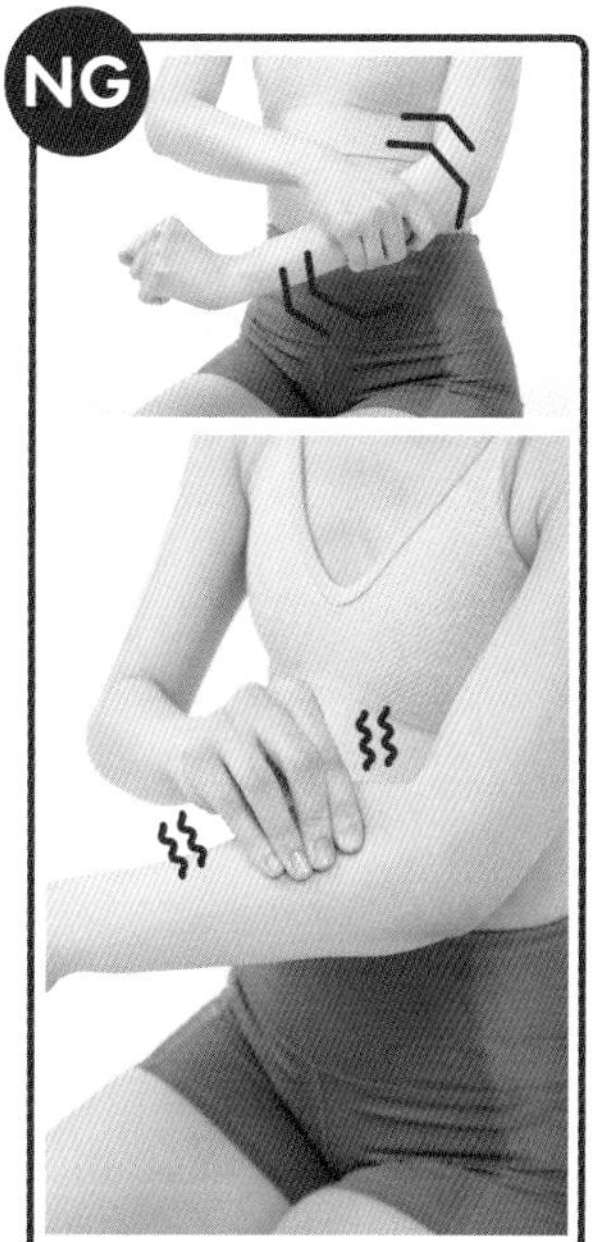
NG

ゆるめたい筋肉に力が入ったまま行ったり、強くつかむ、あるいは皮膚が突っ張るようにつまんで持ち上げたりすると効果が出ない。

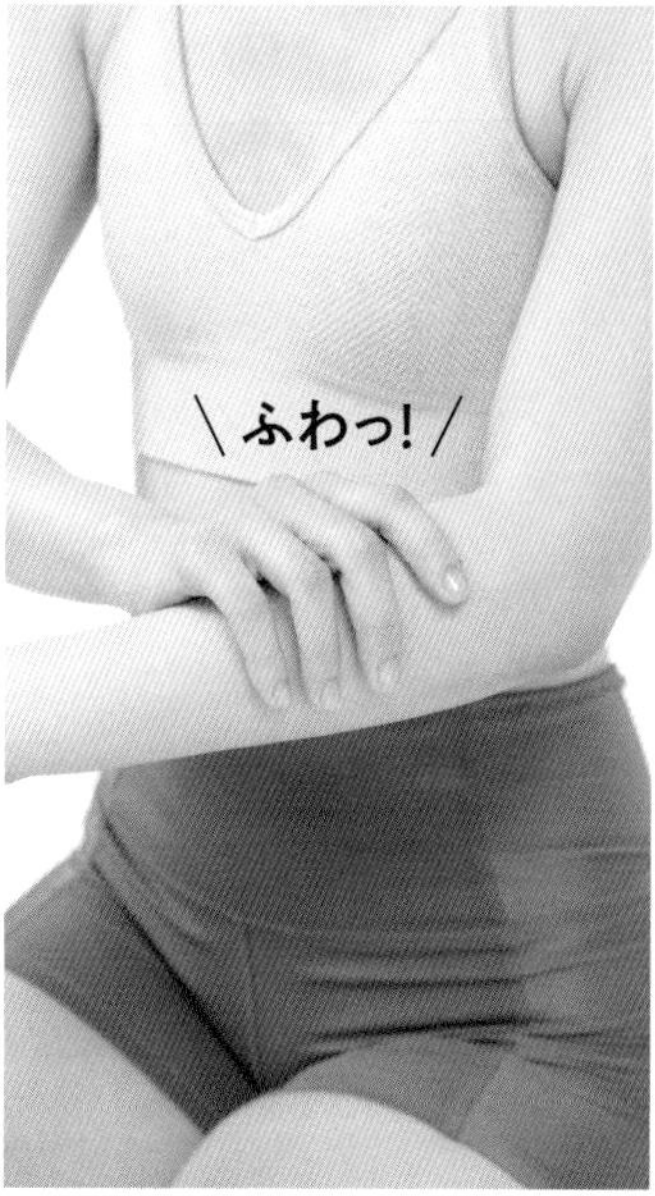
＼ふわっ！／

ステップ１では筋肉を骨から浮かせるようなイメージで、優しく、軽～く持ち上げるのがコツ。これだけでも、「ふわぁぁっ」という気持ちよさを感じられる。

優しく持ち上げたまま「端っこ」か「真ん中」に寄せる

さて、筋肉を持ち上げて「圧迫」から解放したら、筋肉を優しく寄せて「引っ張り」をゆるめましょう。

マッスルリセッティングでは、筋肉が骨に付着する「端っこ」か「真ん中」を狙ってゆるめます。なぜかというと、この２つの部分が固くなりやすいからです。

骨とつながる筋肉の端っこは、姿勢を維持したり、体を動かしたりするたびにぐいぐい伸ばされるので固くなります。そして筋肉の真ん中は端の付着部が動くたびに両端から

パターン1

端っこに寄せる

筋肉を端っこ（骨の付着部）に向かって寄せるパターン。、写真では、肩関節側の付着部（●）に向かって寄せている。

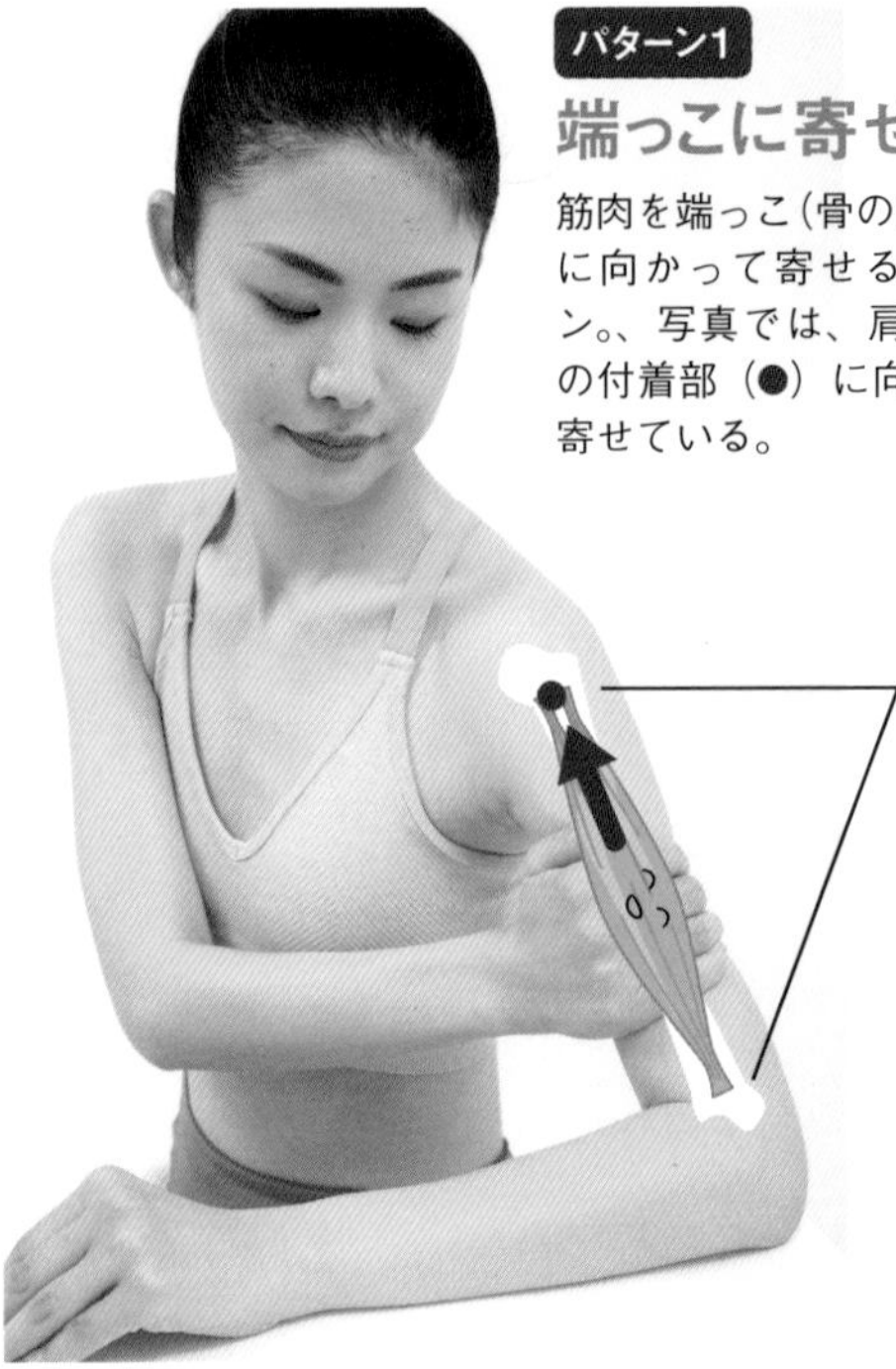

引っ張られるので、やはり固くなりやすいのです。

マッスルリセッティングでは筋肉をそっとつかみ、引っ張られている方向とは逆の方向に向かって、**ほんの少し**寄せます。

ですので、「端っこ」は骨の付着部に向かって、「真ん中」は左右から中央へ寄せます。すると、引っ張られることに抵抗しようと緊張していた筋肉が、ゆるんだ状態にリセットされます。

あとは30秒、寄せている筋肉がゆるんでいくのを感じながらリラックス。30秒というのは、あくまで目安なのでだいたいでOK。個人差がありますが、およそ8~10呼吸で30秒になります。手を離した直後、「何だかふわぁぁっと軽くなったなぁ」と感じられたら、それがリセットされたという合図です。

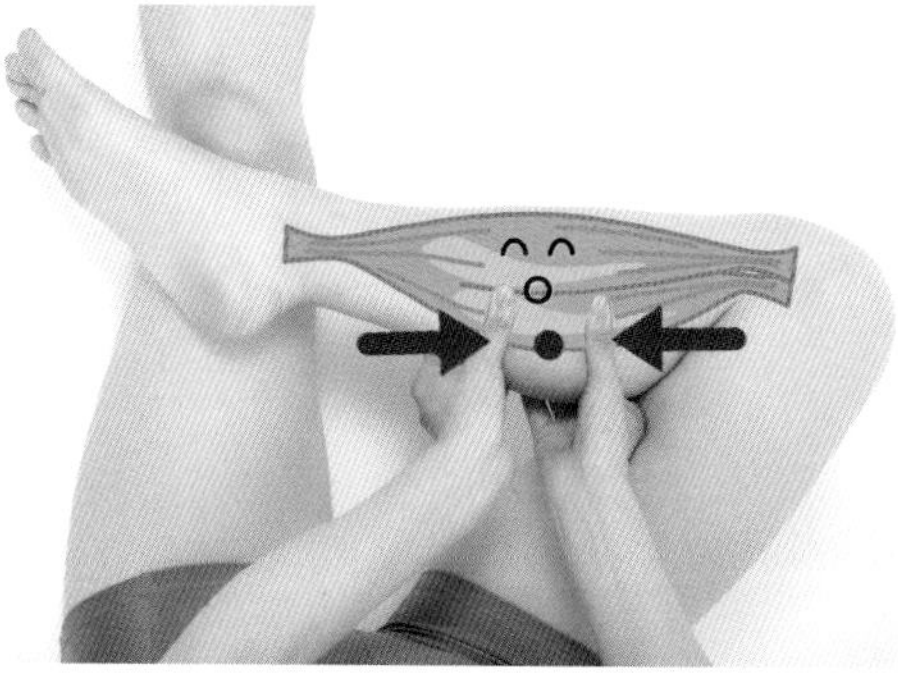

パターン2 真ん中に寄せる

筋肉を真ん中に寄せるパターンの例。ひざ関節と足首から引っ張られるふくらはぎは、筋肉がいちばん盛り上がっている部分が真ん中の目安。そこに向かって軽く寄せる。

筋肉をつかめないところは…

皮膚が薄く筋肉をつかめないところは指の腹でそっと寄せたり、指全体に吸盤がついているイメージで皮膚を指に吸い付かせてそっと持ち上げたりする方法もある。

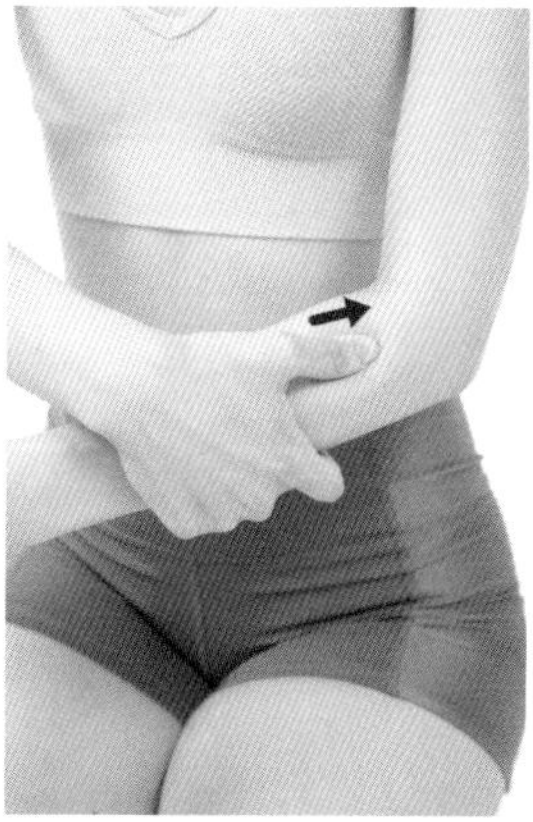

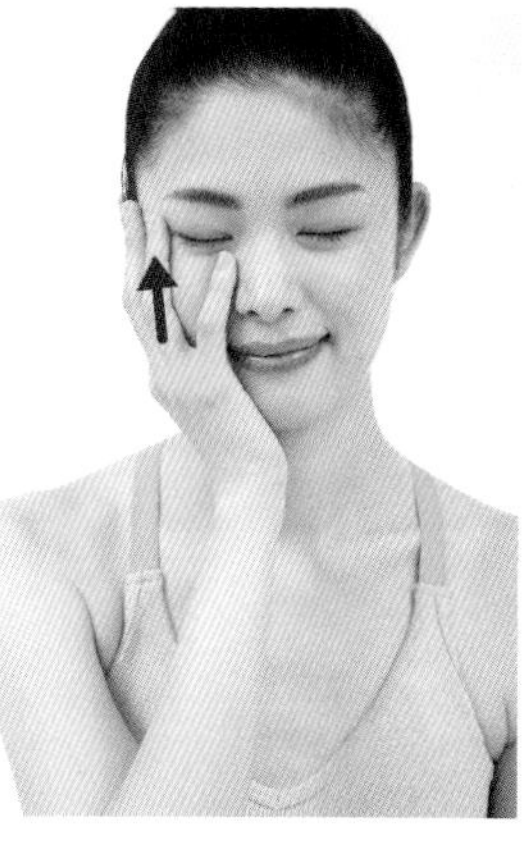

リセットする前後には「筋コリチェック」を

パート3からの実践編では、マッスルリセッティングをする前にチェックしてほしい、筋肉の固くなりやすいポイントを「筋コリチェック」として載せています。例えば同じ肩こりでも、固くなっている筋肉は人によって異なります。マッスルリセッティングでは、固くなっている筋肉をゆるめる効果があり、それによってコリや痛み、不調が軽くなるとお話ししてきました。**ですから、固くなっている筋肉を見つけることが、効果を確実に、そして素早く出すためのコツなのです。**

筋肉が固くなり、血行不良を起こしている部分があると、体は〝痛み〟という反応で「ココが悪いですよ！」と教えてくれます。「筋コリチェック」で「イタタ！」と感じる筋肉を優先的にリセットしてあげましょう。また、痛んだところを意識することで、筋肉の反応もよくなり、効果がアップします。

いちばんよいのは、誰かの手に頼らなくても、自分の体を自分で調整できるようになること。自分の体を触って、痛みの原因を見つけられるようになると、自分の体のどこを、どうゆるめて調整すればいいのか、どんどんわかるようになります。

リセット前

筋肉が固くなっている「筋コリポイント」を刺激すると、ゴリゴリという固さや強い痛みを感じる。

↓

リセット後

終わった後、再び「筋コリポイント」を刺激すると、しこりや痛みが消え、筋肉がやわらかくなっているのを実感！

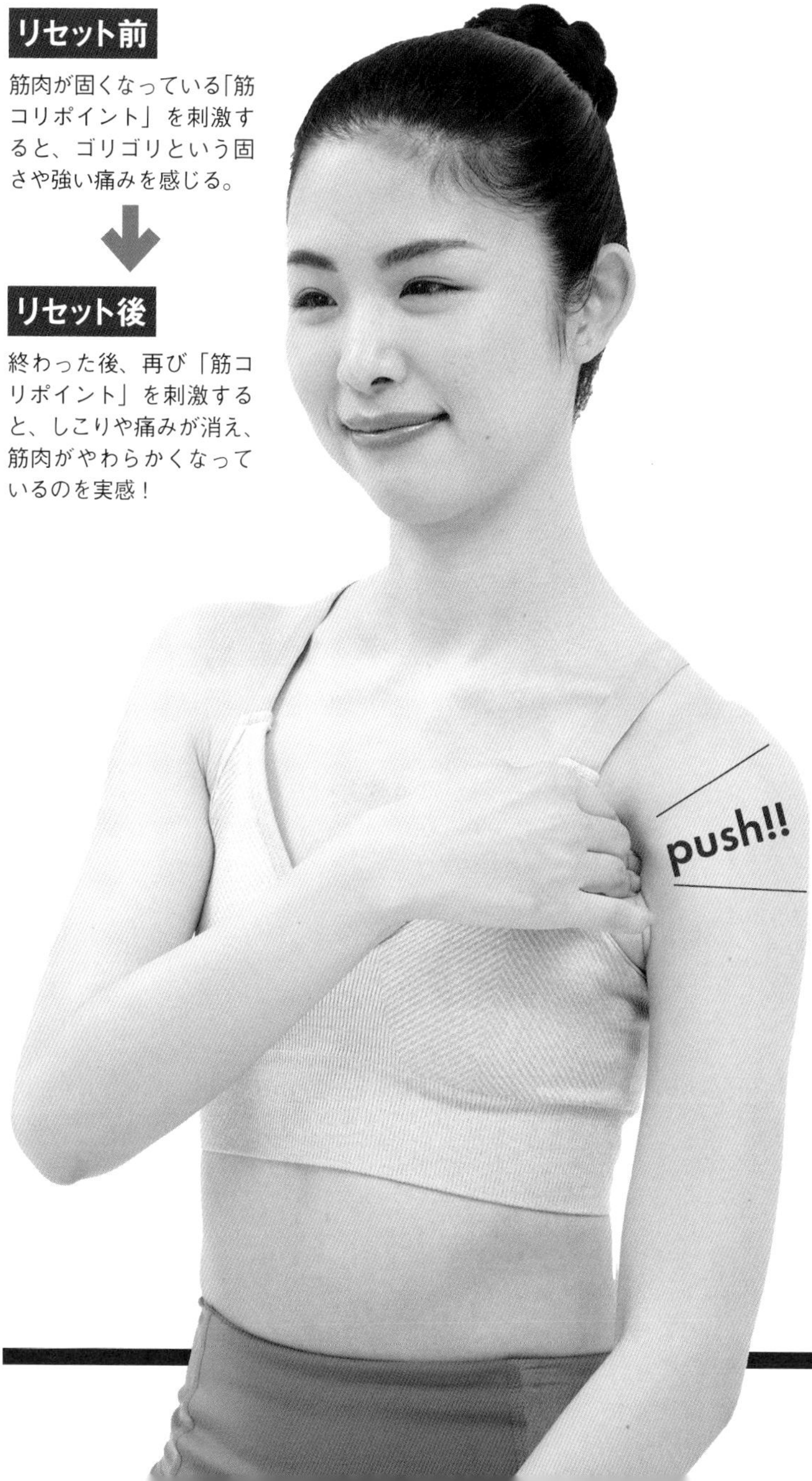

マッスルリセッティングがうまくいかない人は・・

うまくできているか不安な方に、5つのコツをお伝えします。でも、あまり心配しすぎないで。30秒のリセット後、ふあぁぁっと軽くなったり、温かくなったりすれば大丈夫。自分が「気持ちよい」と感じたら、うまくいっています。

① 力を半分以下にしてみる

マッスルリセッティングは、力を入れすぎたり、強く寄せすぎたりしないことが、最も大切なポイントです。寄せているときに、少しでもツッパリ感や引っ張られている感じがあったらNG。効き目を感じなかったら、まずは筋肉を持ち上げる力、筋肉を寄せる力を今の半分ぐらいに落として行ってみましょう。物足りないくらいの力加減でOKです。

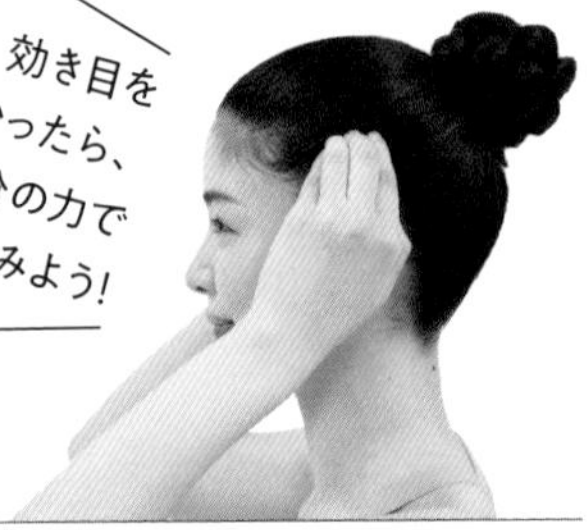

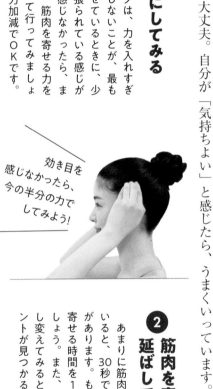

効き目を感じなかったら、今の半分の力でしてみよう!

② 筋肉を寄せる時間を延ばしてみる

あまりに筋肉がガチガチに固まっていると、30秒ではゆるめきれないことがあります。もう1度行うか、筋肉を寄せる時間を1分程度に延ばしてみましょう。また、筋肉を寄せる方向を少し変えてみると、もっとゆるまるポイントが見つかる場合もあります。

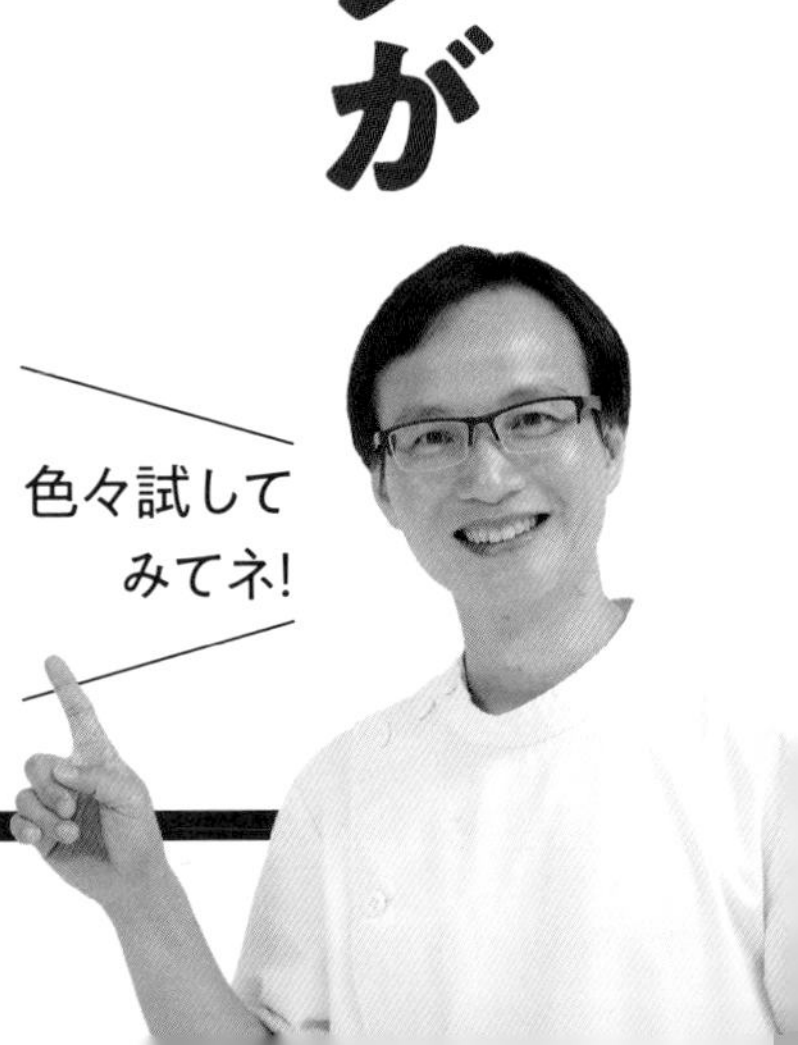

色々試してみてネ!

3 正しい方法で行っているか確認

写真や解説文で示した姿勢や矢印の向き、手の添え方などになるべく忠実に行いましょう。姿勢や筋肉の持ち方、寄せ方はすべて、最も筋肉がゆるむように考えられています。

4 筋肉がゆるみやすい環境で行う

脳はとても敏感。少しでもストレスを感じると、筋肉が緊張してしまい、芯からゆるみません。例えば部屋の空気が汚れていたり、温度が暑すぎたり寒すぎたりしても効果がダウン。心身ともにリラックスできる環境で行いましょう。また手が冷たいと筋肉が緊張するので、手のひらを温かくして行うことをおすすめします。心地よい温度のお湯につかっている入浴タイムや、就寝前の布団の上などは特におすすめです。脳に刺激を与えないよう、照明の明るさを少し落とすとなおよし。

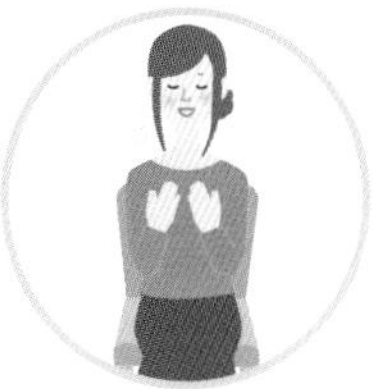

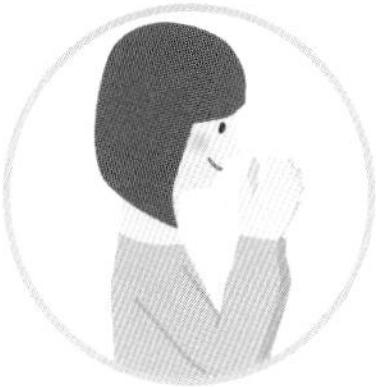

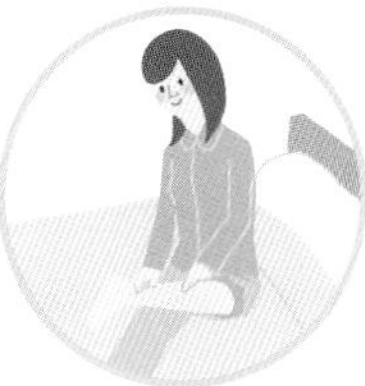

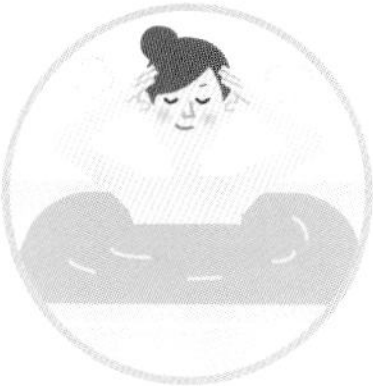

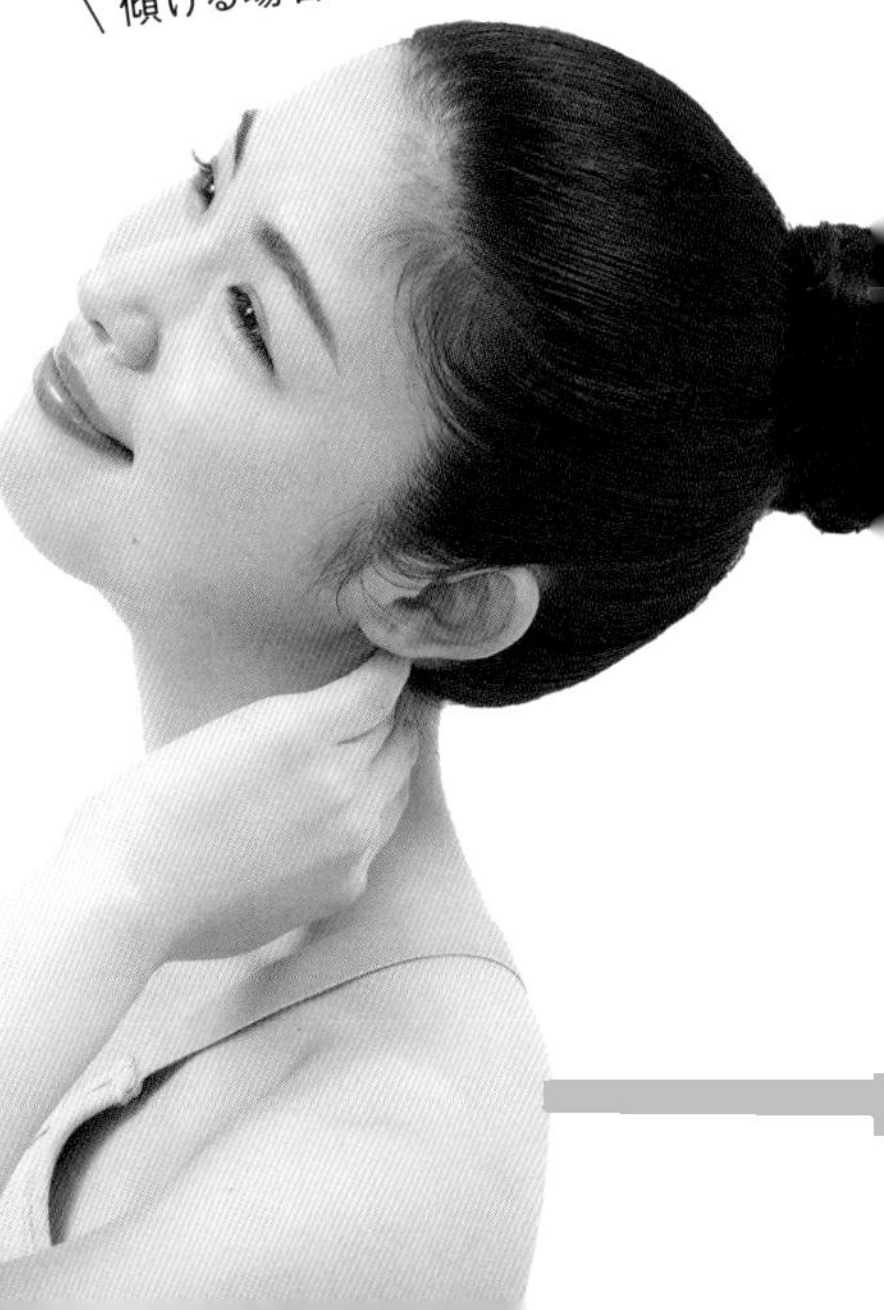

例えば…筋肉がいちばんよくゆるむ角度に頭を傾ける場合などもあります！

5 筋肉がとろけるイメージを持って行う

体の感覚に意識を向けながらリセッティングすると、筋肉は素直に反応します。30秒キープしている間、カチコチに固まった筋肉が、手のひらの温かさでチョコレートがとろけていくようなイメージを持ってみてください。これだけで体の反応が全く変わり、とろとろにゆるんでいきます。

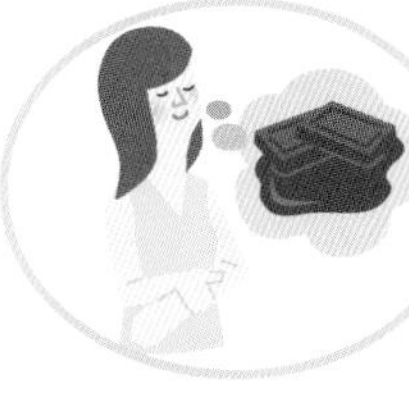

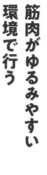

COLUMN 2

寝る前に30秒
姿勢を整える腹筋運動

姿勢改善のために習慣にしてほしい筋トレが、この「寝ながら腹筋」です。全身の筋肉がカチコチになる大きな要因の1つに「前かがみ姿勢」があるとお話ししました(P38)。

前かがみの姿勢で長時間いると、背中側の筋肉ばかりに負担がかかり、特に背面の筋肉がどんどんカチコチに固まってしまいます。

そこで、お腹回りの筋肉を少し強化してあげましょう。腹筋や腰回りが強くなり、姿勢の安定性がグンと高まります。それにより、背面の筋肉の負担が減るので、慢性的な腰の痛みもやわらぎます。

よくある上体を起こす腹筋運動よりも体への負担が少なく、筋肉痛が起きにくいので、筋力が弱い女性やお年寄りでも続けられます。私はもちろん、治療院に来る皆さんも習慣にされていますよ。

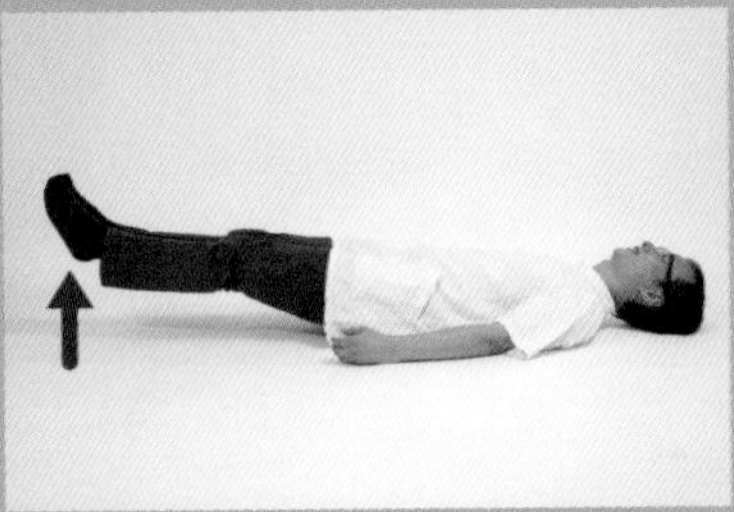

床にあお向けになる。両足をそろえて伸ばし、床から少し上げる。下腹部に力が入る程度の高さがベスト。15～30秒キープ後、一気に力を抜いて両脚をパタンと下に落とす。これを10回繰り返す。

POINT

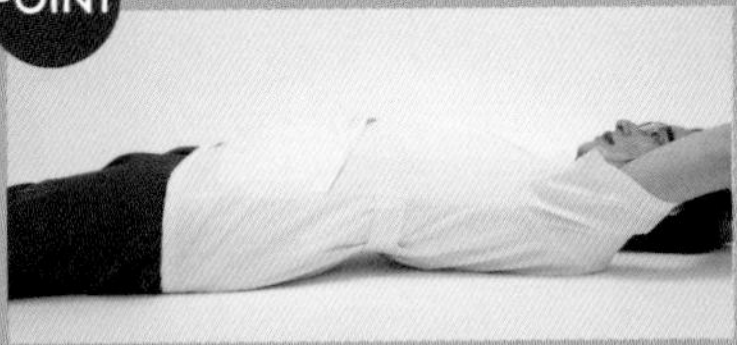

腰がそりすぎないように注意。腰と床とのすき間に手が入る程度のカーブを保って。

＼難しい人は…／

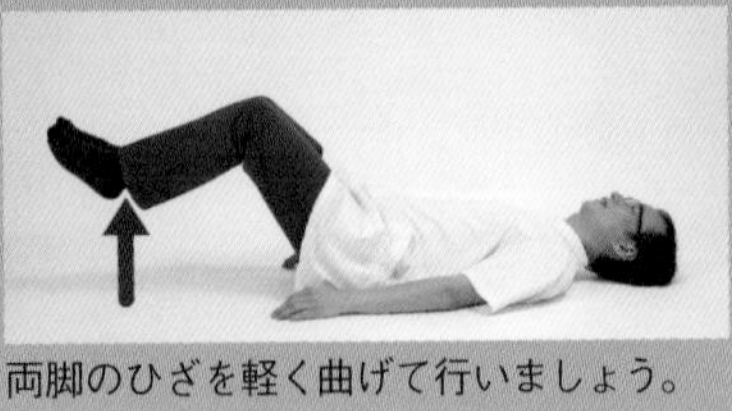

両脚のひざを軽く曲げて行いましょう。

PART 3

迷ったらコレだけでOK

基本の
リセット5

マッスルリセッティングの最重要筋肉ベスト5

さあ、マッスルリセッティングを始めましょう！

最初に、特に重要な「後頭部・首」「肩」「腰」「ふくらはぎ」「足裏」の5カ所のゆるめ方をご紹介します。

これらの部位は、血流やリンパの流れ、正しくて快適な姿勢の保持、スムーズな歩行や動作において重要な、人体の要ともいえる部位です。その分、コリや痛みを抱えやすい部位でもあります。

この5カ所をゆるめていくマッスルリセッティングを、私は「リセット5」と名付け、基本プログラムにしました。**リセット5は、マッスルリセッティングのベスト5と言っても過言ではありません。**この本では、全31カ所の筋肉のゆるめ方をご紹介していますが、リセット5の部位はぜひ優先的にゆるめてください。

おすすめは、この5つを毎日行うこと。1カ所1分、全身やってもたった5分です。

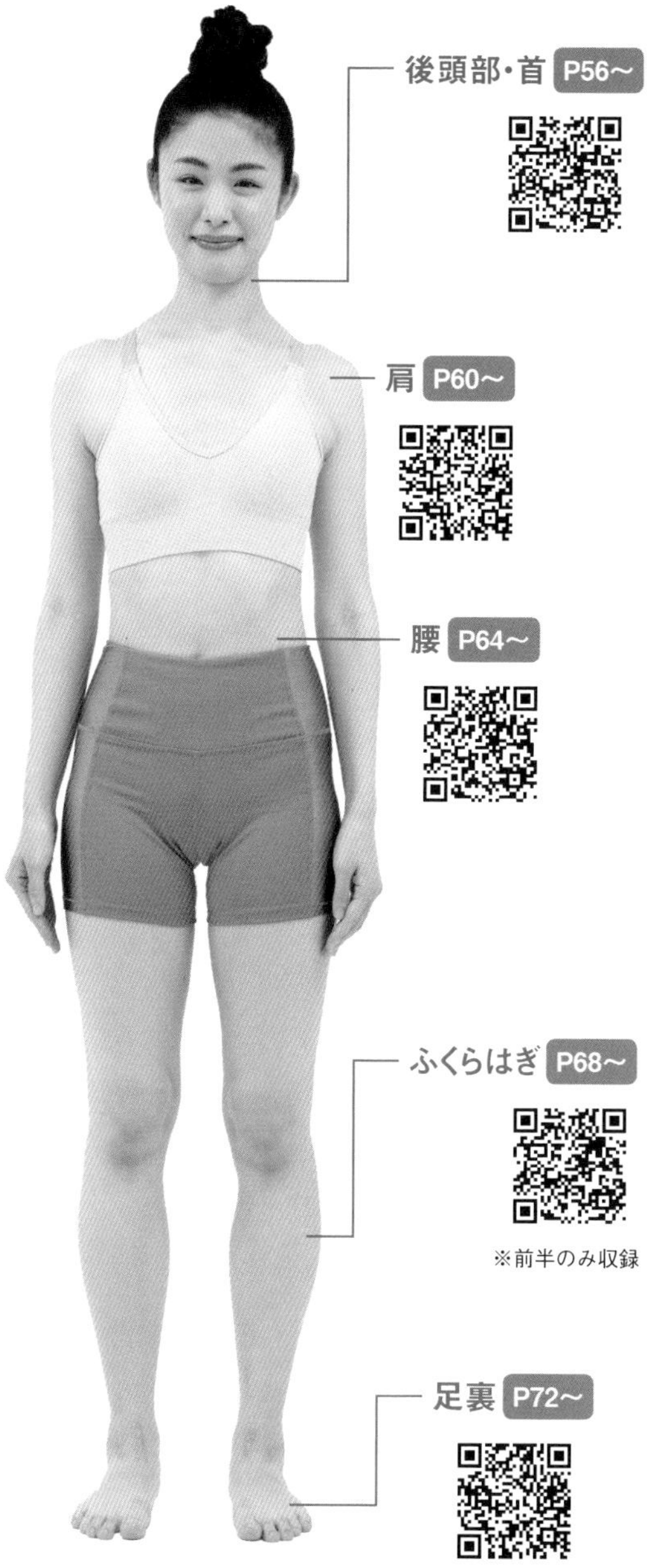

これだけで体がふわぁぁっとラクになります。
ベストなタイミングは、寝る前。１日の終わりに自分の体を優しく「よしよし」といたわってあげるだけで、本当にぐっすり眠れますし、翌朝はスッキリ目覚めます。１週間続けたら、あなたの体は別人のように元気になりますよ。
もちろん、５つ全部をやらなくても構いません。あなたが気になる部位だけでも、効果は十分です。左のＱＲコードからアクセスできる解説動画も参考にして、この５つだけは本を見なくてもできるように、ぜひマスターしてくださいね。

リセット 5－1

後頭部・首

頭を支える僧帽筋上部をリセット
自律神経を整え不調を解消！

リセットする筋肉 **僧帽筋上部《そうぼうきんじょうぶ》**

後頭部から首、背中を覆っている筋肉、僧帽筋。頭や首のほか、肩や肩甲骨の骨に付着するため、前かがみ姿勢や猫背の人は、常に緊張しやすい傾向があります。

僧帽筋がカチコチに固まると、頭や首の血流が悪化。すると、肩や首がこり、ひどくなると緊張性頭痛の原因になります。また、後頭部から首にはたくさんの神経が集中。緊張が強くなり血流が低下すると、神経の働きにも影響を及ぼし、さまざまな不調の引き金になります。

このマッスルリセッティングでは、首の裏側から僧帽筋にアプローチします。すると、そこからつながる後頭部も自然にゆるみ、首や後頭部の血液のめぐりがよくなります。結果、コリを和らげたり、自律神経のバランスを整えたりする効果が期待できます。続けて、P60の「肩」のリセットを行うと、なお効果的です。

また目がさえたり、寒さで体がこわばったりで寝付けないときもぜひリセットを。入眠がスムーズになります。

筋コリチェック

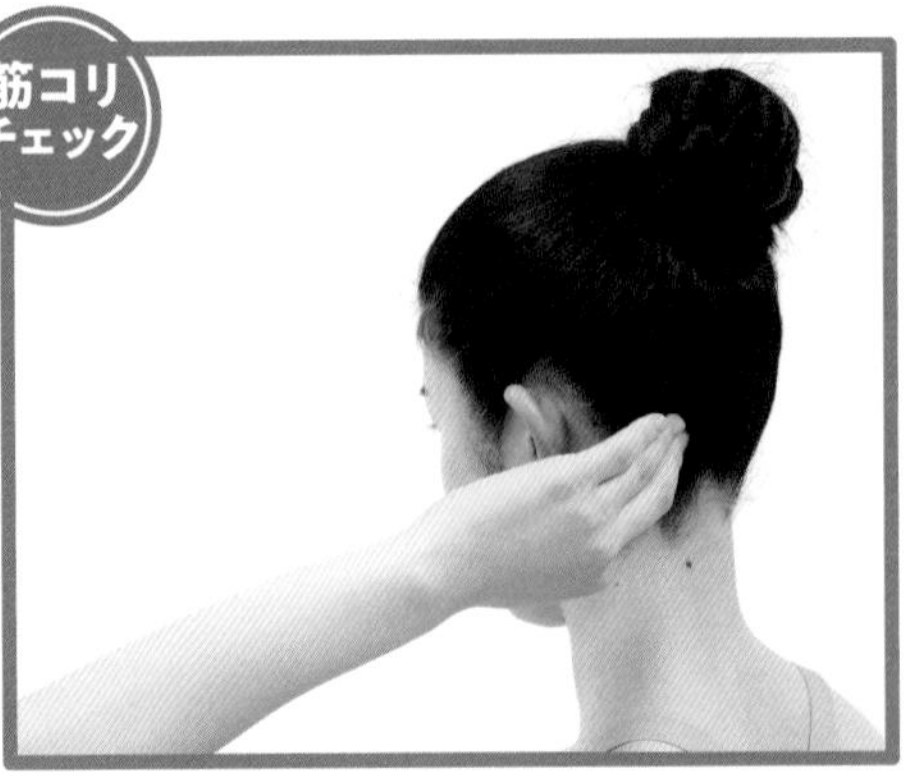

後頭部と首の境目のライン上を指でたどると、出っ張った骨に触る。この上を指の腹で左右にグリグリと強く押す。痛みがある場合はこっている。

こんな痛み・不調に効く！

❶ 首こり、肩こり

前かがみの姿勢になると、5kg はあるという頭を僧帽筋が引っ張り上げるため常に緊張。疲れを感じたらリセットし、コリを和らげて。

❷ 眼精疲労

視神経が集まる後頭部がガチガチになると視神経の付近も血行不良になり、眼の疲れが発症。首をほぐせば目もスッキリ。

❸ 頭痛

脳全体が締め付けられるような痛みの緊張性頭痛は、首周辺の僧帽筋のコリがいちばんの大きな原因。首をほぐせば痛みも軽減。

❹ 耳鳴り

後頭部から耳横をとおる耳介神経。神経のスタート地点をギューッと締め付ける後頭部の筋肉の緊張をリセットして耳鳴りを解消。

❺ 不眠

首こりは頸部をとおる自律神経のバランスを崩し、夜も脳を興奮させるため寝付きを悪くします。首をゆるめてリラックスの神経、副交感神経を優位に。

❻ 冷え

冷えの主な原因は、筋肉の緊張による自律神経の失調。首の筋肉をゆるめることで自律神経が整い、血のめぐりがよくなる。

❼ 寝違え

疲労感が強かったり枕が合わなかったりすると、睡眠中、スムーズに寝返りがうてずに筋肉にけいれんが起きる。起きがけには首を温めてリセットを。

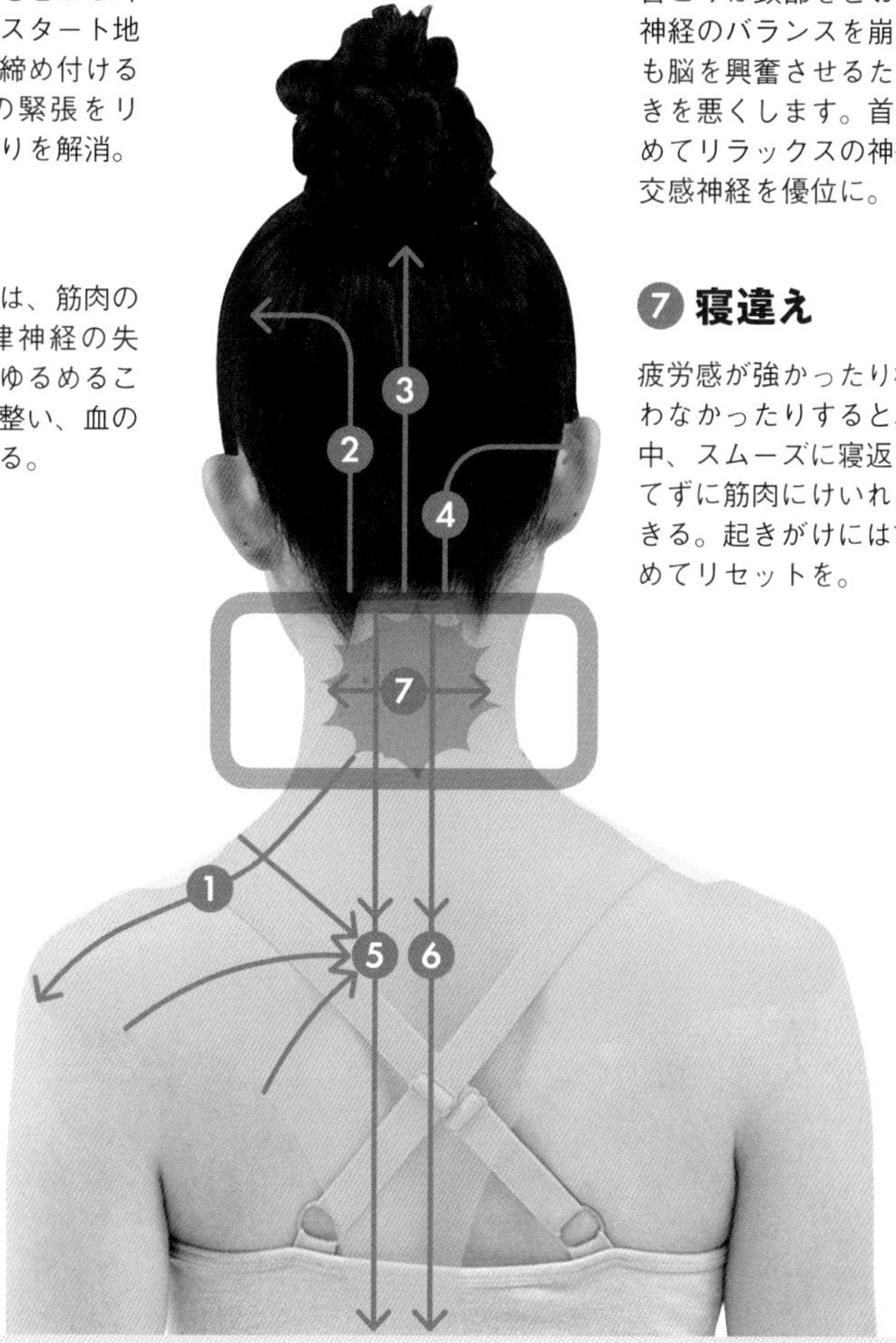

記号の意味　→ 痛みの経路　緊張エリア　リセットポイント　筋肉のエリア

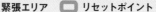

リセット 5－1

後頭部・首

ターゲット
僧帽筋上《そうぼうきんじょう》部《ぶ》

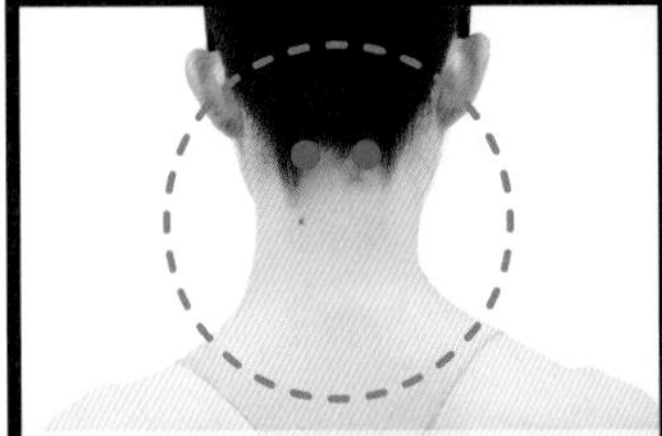

後頭部と肩をつなげる僧帽筋の、頭から首に付着する部分

重たい頭を支えている僧帽筋は、緊張しやすい筋肉の代表です。デスクワークや家事の合間にリセットする習慣をつけましょう。

拡大

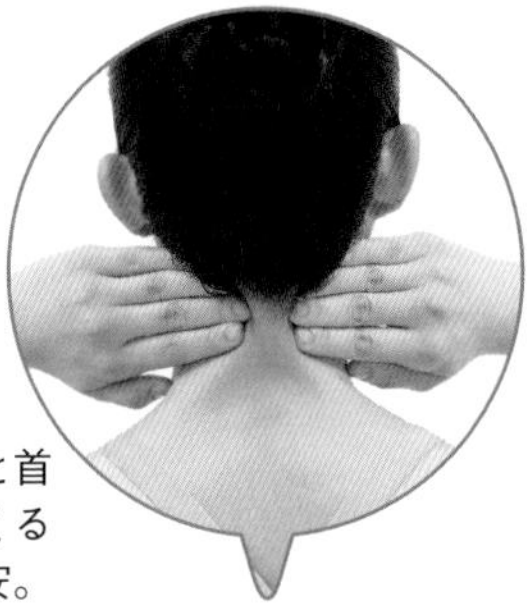

薬指が頭と首の境目にくる位置が目安。

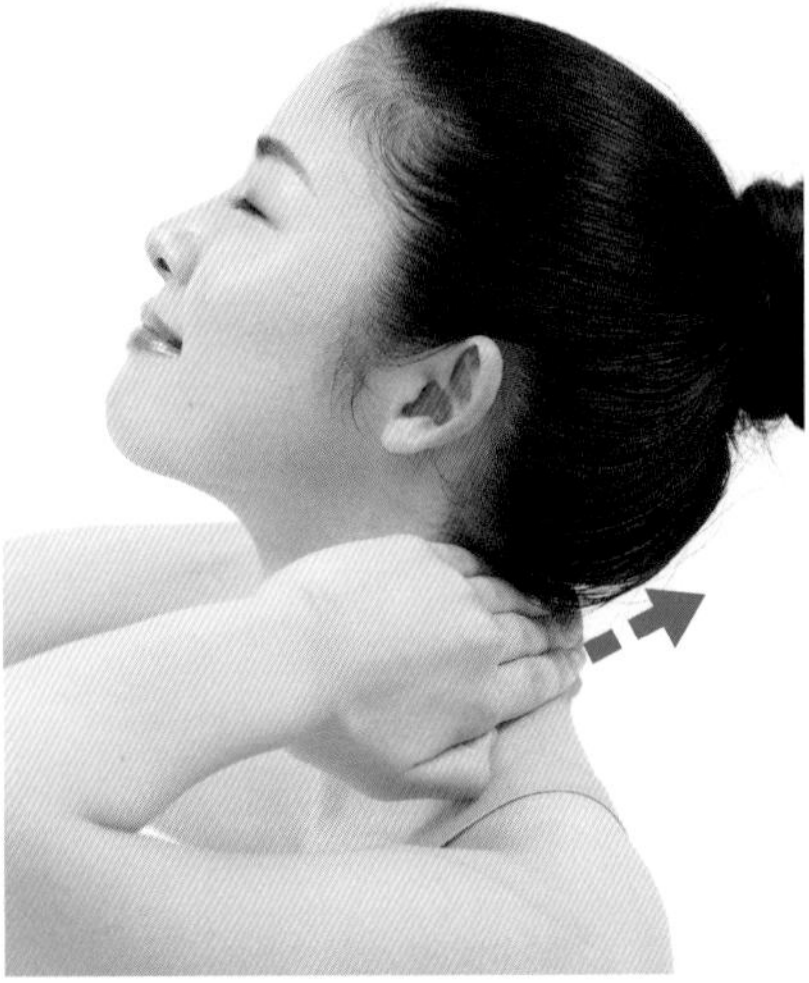

1 首の後ろの筋肉を指の腹で挟み持ち上げる

両手の３本の指で首の筋肉を両サイドから優しく挟み、首の肉を骨から引きはがす（浮かせる）イメージで軽く持ち上げる。

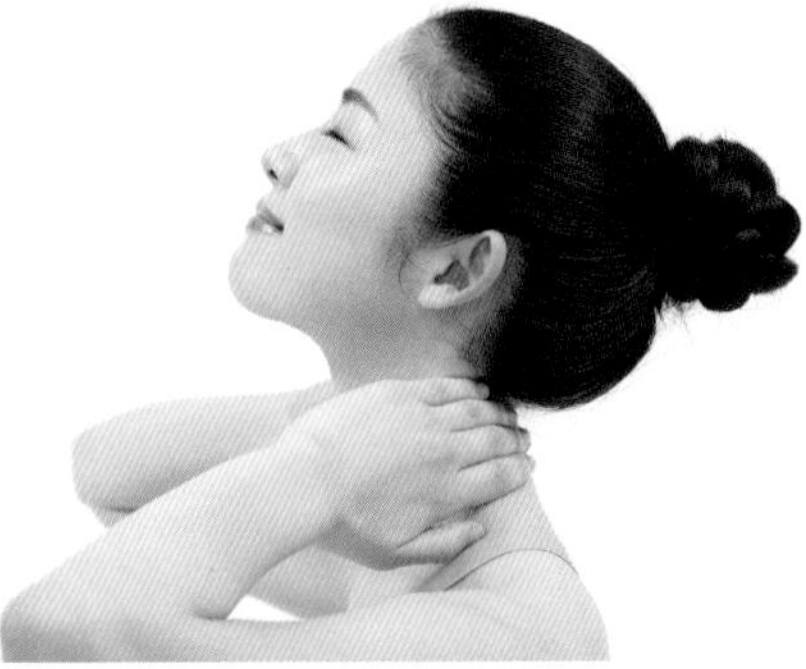

準備

イスに座り、両手の人差指から薬指を「首後ろ中央を縦に伸びる太い筋肉」の左右にあてる。頭を少し後ろに倒すと首の筋肉がゆるむ。

これでもOK

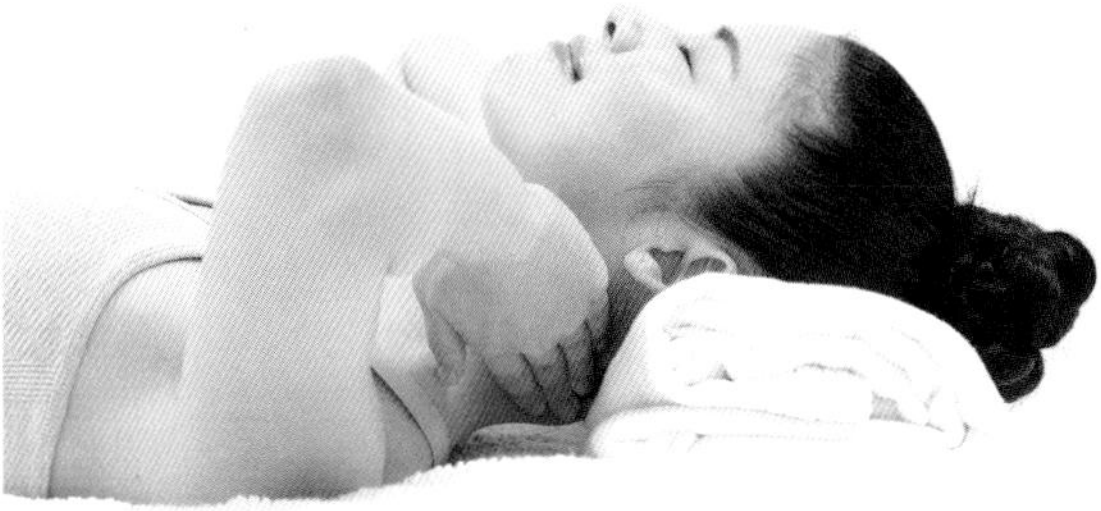

あお向けで行う

あお向けで行うと、肩や首に力が入らないので筋肉がゆるみやすい。座位と同じ要領で頭に向かってスライドさせて30秒キープ。10往復ゆらす。

後ろ

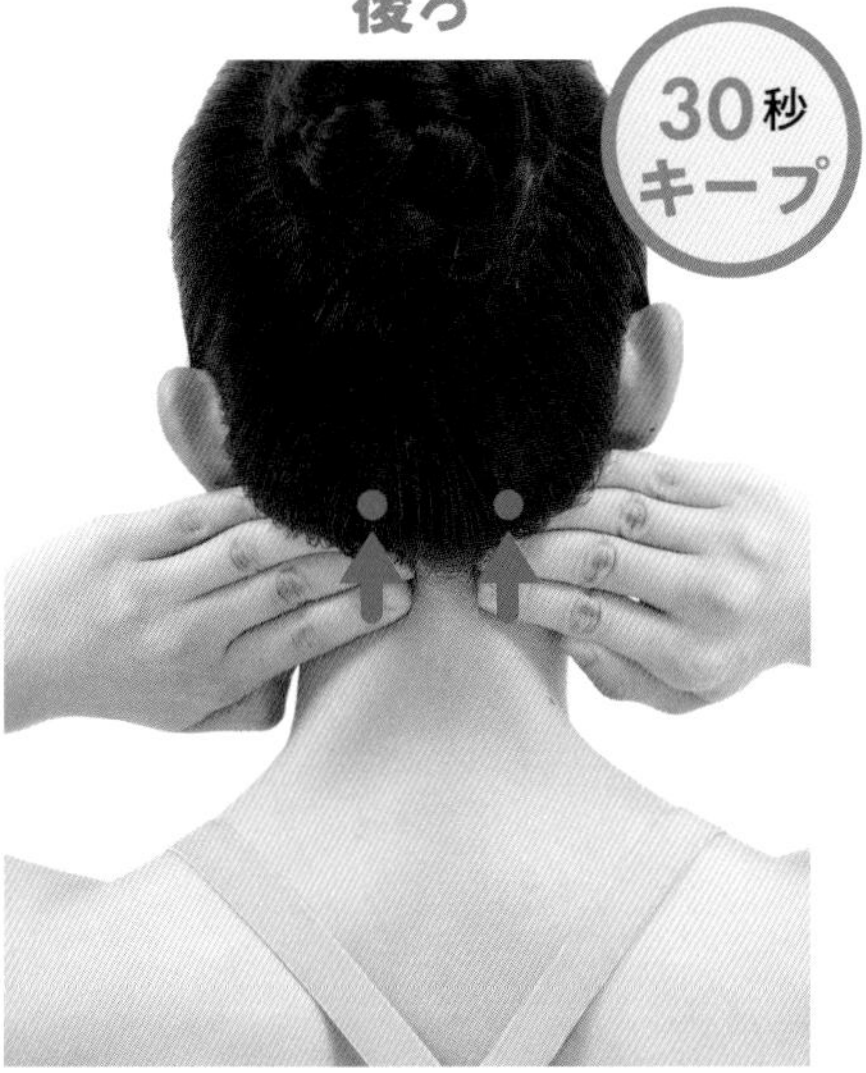

2 持ち上げた筋肉を頭に向かってスライド

持ち上げた筋肉を頭に向かってスライドして寄せる。30秒キープ。

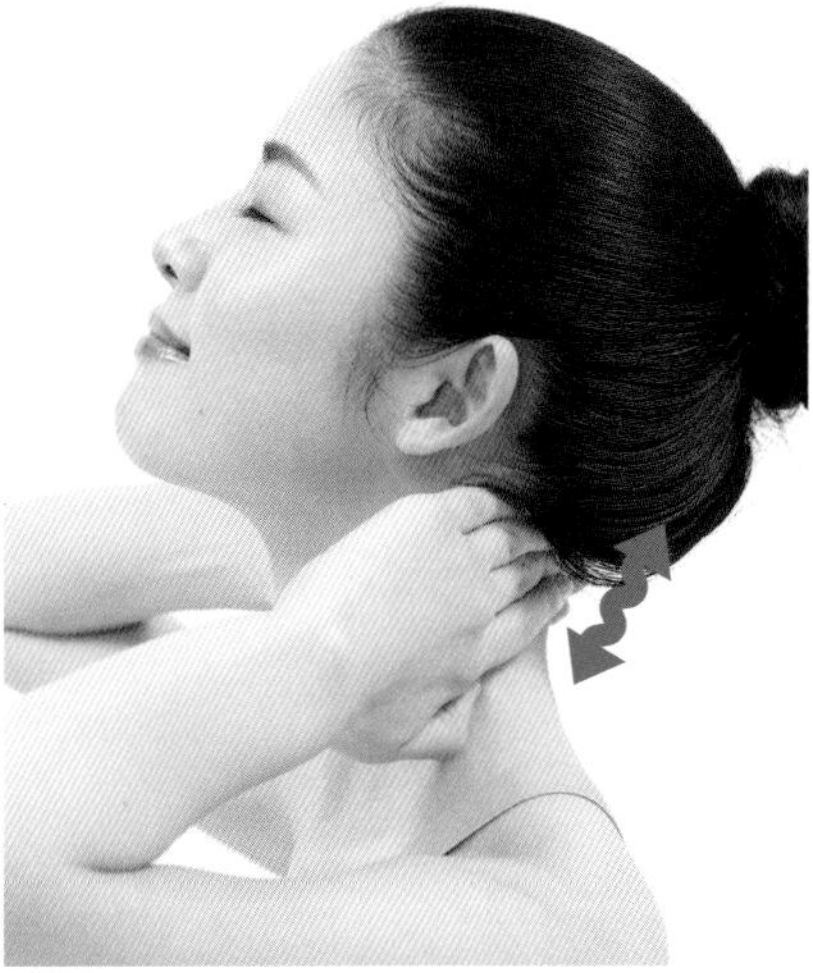

3 首の筋肉を上下に10往復優しくゆらす

リセット 5－2

肩

パソコンやスマホの操作で緊張 「後頭部・首」とセットでほぐす

リセットする筋肉 **僧帽筋《そうぼうきん》**

リセットする筋肉は、前頁の「後頭部・首」と同じ僧帽筋ですが、こちらは肩や背中にあたる部分がメイン。ちょうど、首と肩のつなぎ目にあたるため、腕や肩、背中とさまざまな方向から筋肉が引っ張られやすく、緊張しやすいエリアです。

「後頭部・首」と同じく、姿勢の影響を非常に受けやすく、特に、胸が縮み肩が前に出る“巻き肩”姿勢の方は要注意。胸の筋肉が縮むと鎖骨と肩の位置も前方に移動。その結果、背中側の筋肉も引っ張られ、肩甲骨周辺の筋肉まで緊張し、固くなります。

筋肉の緊張が強い人、疲れのたまっている人は筋コリチェックを行った際、思わず「イタタタ！」と声を上げるほどの痛みを感じます。スマホやパソコンを日常的に長時間、操作する人は緊張が強いので、作業の手を止めたらリセットする習慣をつけましょう。

また、このエリアはP56の「後頭部・首」を先にリセットしないとゆるみにくく、症状もなかなか改善しません。ぜひセットで行ってください。

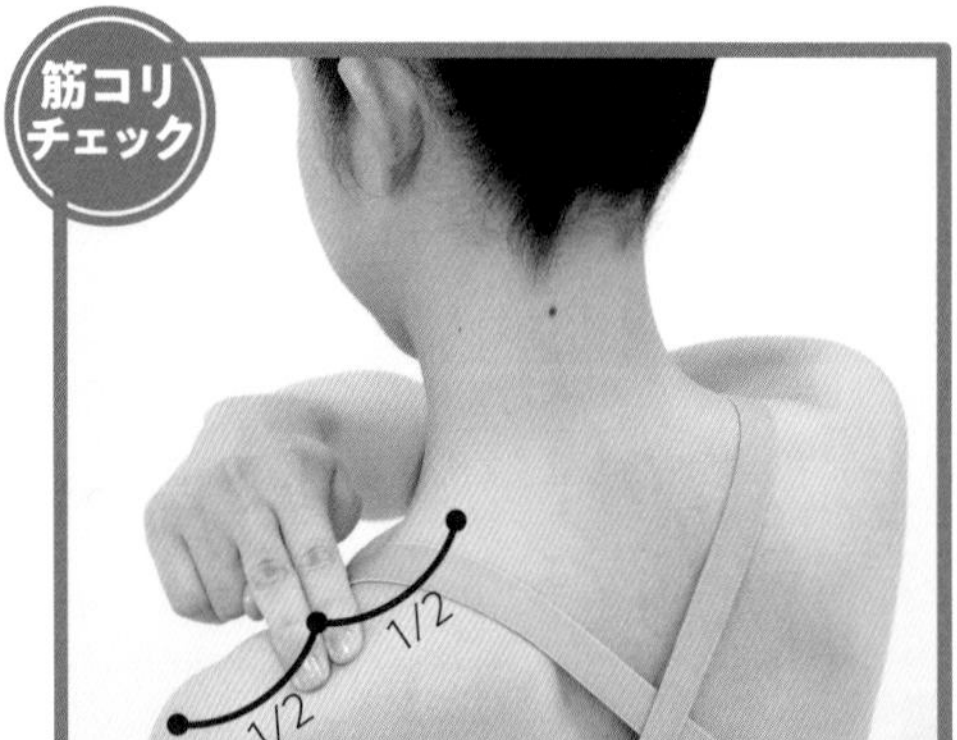

首から肩に伸びる筋肉を探る。首のつけ根と肩の真ん中あたりを人差指と中指で前後にグリグリと刺激。コリコリ感と痛みがあれば僧帽筋が緊張。

こんな痛み・不調に効く！

❶ 肩こり

猫背や前かがみの姿勢がクセになると、胸が縮こまり鎖骨も肩甲骨の位置も前に移動。首から背面の筋肉が緊張するのでリセットを。

❷ 眼精疲労

視神経が集まる後頭部がガチガチになると視神経の付近も血行不良になり、眼の疲れが発症。肩からほぐすとよい。

❸ 頭痛

脳全体が締め付けられるような痛みの緊張性頭痛は、首周辺の僧帽筋のコリがいちばんの大きな原因。首につながる肩をほぐせば痛みも軽減。

❹ 自律神経の失調

筋肉の緊張は頸部を経由して伸びる自律神経を締め付け、失調の原因に。僧帽筋をゆるめて交感神経と副交感神経のバランスを整えて。

❺ 冷え

冷えの主な原因は、筋肉の緊張による自律神経の失調。肩の筋肉をゆるめることで自律神経のバランスが整い、血流を促す。

❻ 寝違え

疲労感が強かったり枕が合わなかったりすると、睡眠中、スムーズに寝返りがうてずに寝違えやすい。起きがけにリセットを。

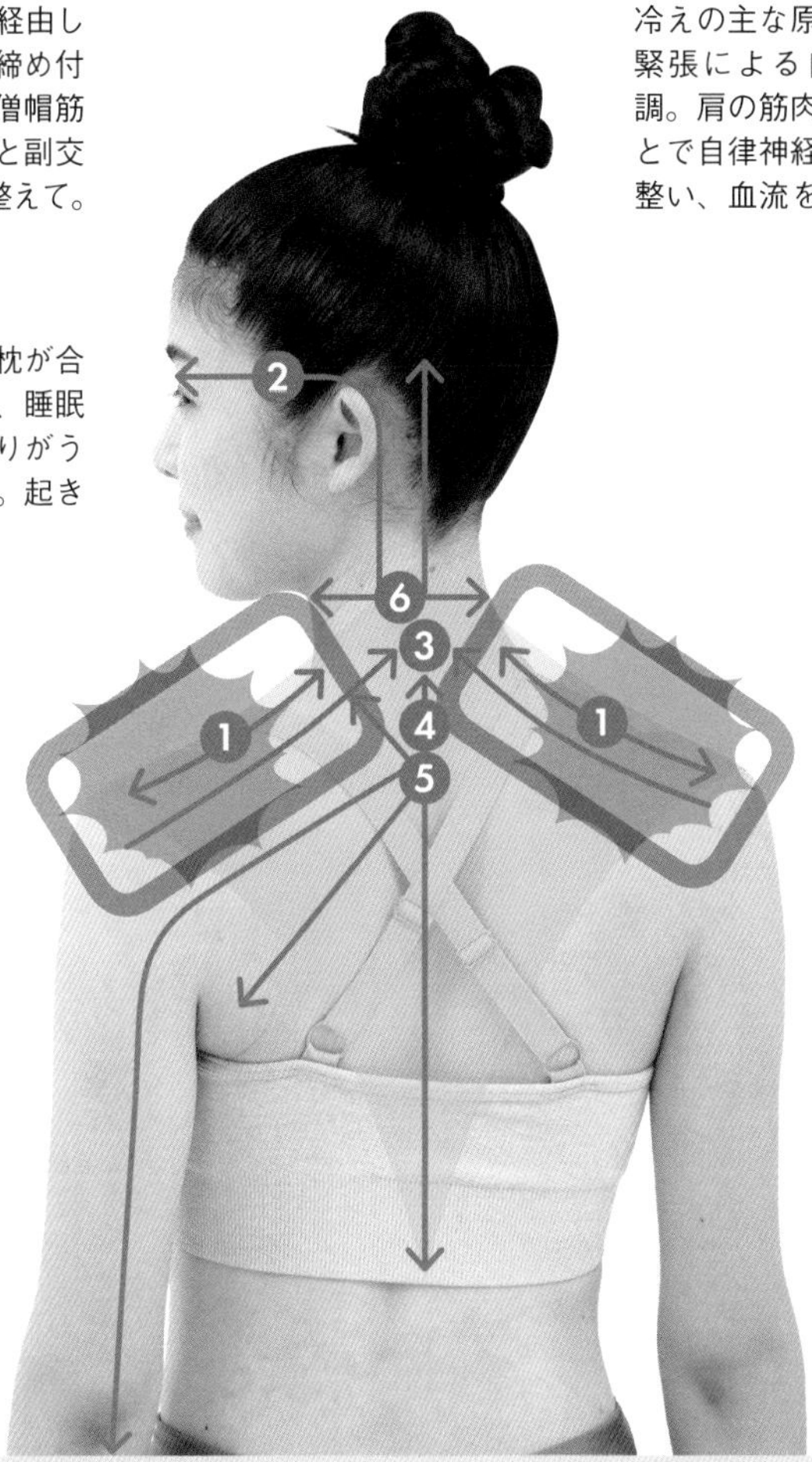

記号の意味　→ 痛みの経路　緊張エリア　リセットポイント　筋肉のエリア

リセット 5－2

肩

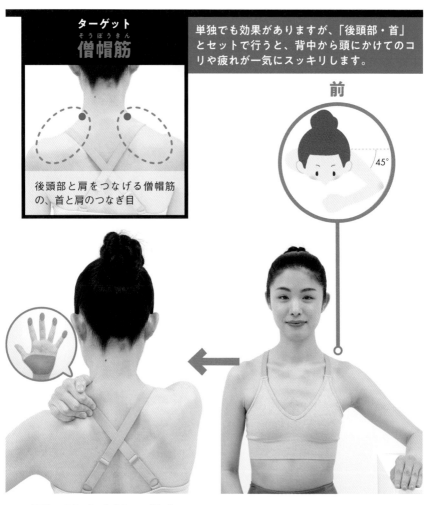

ターゲット

僧帽筋《そうぼうきん》

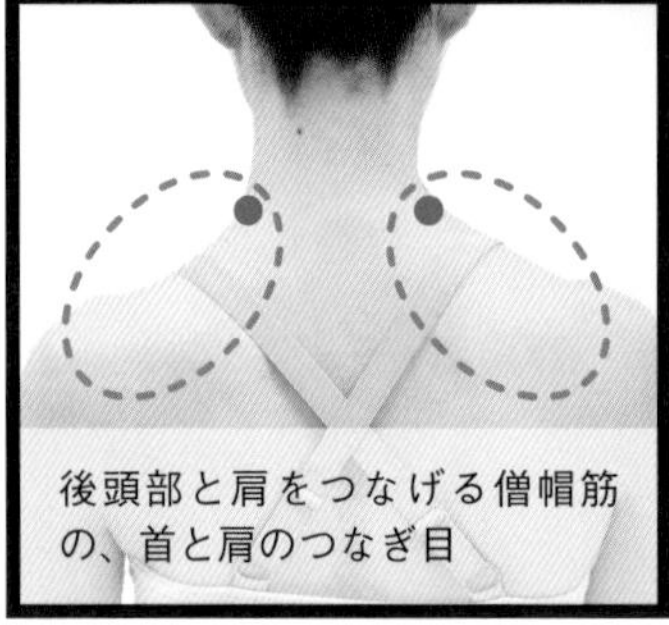

後頭部と肩をつなげる僧帽筋の、首と肩のつなぎ目

単独でも効果がありますが、「後頭部・首」とセットで行うと、背中から頭にかけてのコリや疲れが一気にスッキリします。

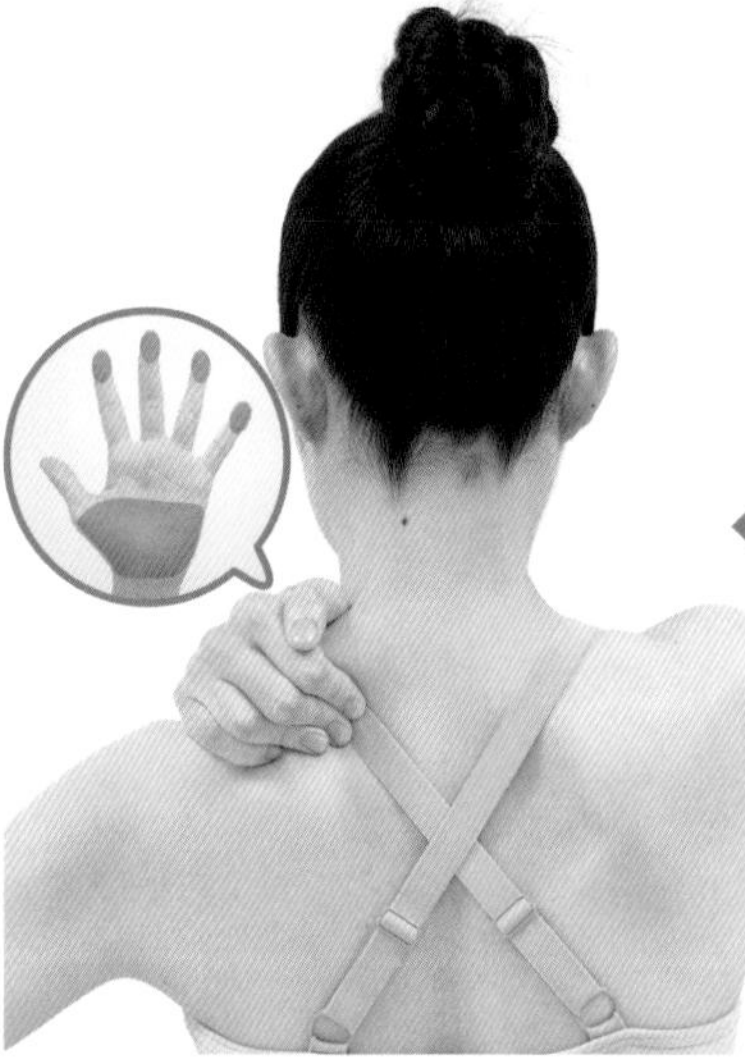

準備

左腕をテーブルに置く。左ひじの位置をななめ 45° 前に出す。

1 肩の筋肉を挟み持ち フワッと軽く持ち上げる

右手を左肩に回し、肩の筋肉を人差指から小指と手のひらの手根部（写真のピンクの部分）で挟み持つ。筋肉を浮かせるイメージで軽く持ち上げる。

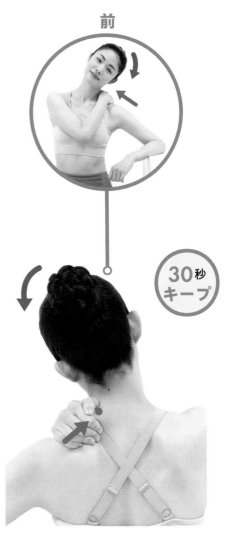

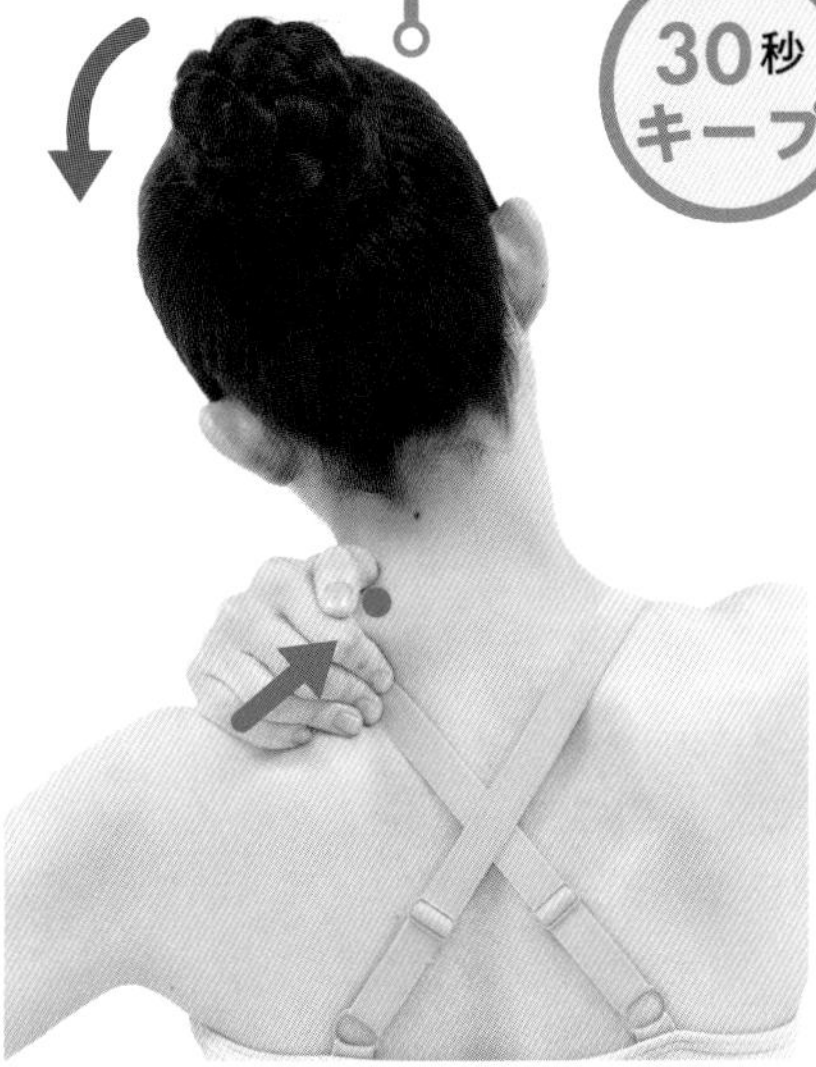

30秒キープ

2 持ち上げた筋肉を首に向かってスライド

首を左に傾ける。肩の力を抜き、持ち上げた筋肉を首の付け根に向かってスライドして寄せる。30秒キープ。

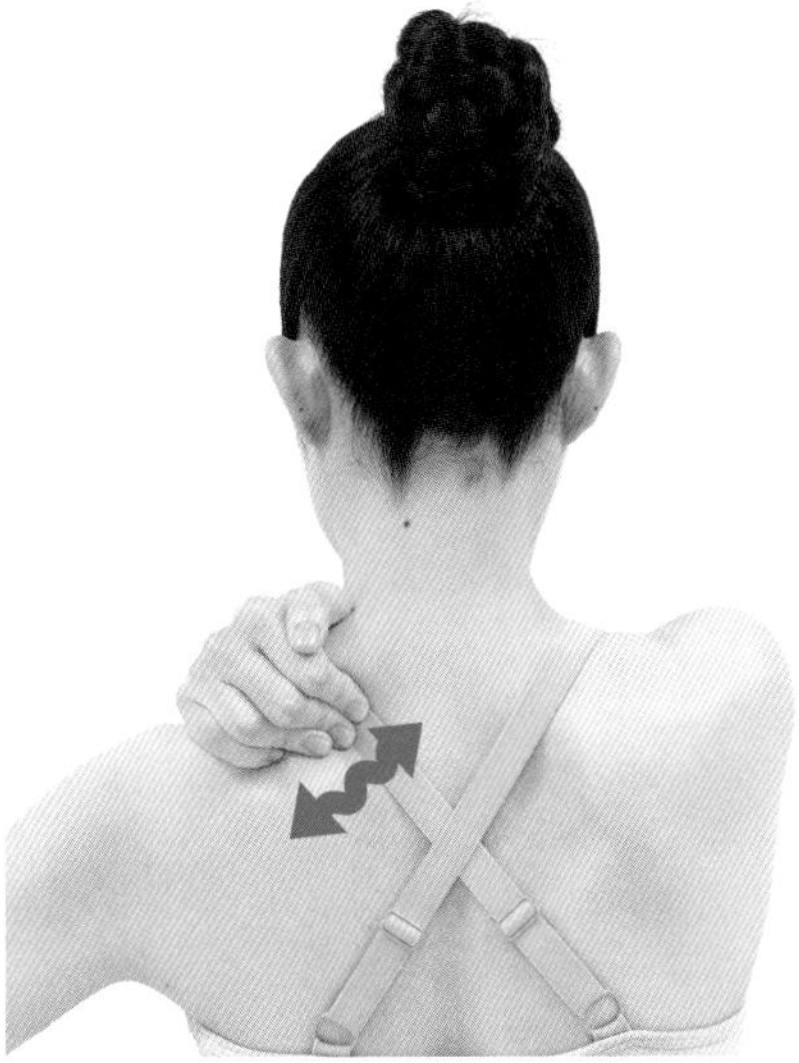

3 肩の皮ふを10往復左右に優しくゆらす

1～3を逆側も同様に行う。

リセット 5－3

腰

背中や腰の重だるさの原因筋
緊張をゆるめると腕の痛みもラクに

リセットする筋肉 **広背筋腰部《こうはいきんようぶ》**

広背筋はコルセットのように、胴体の背面から側面までを広く覆う筋肉。背中側はお尻から肩甲骨の下まで広がり、そこから脇の下をぐるりと覆って、腕の前側につながっています。

広背筋は腕の動きに影響される筋肉です。人は重い物を持ち上げる、掃除機を使う、文字を書く、パソコンやスマホを操作するなど、ほとんどの作業を体の前で行います。この間中、広背筋は重たい腕を支えながら姿勢を保つため、終始緊張している状態です。

当然、長時間同じ姿勢でいると、筋肉にかかる負担は大きくなり、繰り返すうちにどんどん固くなります。また、姿勢にも関わる筋肉のため、猫背や腰が丸くなった姿勢の人も固くなりやすいです。結果、背部や腰部全体の血流が悪くなり、痛みが出ます。

腰に疲れがたまり痛みを感じやすい人は、即リセット。ゆるめるのは腰ですが、広背筋は腕につながるため、四十肩・五十肩もラクになります。また、呼吸に関わる筋肉もゆるむので、呼吸が浅い人にもおすすめです。

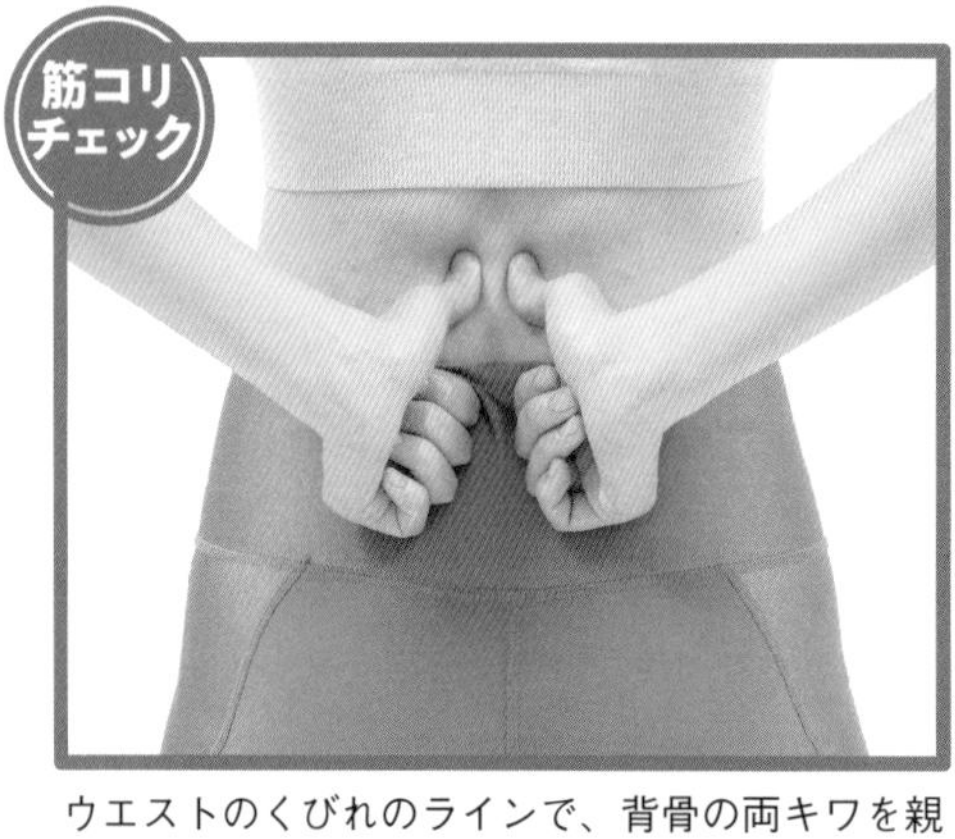

ウエストのくびれのラインで、背骨の両キワを親指の腹で背骨に向かって強く押し込み、上下にグリグリと刺激。痛みがあれば広背筋が緊張。

こんな痛み・不調に効く！

❶ 腰痛

前かがみの姿勢や腕の動作を支えることで、終始腰回りが緊張。血行不良を起こし、痛みが発生する。腰をゆるめて血行の促進を。

❸ 椎間板ヘルニア

背骨の周囲の筋肉が緊張し、血行不良を起こすと、椎間板に酸素や栄養分が十分に行き渡らず、軟骨が老化し症状が悪化。まずは筋肉をゆるめて、栄養分を届けたい。

❷ ぎっくり腰

強い筋肉の緊張によって一部の筋繊維が損傷し、炎症を起こす。筋肉をゆるめると動きがラクに。上体がひねられなくなるタイプのぎっくり腰に効果的。

❹ 四十肩・五十肩

広背筋が緊張すると、当然、付着する上腕も上がりにくくなる。さらに無理に腕を上げると筋肉を痛める原因に。固まる前に筋肉をリセットして予防を。

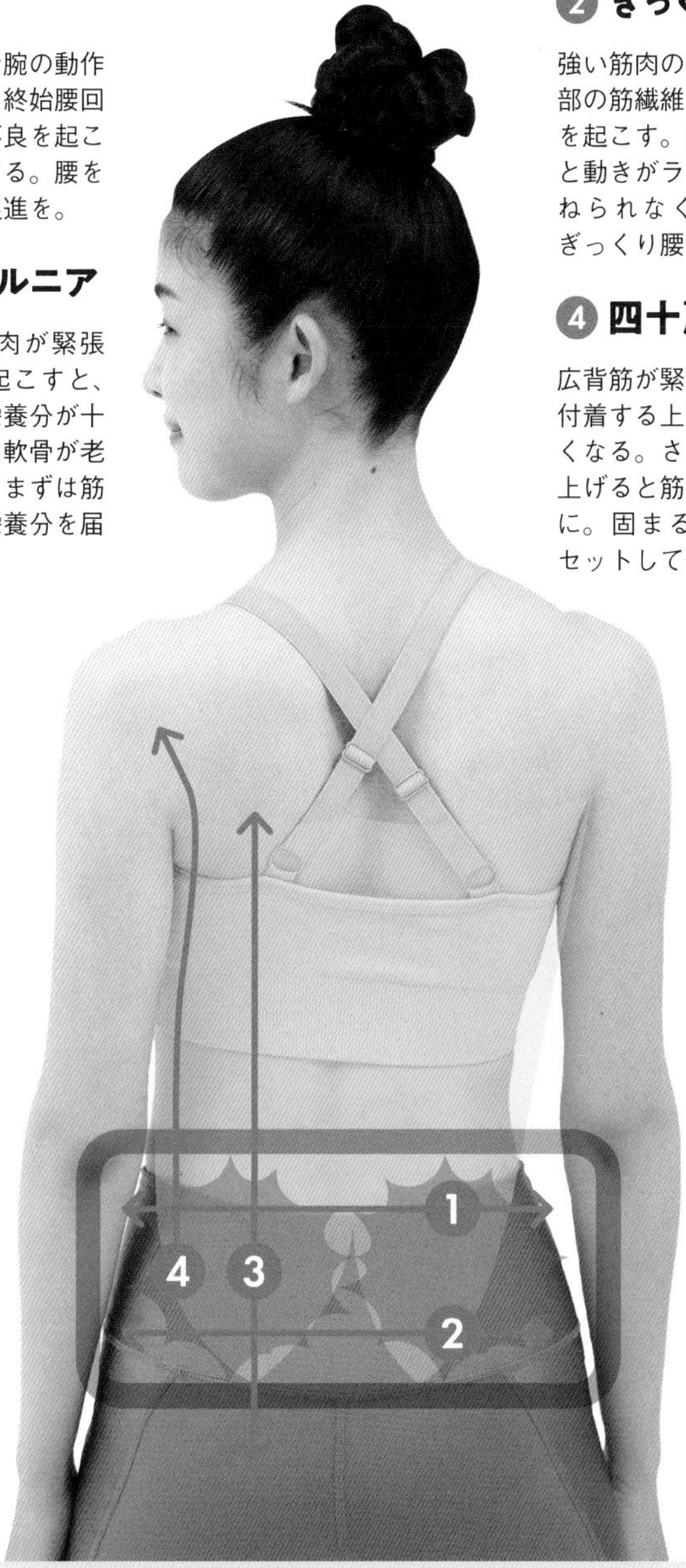

記号の意味　→ 痛みの経路　緊張エリア　リセットポイント　筋肉のエリア

リセット 5－3 腰

ターゲット

広《こう》背《はい》筋《きん》腰《よう》部《ぶ》

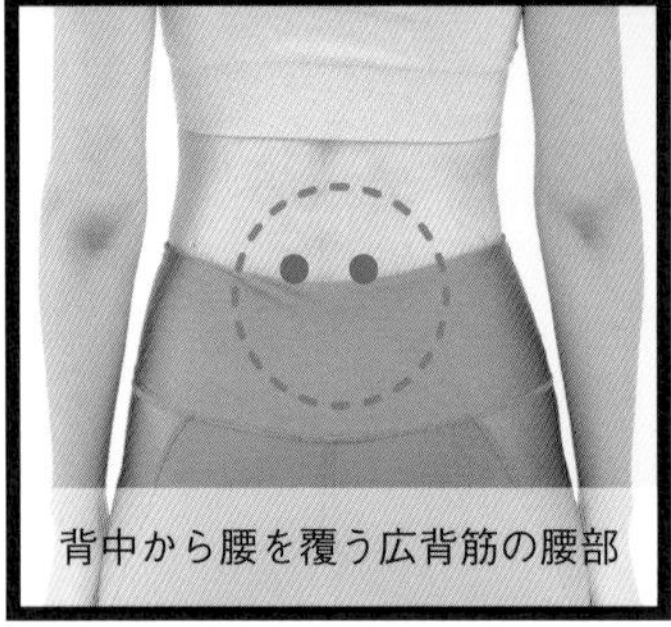

背中を支える大きな筋肉をゆるめて腰痛を改善。トイレに立つたびにリセットするクセをつけるとよいでしょう。

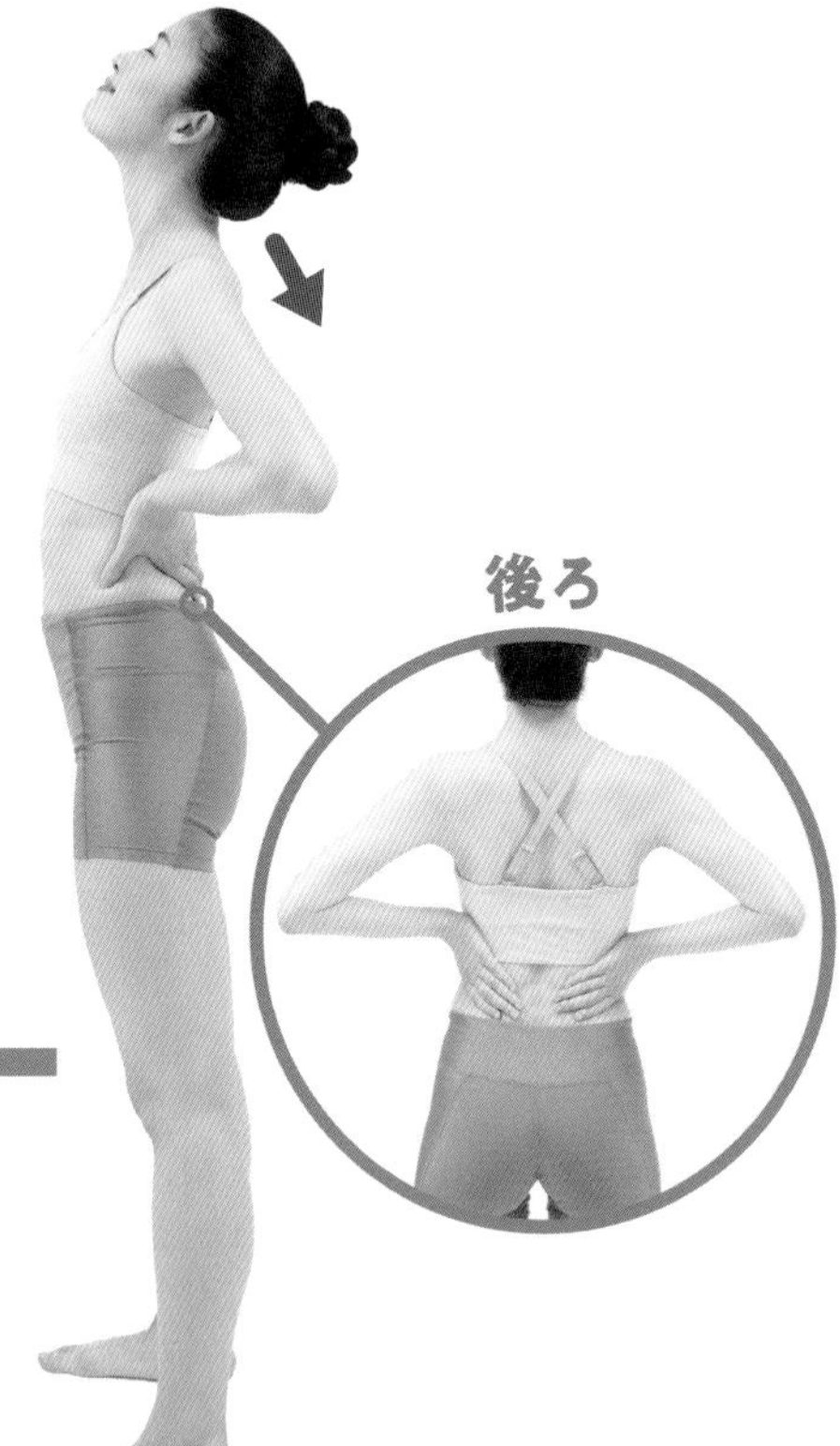

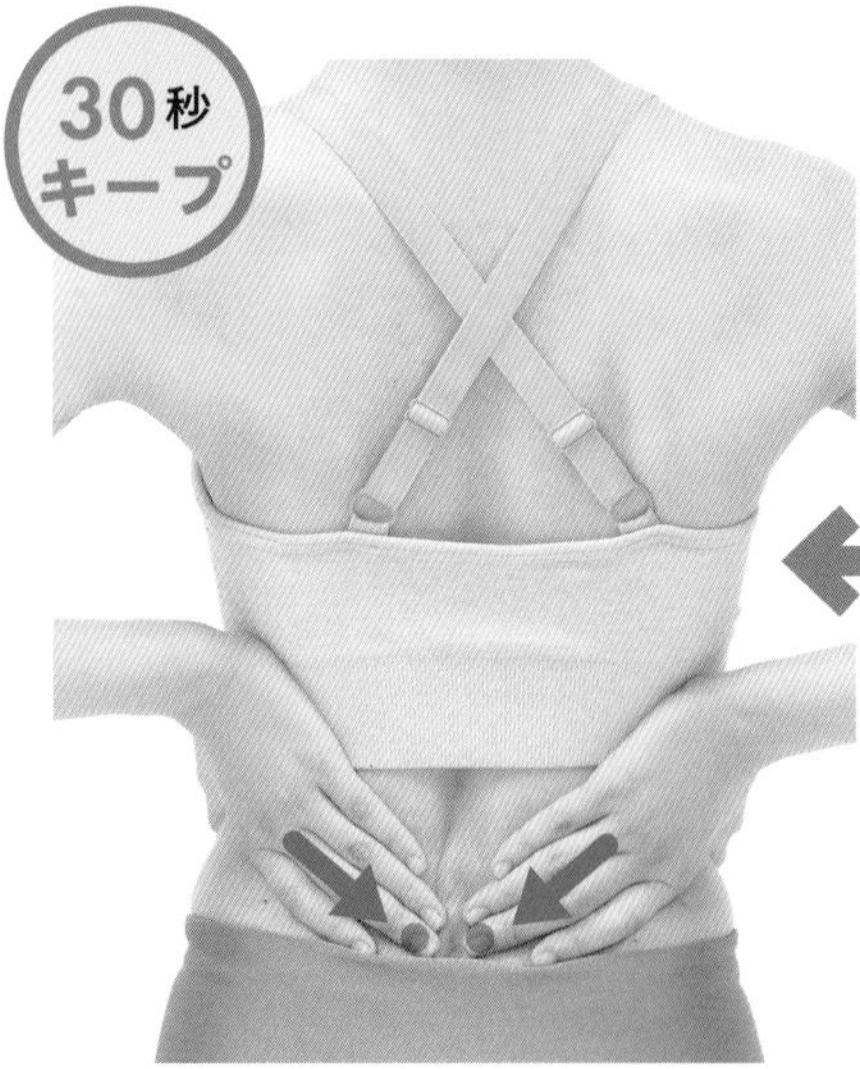

1 ウエストのくびれ部分を左右から挟み持つ

立った姿勢で両手をウエストのくびれの高さで腰にあてる。指先を下にして、親指はお腹側、人差指から小指は背中側で、左右から腰をそっと挟む。上体を少しそらす。

2 指で筋肉を押さえながら背骨に向かってスライド

両手の人差指から薬指の指先で筋肉を軽く押さえながら、ななめ内側下、背骨に向かってスライドして寄せる。30秒キープ。

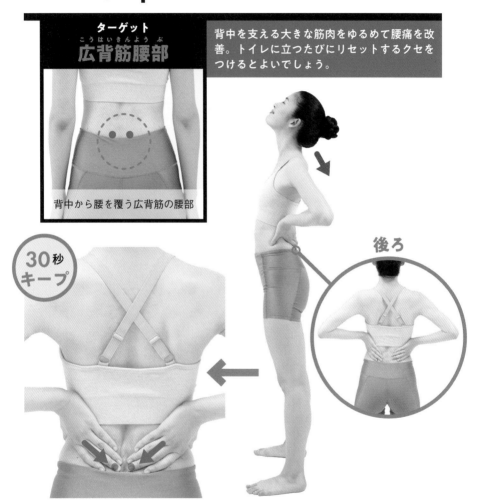

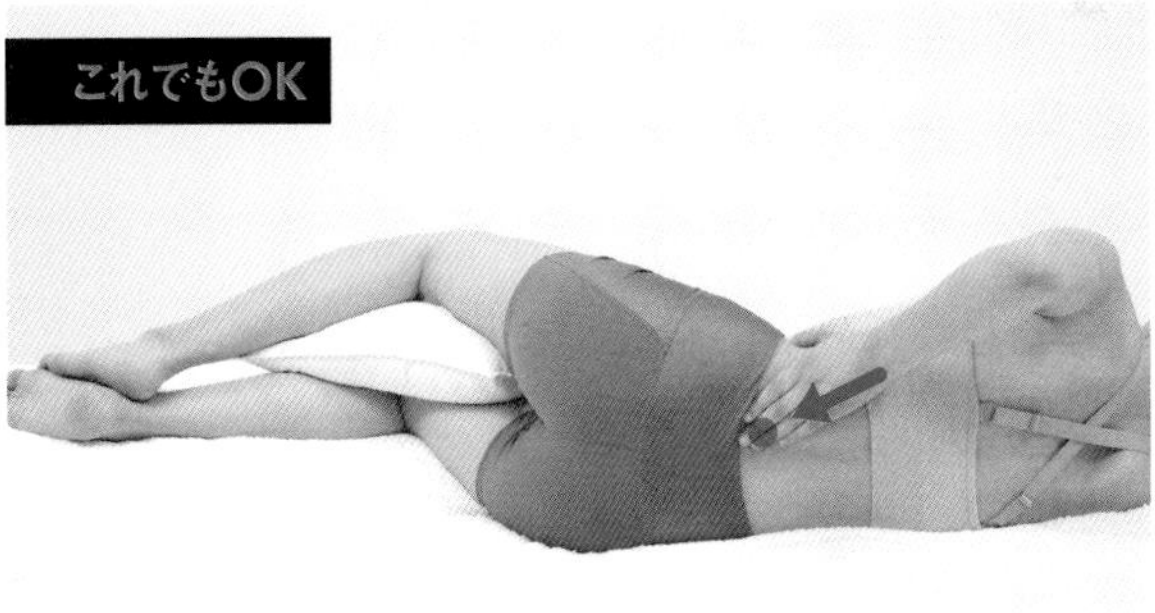

横になった姿勢で片方ずつスライド

横になり、一方の手のひらを腰にあてる。手のひらで背中の肉をななめ下に少しスライド。30 秒キープ後、ゆらす。逆側も同様に。

簡易版

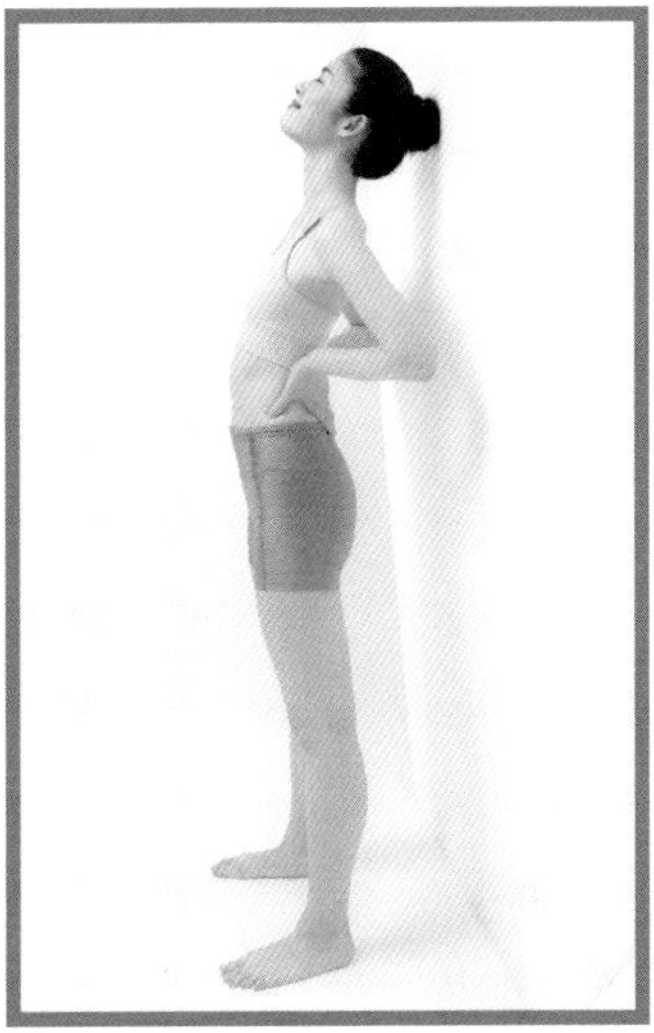

頭を壁につけて行う

壁の前に立ち、上体をそらせたら頭を壁につけて同様に行う。体を壁で支えることで、より腰部の筋肉がゆるみやすい。

※上半身をそらすと強い痛みが出る人は行わないこと。

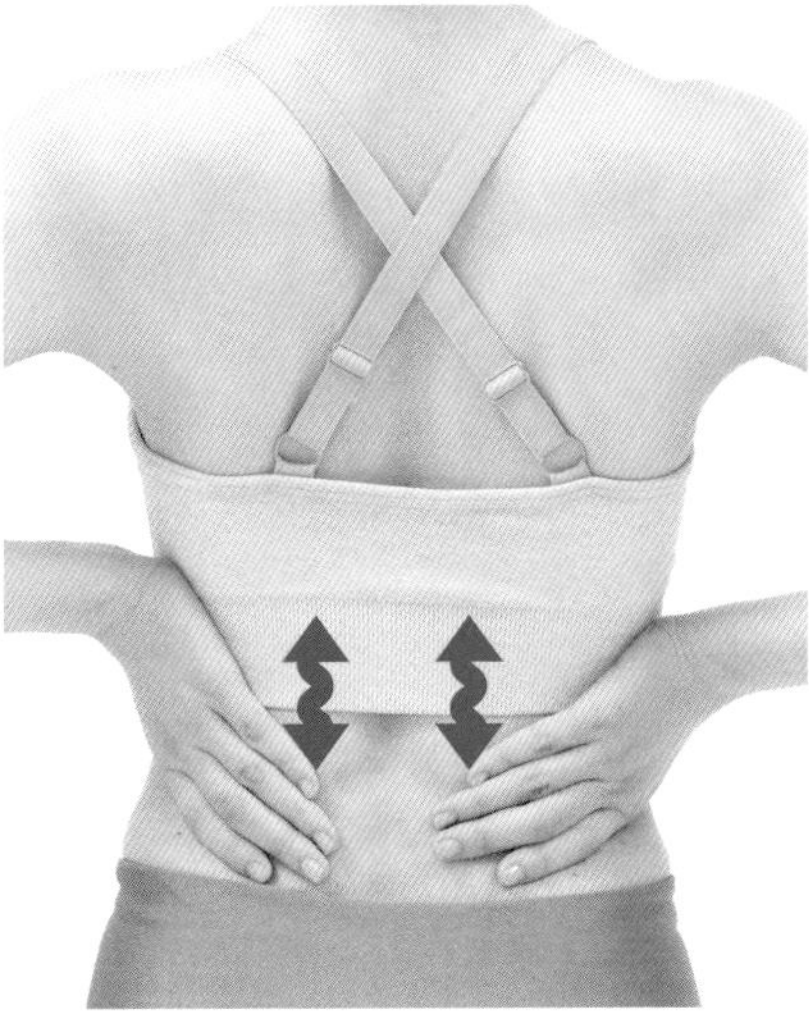

3 腰を指の腹で10往復上下に優しくゆらす

リセット 5－4

ふくらはぎ

下半身の血行を助ける筋肉をケア 脚の疲れやむくみがスッキリ

リセットする筋肉 **腓腹筋《ひふくきん》・ヒラメ筋**

ふくらはぎを形成する腓腹筋・ヒラメ筋は、二足歩行時に働く大事な筋肉。歩行時は両脚で、走ったり階段を上り下りしたりする際は一方の脚で、体重を支える役割を担います。

筋肉のサイズは小さいわりに、背負う役目は重労働。そのため、疲れやすく固くなりやすい傾向があります。特に、前かがみの姿勢になったり、加齢により腰が曲がったりすると、体はバランスをとろうとしてひざが曲がり、ふくらはぎの筋肉が余計に突っ張ります。姿勢が悪いと、若い人でもすぐに脚が疲れる理由の一つです。

また、加齢や運動不足で筋力が弱くなると、血液を運ぶ「ポンプ作用」が低下。すると、老廃物が滞留し、筋肉がカチコチになるだけでなく、冷えやむくみの原因になります。

ふくらはぎをゆるめれば、筋肉が柔軟性を取り戻し、ポンプ作用が復活。疲れやむくみが軽くなります。長時間の座り仕事や立ち仕事の合間にも、ぜひ30秒、リセットを。重だるさがとれて、ラクになりますよ。

筋コリチェック

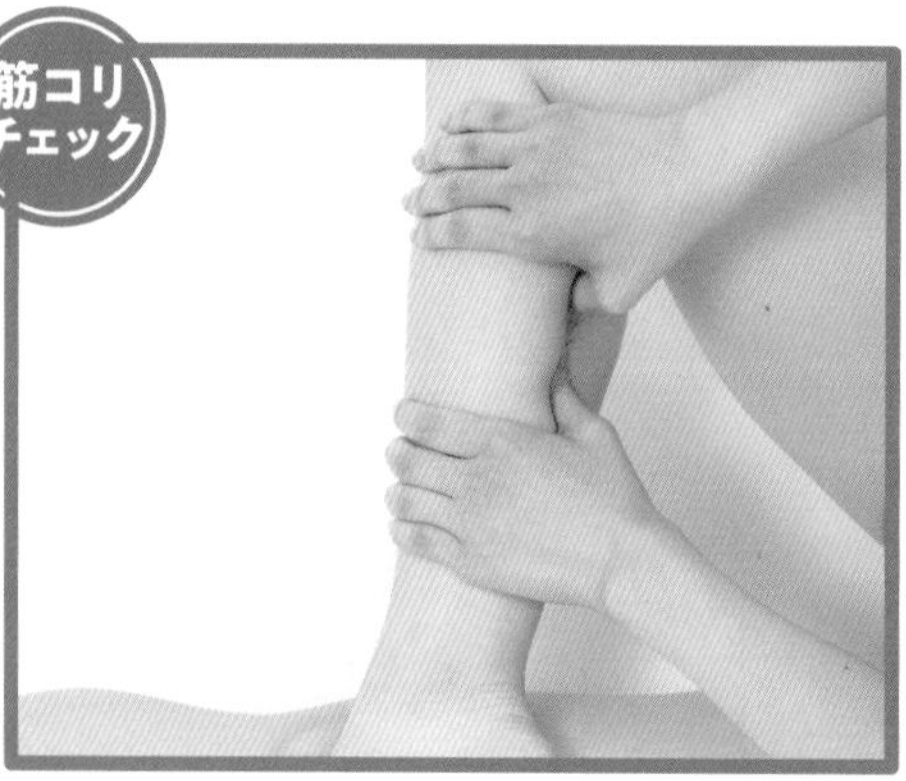

ふくらはぎのいちばん盛り上がった部分の中心を、両手の親指で強くギューッと押し込む。痛みがあれば腓腹筋・ヒラメ筋が緊張。

こんな痛み・不調に効く！

❶ むくみ

むくみはふくらはぎの筋力低下や重力の影響で下肢にたまった老廃物が原因。リセットすると滞留した老廃物が流れてスッキリ。

❷ 脚の疲れ

「疲れ」という症状は血行不良の現れで、筋肉細胞の栄養が不足している証。筋肉をゆるめて血液の流れを促したい。

❸ ひざの痛み

腓腹筋とヒラメ筋はひざ裏の骨に付着するため、筋肉が緊張するとひざに痛みが発生。筋肉と骨の付着部をゆるめると痛みが解消する。

❹ こむら返り

筋肉が疲れると血行不良を起こし、筋肉細胞に栄養が足りなくなった結果、けいれんが起きる。リセットで血流を促してケアを。

❺ 肉離れ（回復期）

筋繊維損傷からの回復には栄養が不可欠。リセットで血液のめぐりを促し患部に栄養を届けます。アキレス腱断裂の回復期にも◎。

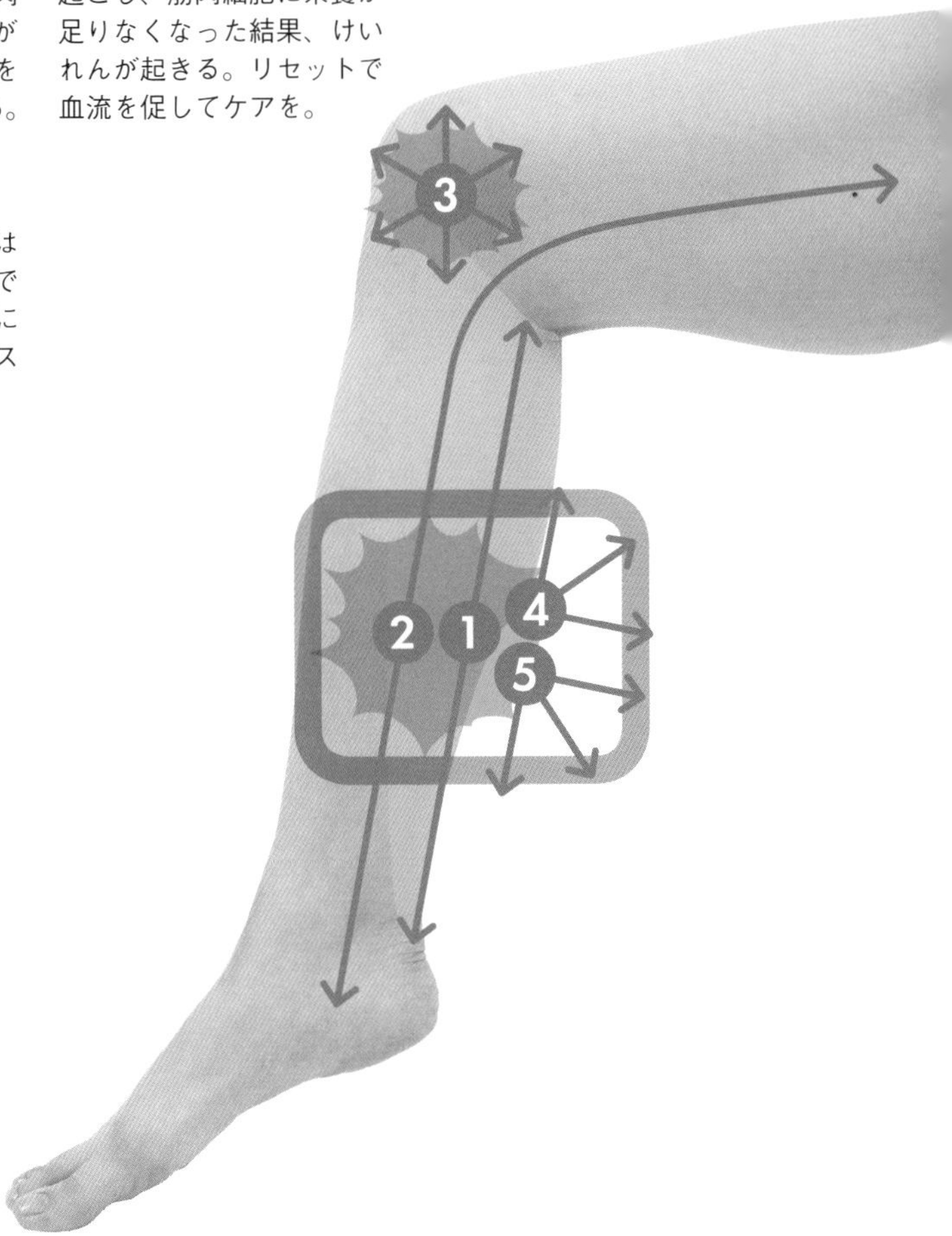

記号の意味　→ 痛みの経路　緊張エリア　リセットポイント　筋肉のエリア

リセット 5－4

ふくらはぎ

ターゲット

腓《ひ》腹《ふく》筋《きん》・ヒラメ筋

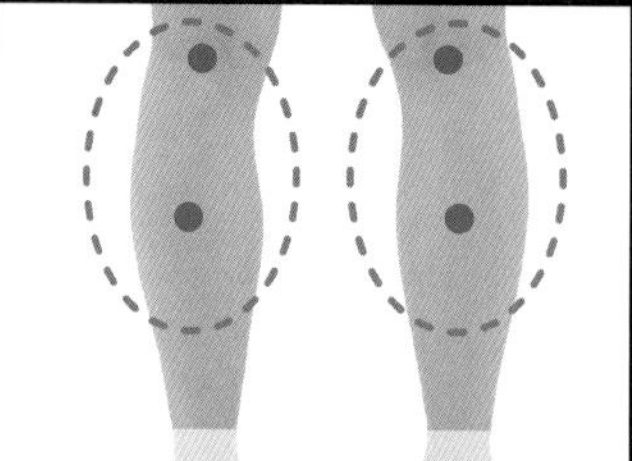

ふくらはぎを覆う腓腹筋、ヒラメ筋（下腿部）

“第二の心臓”といわれる、ふくらはぎ。カチコチ筋肉をゆるめれば、下半身の血行が促されて全身が活性化。元気になります。

準備

壁の前に座り、上体は壁に寄りかかる。左脚は前に伸ばし、右脚はひざを曲げて、足首を左太ももに乗せる。

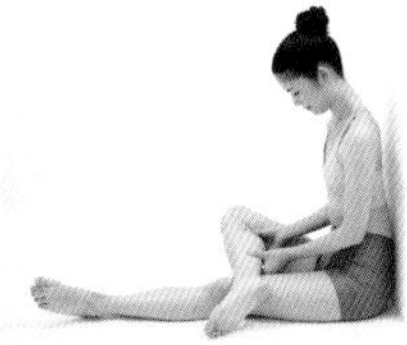

30秒キープ

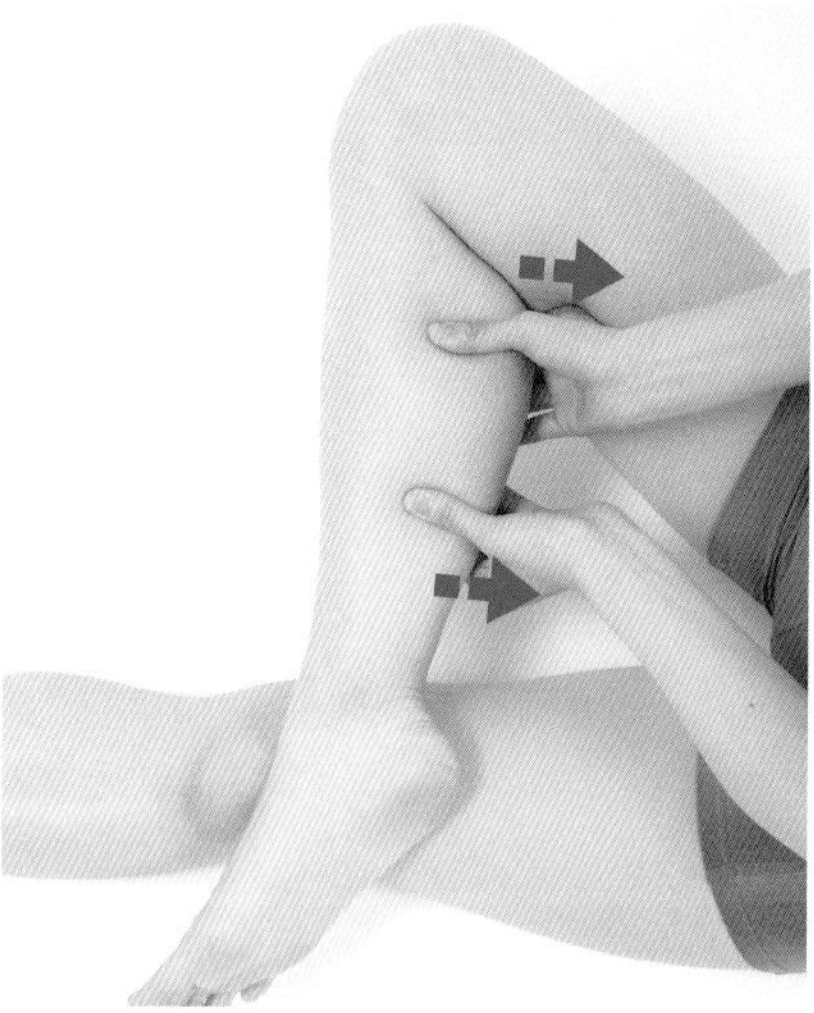

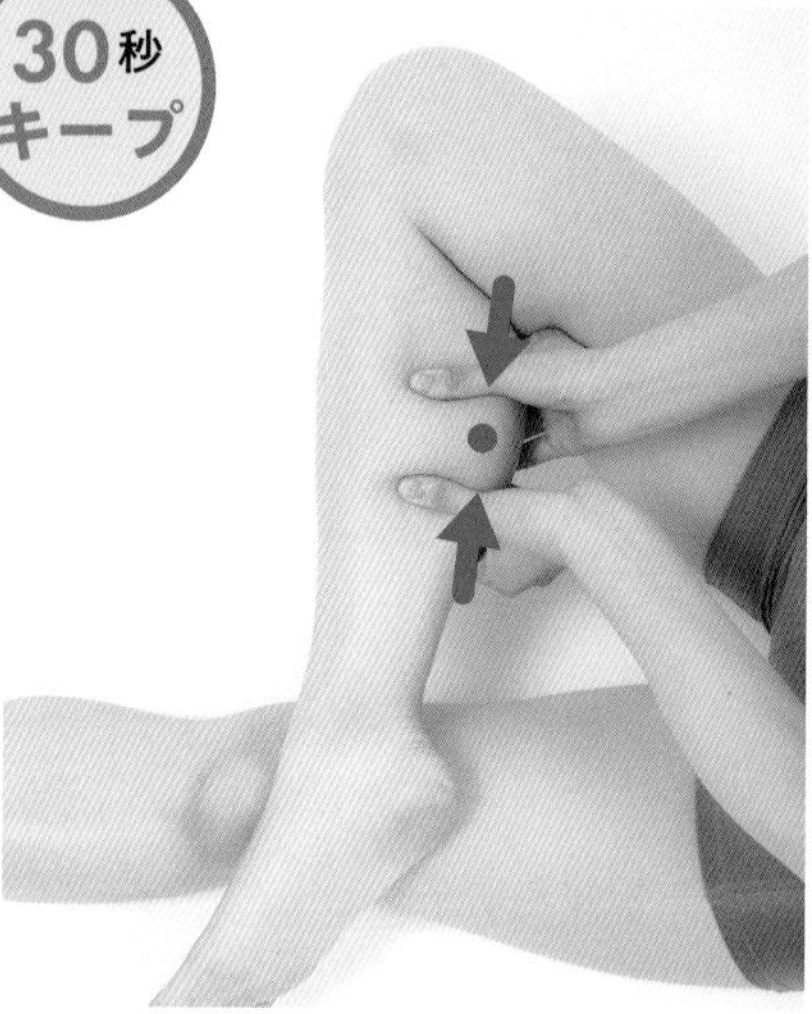

1 ふくらはぎの筋肉を両手で挟み持つ

ふくらはぎの盛り上がった部分の両端あたりを、両手で上下からそっと挟み持つ。筋肉を骨から引きはがす（浮かせる）イメージで、軽く手前に引く。

2 ふくらはぎの真ん中に筋肉を寄せる

ふくらはぎの真ん中に向けて、両手をスライドさせて、筋肉を寄せる。30秒キープ。

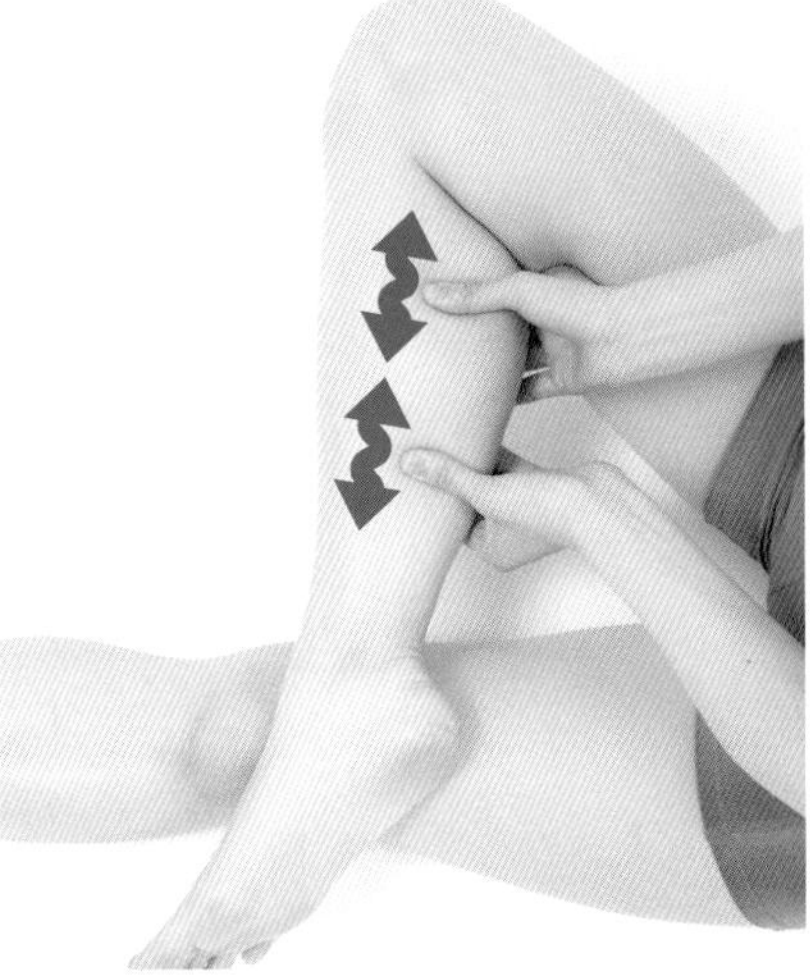

3 両手を左右に10往復優しくゆらす

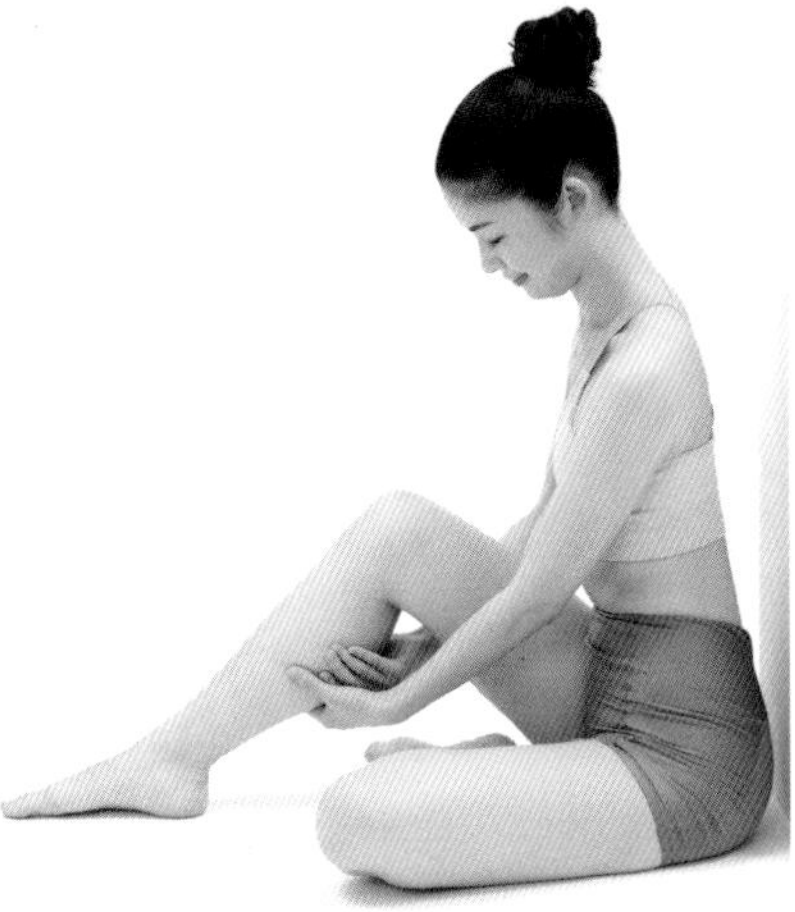

4 続けて右脚のひざを立てる

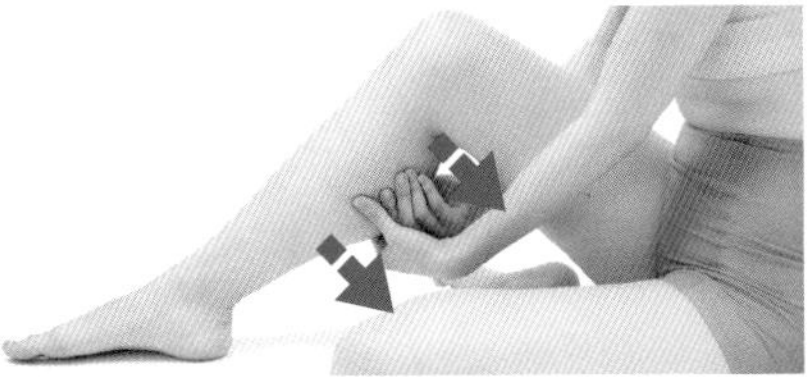

5 両手でひざ裏の下を左右から挟み持つ

両手でふくらはぎのひざ裏から約10cm下あたりの筋肉を左右からそっと挟む。筋肉を骨から引きはがす（浮かせる）イメージで手前に軽く引く。

30秒キープ

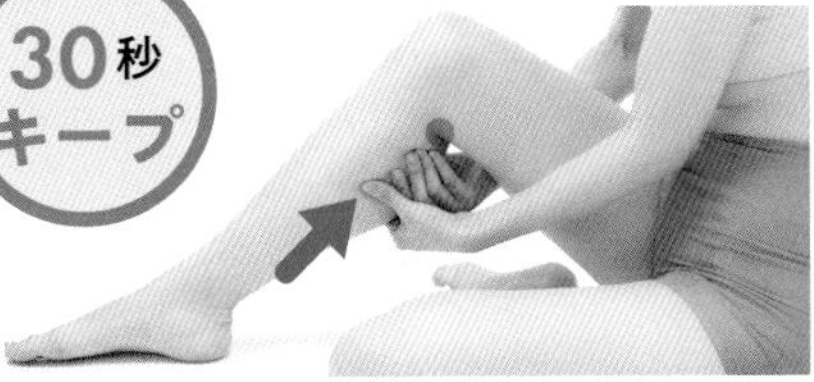

6 両手をひざ裏に向かってスライド

両手をひざ裏に向けてスライドさせて、筋肉を寄せる。30秒キープ。

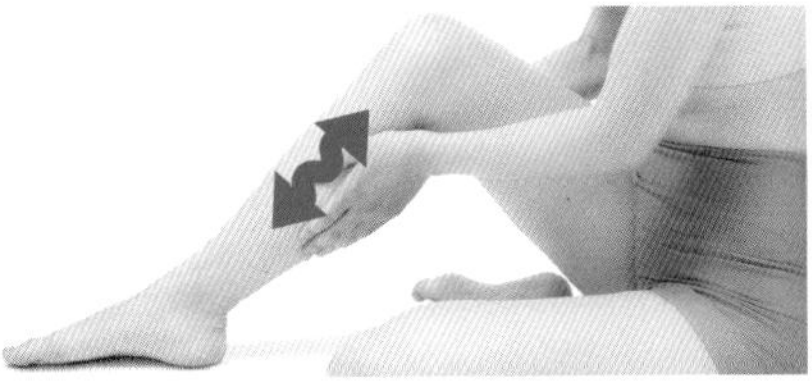

7 ふくらはぎを10往復上下に優しくゆらす

両手のひらをふくらはぎの左右にそえて、上下に小さく10往復ゆらす。1～7まで逆側も同様に行う。

リセット 5-5

足裏

二足歩行を支える縁の下の力持ち
筋肉リセットで柔軟性をキープ

リセットする筋肉 **指の屈筋群《くっきんぐん》、足底筋膜《そくていきんまく》**

足の指を曲げる動きをする足裏の屈筋群と足のアーチをつくる足底筋膜。ふだんは意識しませんが、実は毎日、ものすごく使っている部分です。

二足歩行でも倒れないよう、繊細にバランスをとっているのが足の指。長年、靴の中にギュッと押し込められると、次第に筋肉が固くなり、動かなくなります。指が動かない足は竹馬と同じような状態。バランスがとりにくく、転倒しやすいうえ、痛みも出ます。

ちなみに足裏の血管を傷めるので、強烈な痛みを伴う足つぼマッサージはおすすめできません。内出血や痛みで歩けなくなる恐れがあります。

足指や足裏のコリは全身の疲労につながるので、十分にいたわってあげましょう。

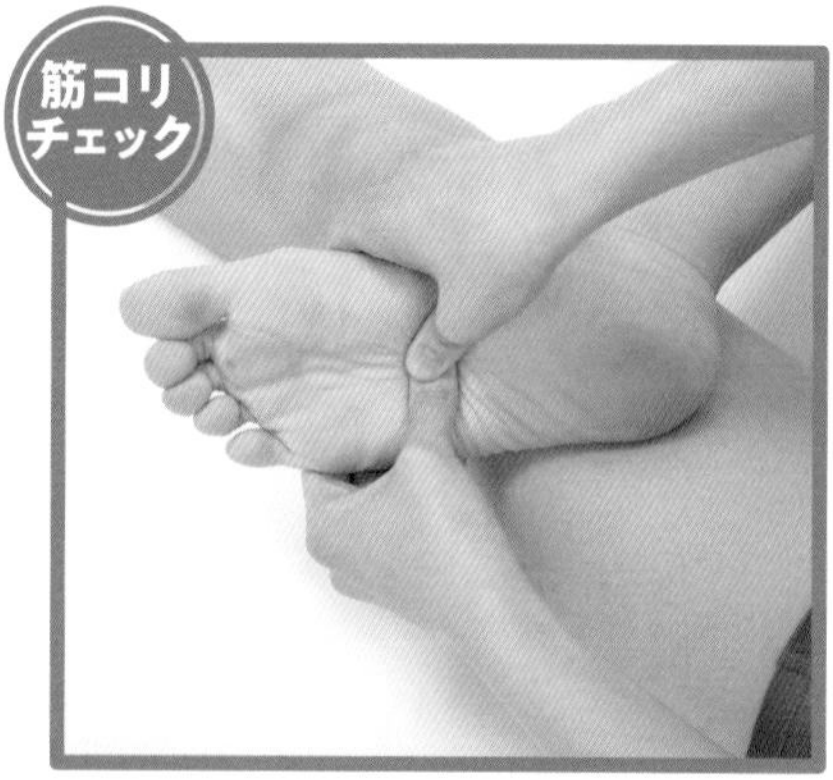

足裏の真ん中、ふくらみの下の“押すとややくぼむところ”を親指を重ねて強く押し込む。痛みがあれば指の屈筋群が緊張。

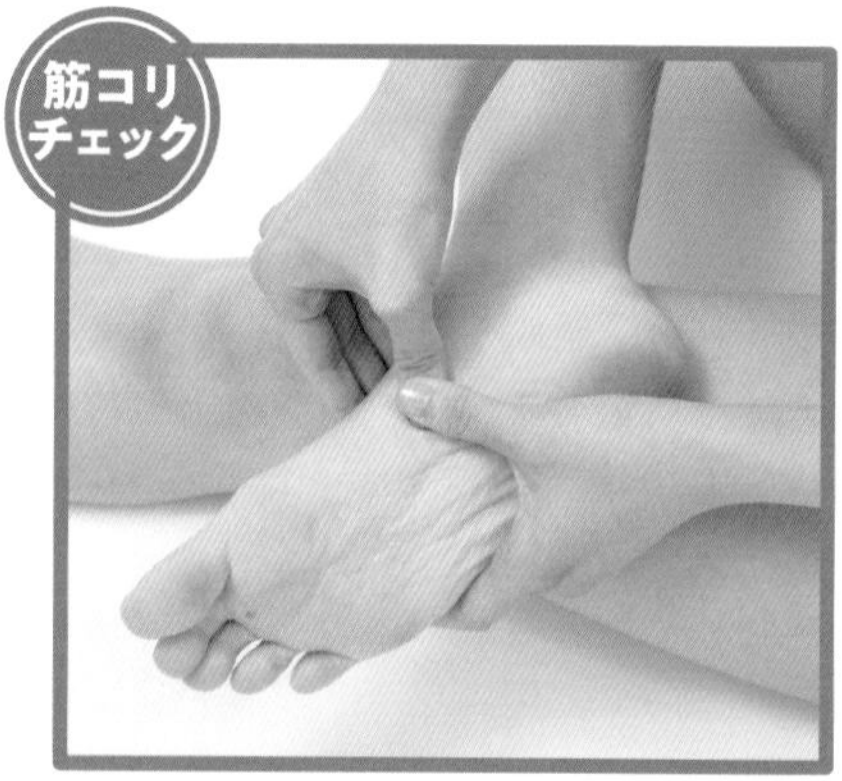

内くるぶし斜め下にボコッと飛び出ている骨の下のきわを、親指を重ねて強く押し込む。痛みがあれば足底筋膜が緊張。

こんな痛み・不調に効く！

❶ 足底筋膜炎

マラソンなど長距離を走ると、足底部の使い過ぎにより筋肉が疲労し炎症を起こす。ほぐすことで疲労をやわらげ、痛みを軽減。

❷ 偏平足

加齢や運動不足による筋力の低下や体重増加によって土踏まずのアーチが崩れる。伸びて固くなった足裏の筋肉はリセットを。血流をよくし、筋肉の弾力を戻せばアーチは復活する。

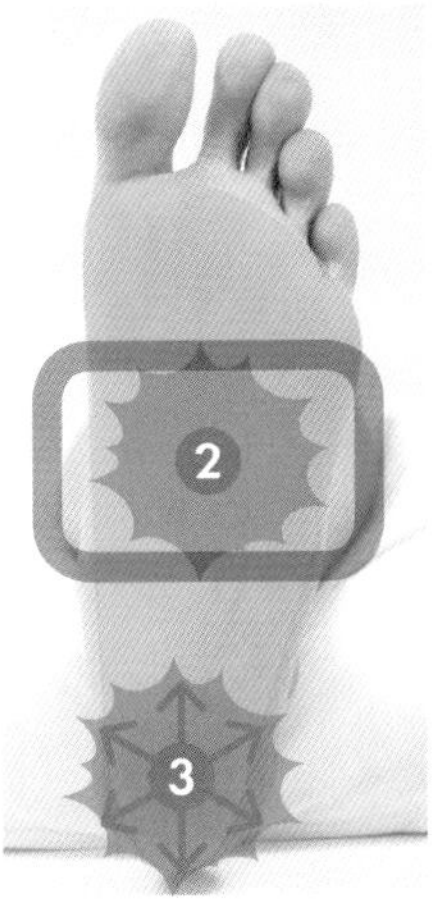

❸ かかとの痛み

指の屈筋群や足底筋膜はかかとに付着。加齢や疲労、指を使わないなどで筋肉が固くなると痛みが発生するので筋肉をほぐしたい。

❹ ひざの痛み

ひざ裏が痛いときは足裏をほぐす。歩きすぎ、走りすぎで足裏が疲労し筋肉が固くなると、ひざ裏に痛みが飛び火する。

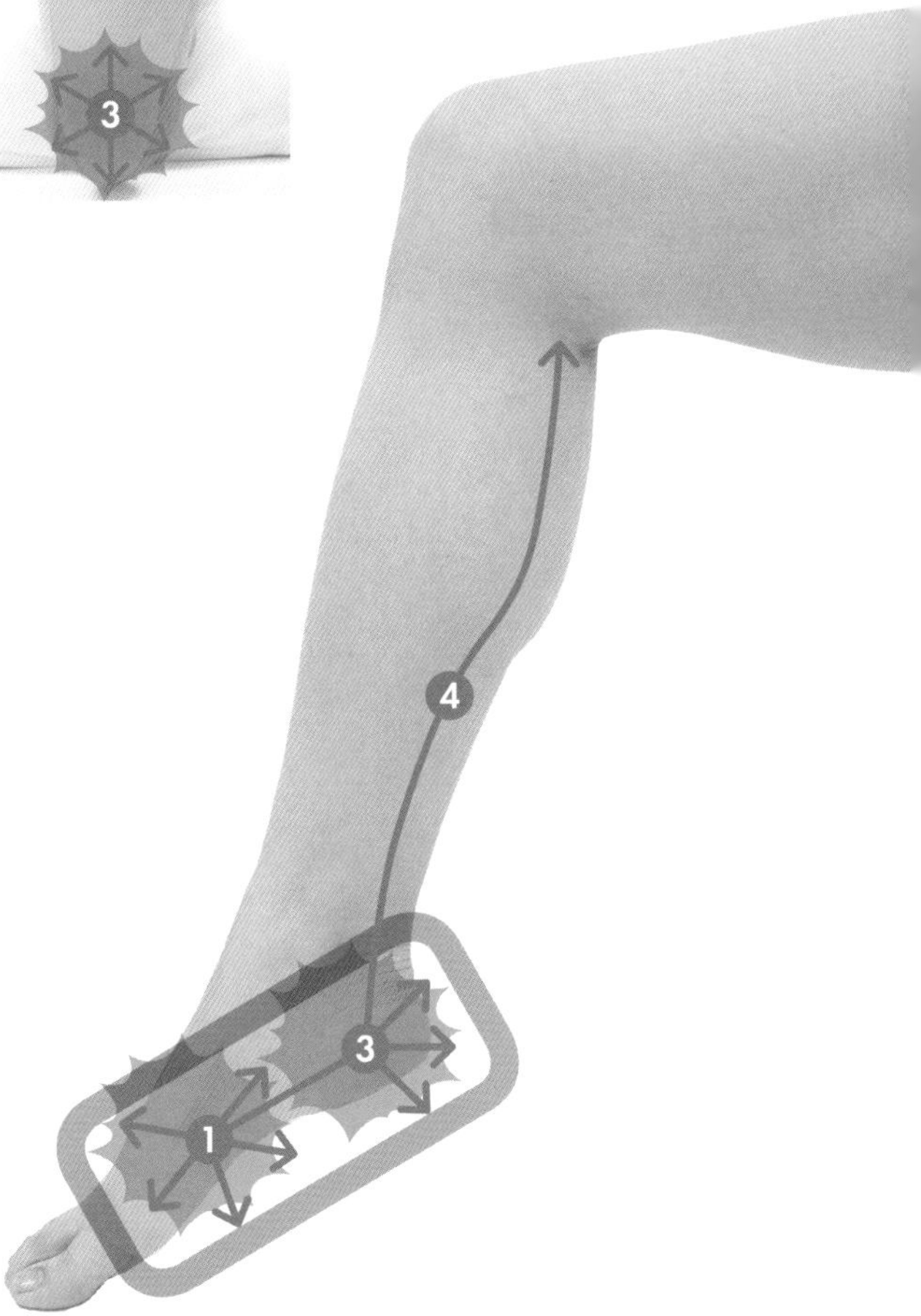

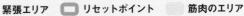

記号の意味 → 痛みの経路　緊張エリア　リセットポイント　筋肉のエリア

リセット
5－5 足裏

ターゲット

指の屈筋群《くっきんぐん》、足底筋膜《そくていきんまく》

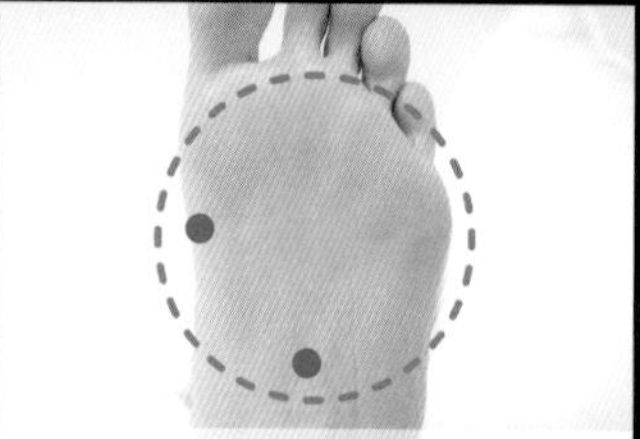

足裏を覆う足底筋膜と足指の屈筋群

毎日、疲労がたまる足裏は、湯船につかって温めながらケア行うとより効果的です。イターい足裏マッサージとはおさらば！

準備

壁の前に座り、上体は壁に寄りかかる。左脚は前に伸ばし、右脚はひざを曲げて、足を左太ももに乗せる。

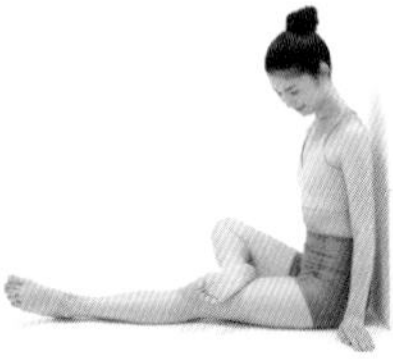

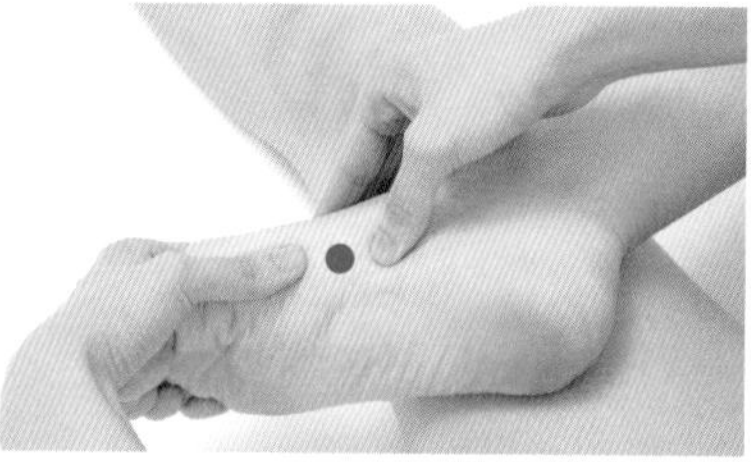

1 痛いポイントの左右に両手の親指の腹を置く

左手は足指を軽く握る。筋コリチェックで痛みを感じたポイントから左右各2cm離れた位置にそれぞれ親指を置く。

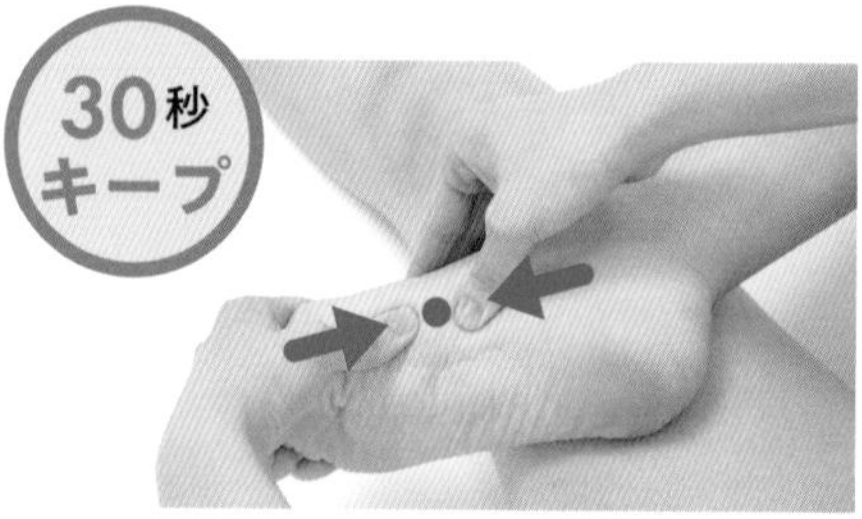

2 足の側面の筋肉を中央に向かってスライド

足の側面の筋肉を、左右の親指の腹でそっとすくい上げるようにしながら、中央にスライドして寄せる。30秒キープ。

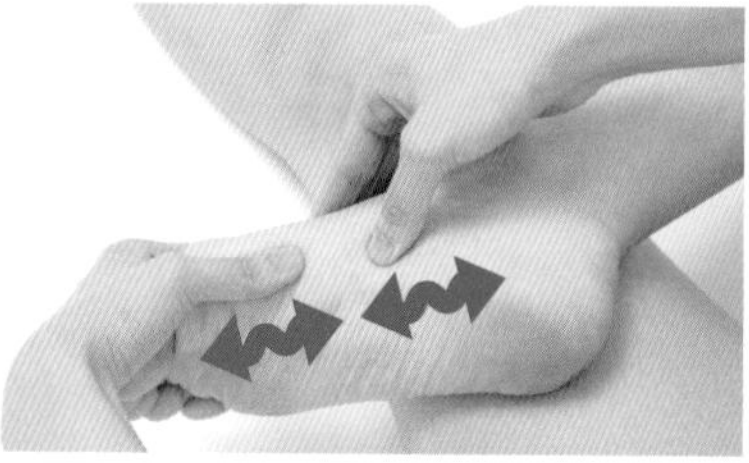

3 両親指の腹で左右に10往復ゆらす

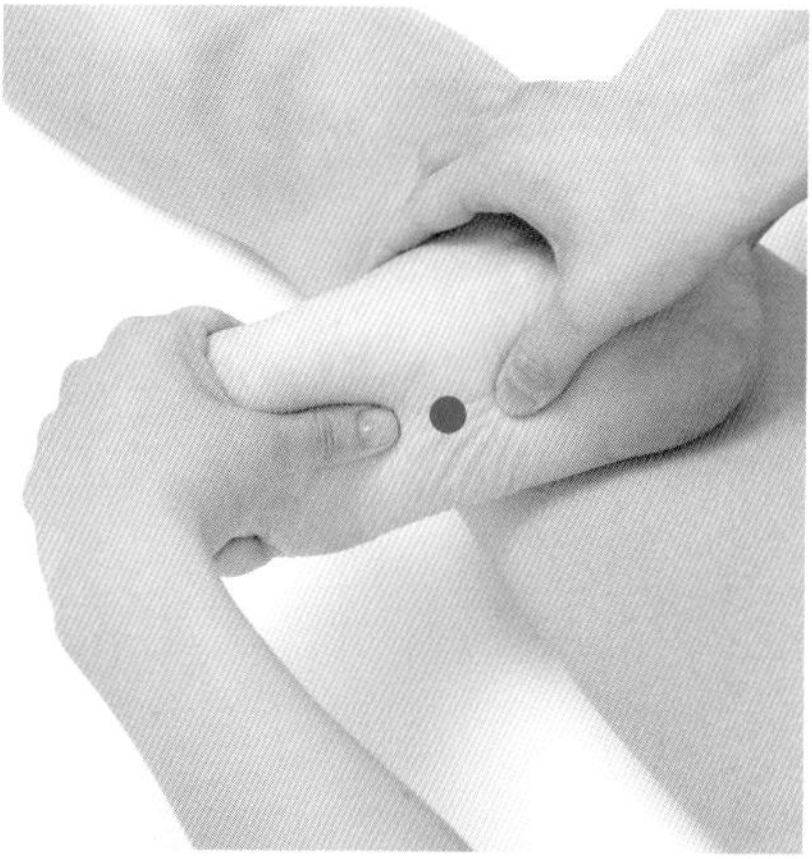

4 足の裏側に両手の親指の腹を置く

続いて、足裏も筋コリチェックで痛みを感じたポイントから、左右各2cm離れた位置にそれぞれ親指を置く。

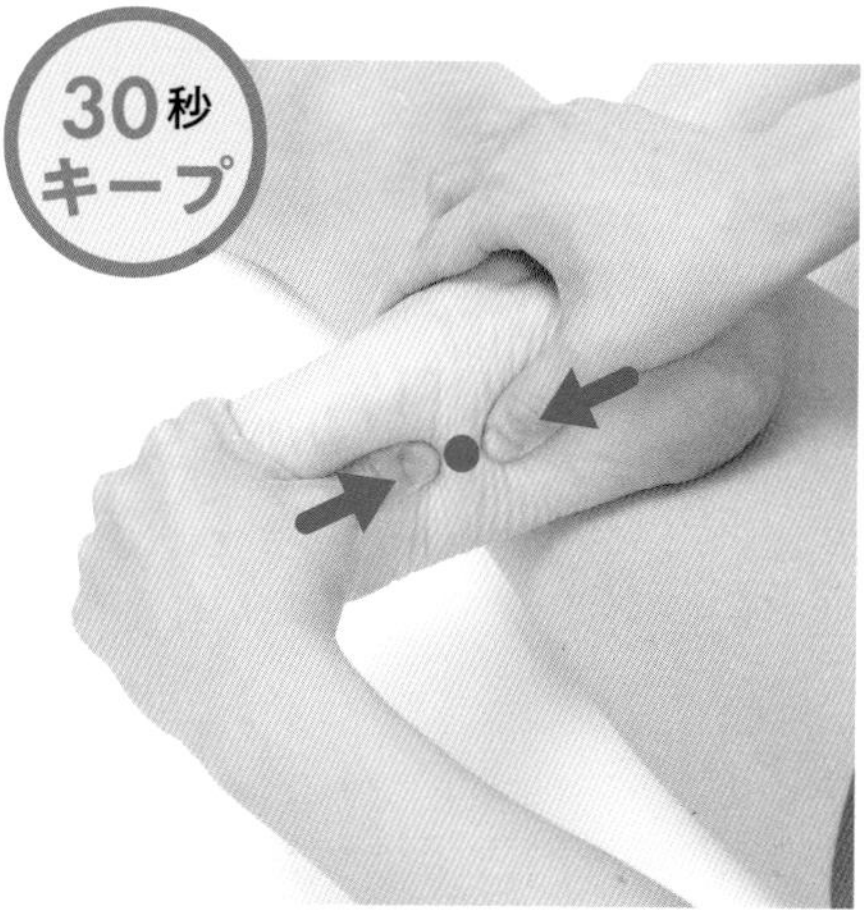

5 足の裏側の筋肉を中央に向かってスライド

足裏の筋肉を左右の親指で軽く押さえ、指の腹でそっとスライドし、寄せて30秒キープ。

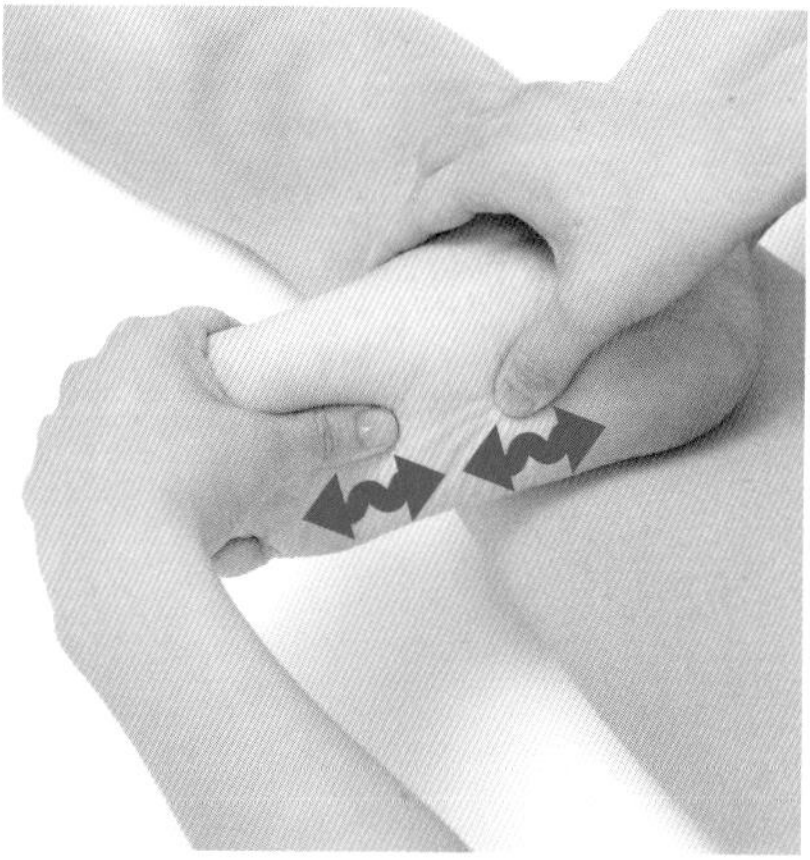

6 両親指の腹で前後に10往復ゆらす

親指の腹で指先とかかとに向かって、10往復ゆらす。1〜6まで逆側も同様に行う。

\ 2人で行うとも一っとゆるむ! /

ペアで行うリセット5

「後頭部・首」から「足裏」まで、この章で紹介した基本のリセット５をペアで行うやり方を紹介します。家族やパートナーなど、気心知れた方の手の温かさを感じることで、より心身のリラックス状態が深まり、筋肉がゆるみやすくなります。

30秒キープ

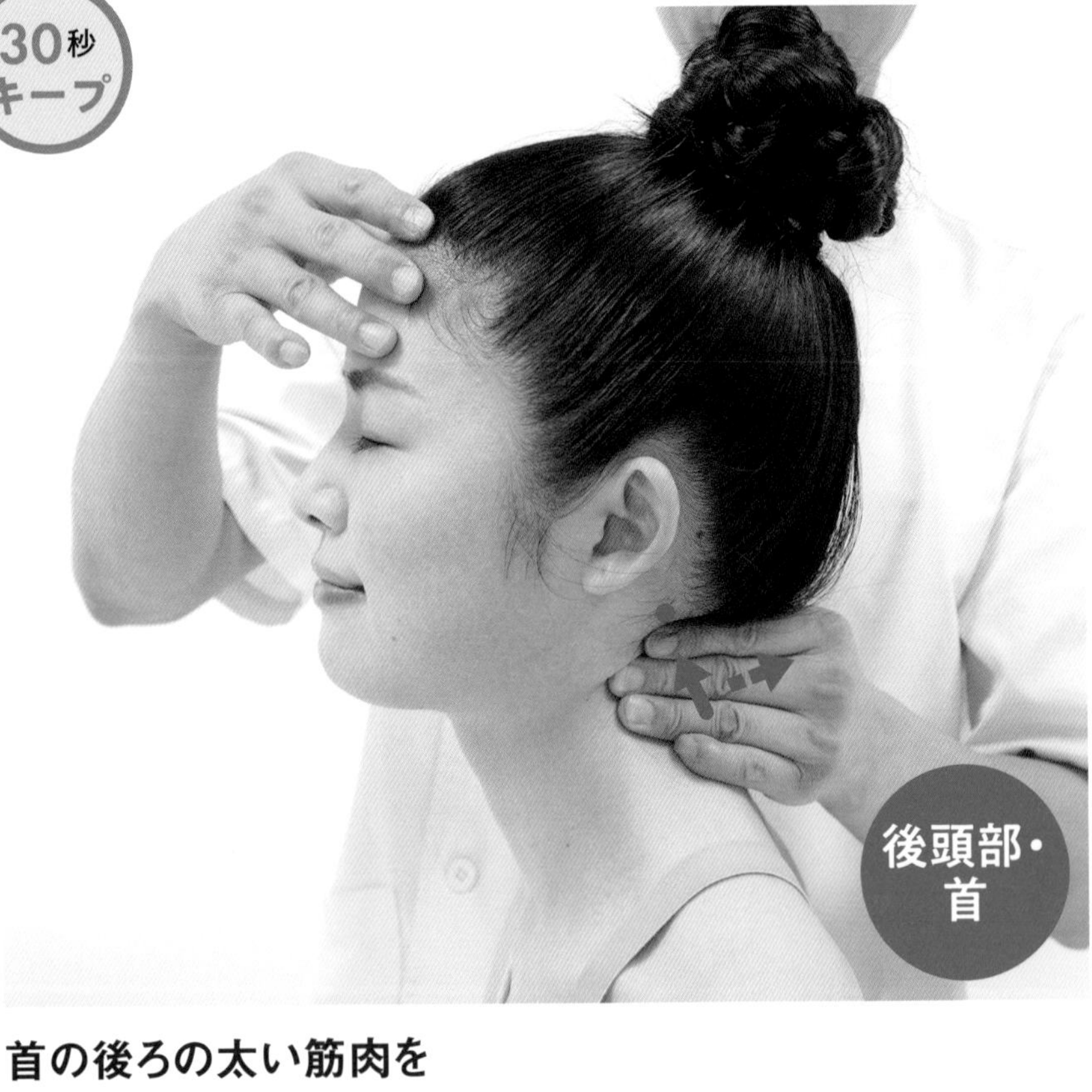

首の後ろの太い筋肉を頭に向かってスライド

イスに座った相手のおでこに右手を添える。頭を少し後ろにそらし（15°程度）、左手で首後ろ真ん中の、縦に走る大きな筋肉を左右からそっと挟む。筋肉を骨から引きはがす（浮かせる）イメージで軽く後ろに引きながら持ち上げて、頭に向かってスライド。30秒キープ後、そのまま優しく上下にゆらす。

30秒キープ

肩

首の付け根の左右の筋肉を中央に向かって寄せる

うつぶせになった相手の首の付け根の左右を、両手で筋肉を骨から引きはがす（浮かせる）イメージでそっと挟み持ち、軽く持ち上げる。つかんだ筋肉を首の中心に向かってスライドし、30秒キープ。その後両手のひらで優しくゆらす。

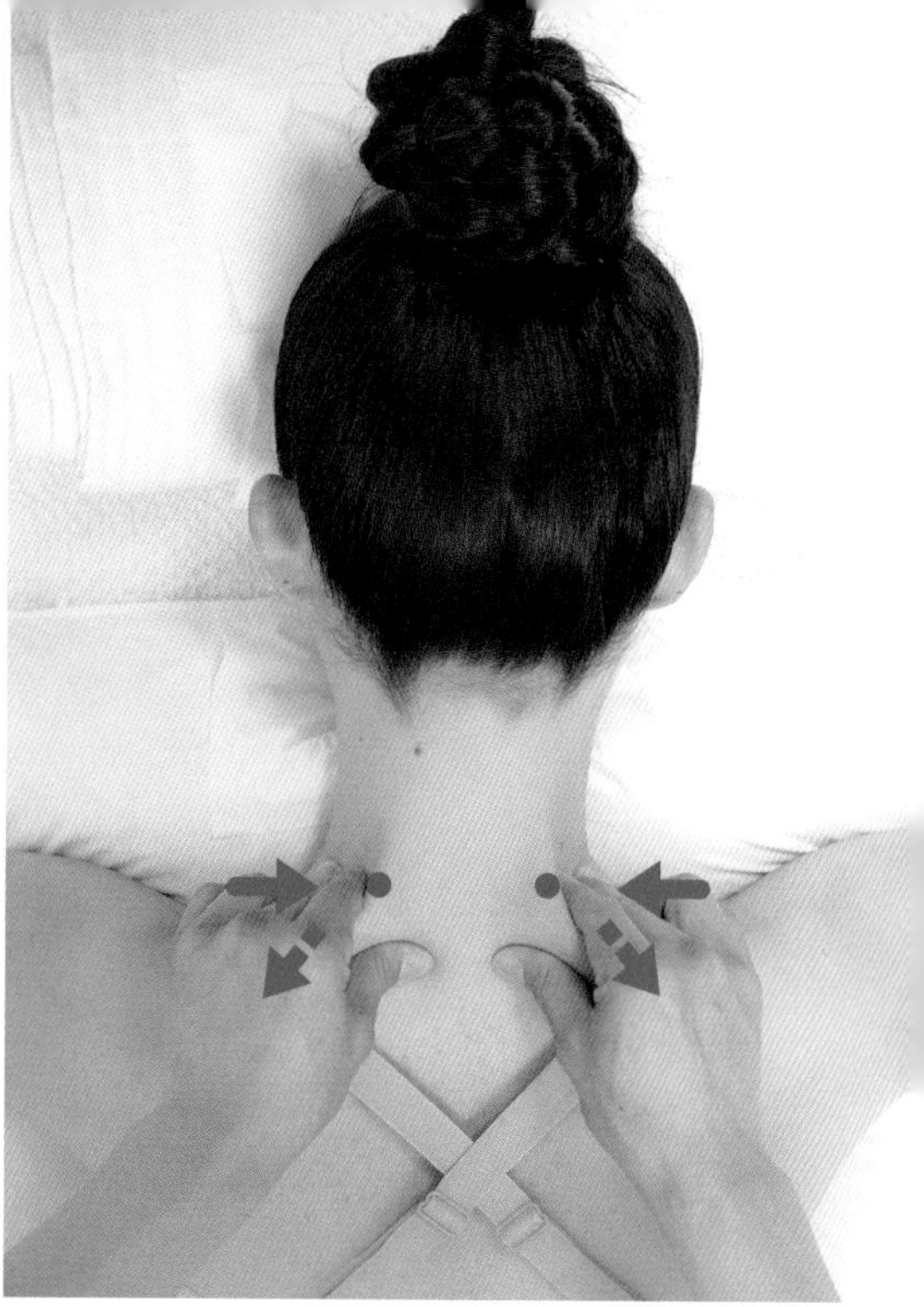

腰

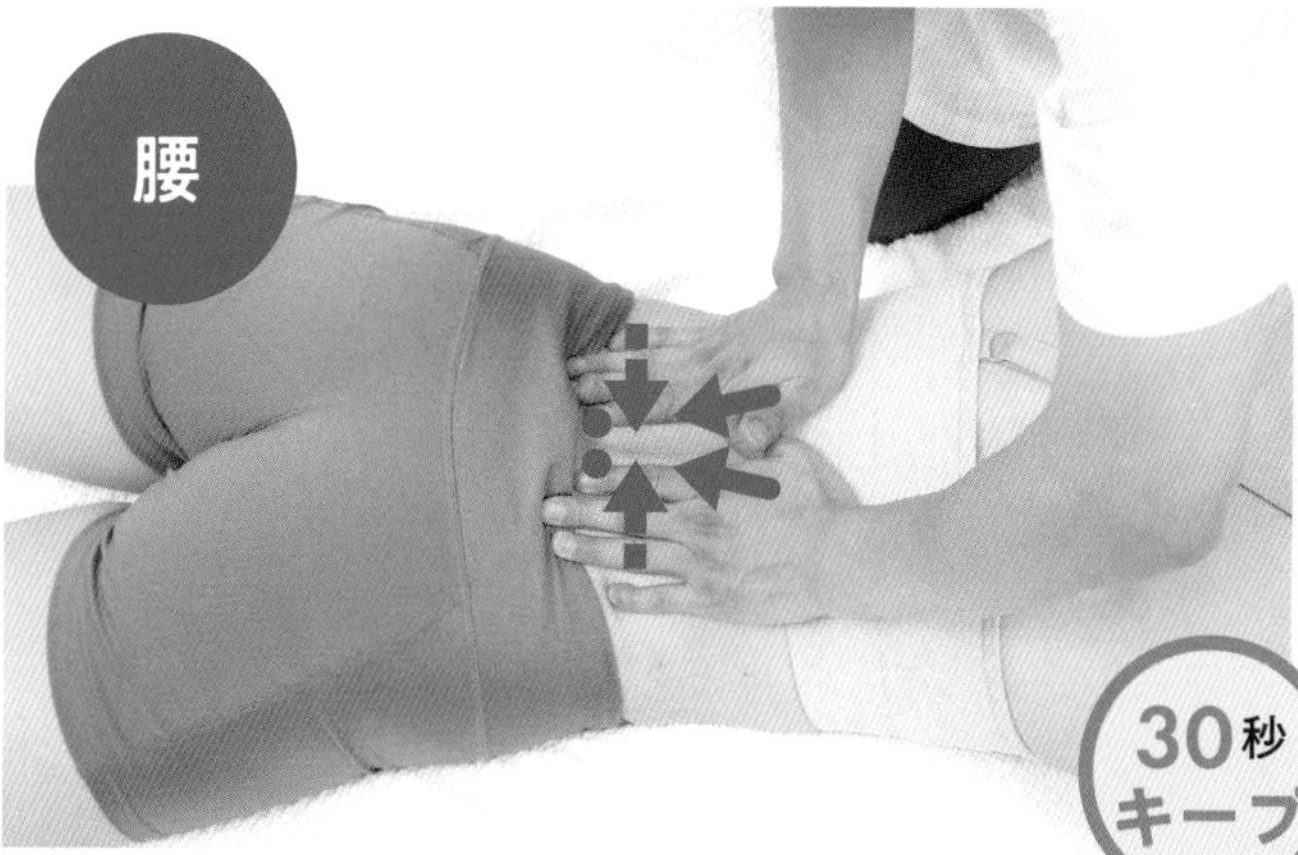

30秒キープ

腰の筋肉を手のひらでななめ下にスライド

うつぶせになった相手の腰の背骨の左右に両手のひらをあてる。両手のひらをやや中央に寄せながら、筋肉をそっと挟んで少し浮かせ、ななめ下に向かって筋肉をスライド。30秒キープ後、両手のひらで上下にゆらす。

ふくらはぎ

真ん中とひざ方向に筋肉をスライド

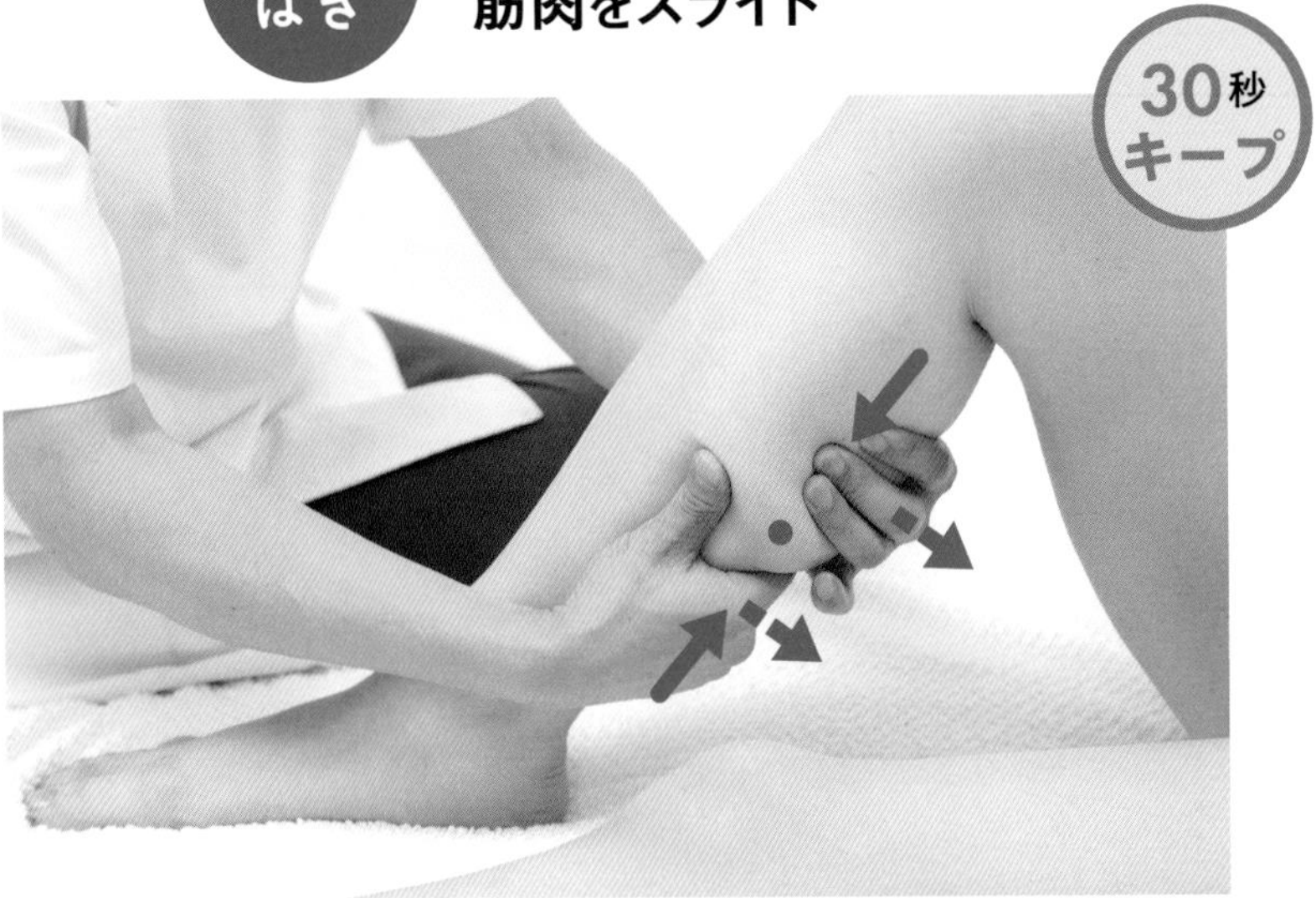

1 両手を相手のふくらはぎの上下に回し、それぞれの手で左右からそっと挟む。筋肉を骨から引きはがす（浮かせる）イメージで軽く後ろに引きながら、両手を近づけるように筋肉をスライドさせる。

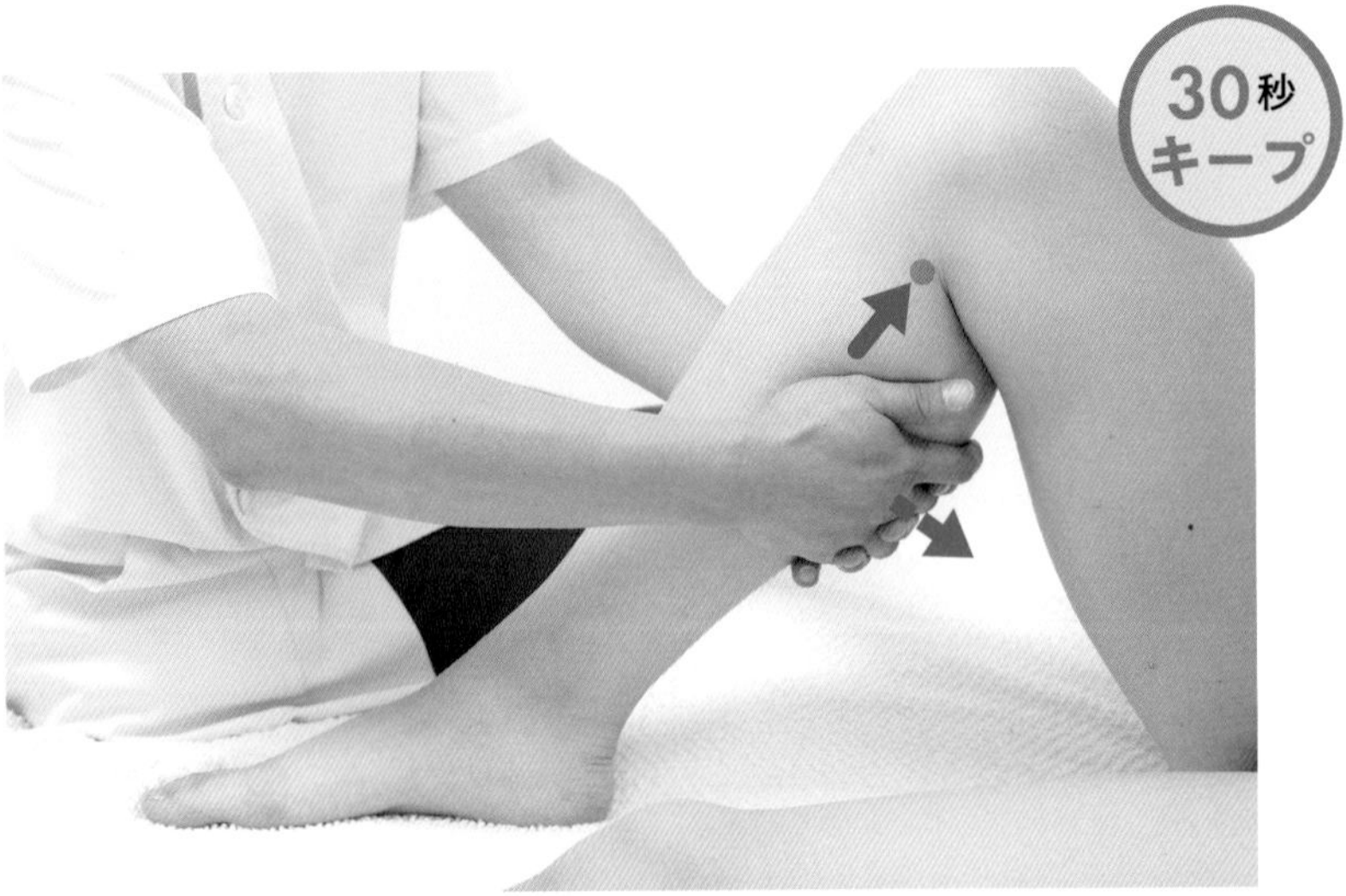

2 両手を相手のふくらはぎに回し、指を交差させて左右から手のひらでそっと挟む。筋肉を骨から引きはがす（浮かせる）イメージで軽く後ろに引き、ひざに向かって筋肉をスライド。その後上下にゆらす。

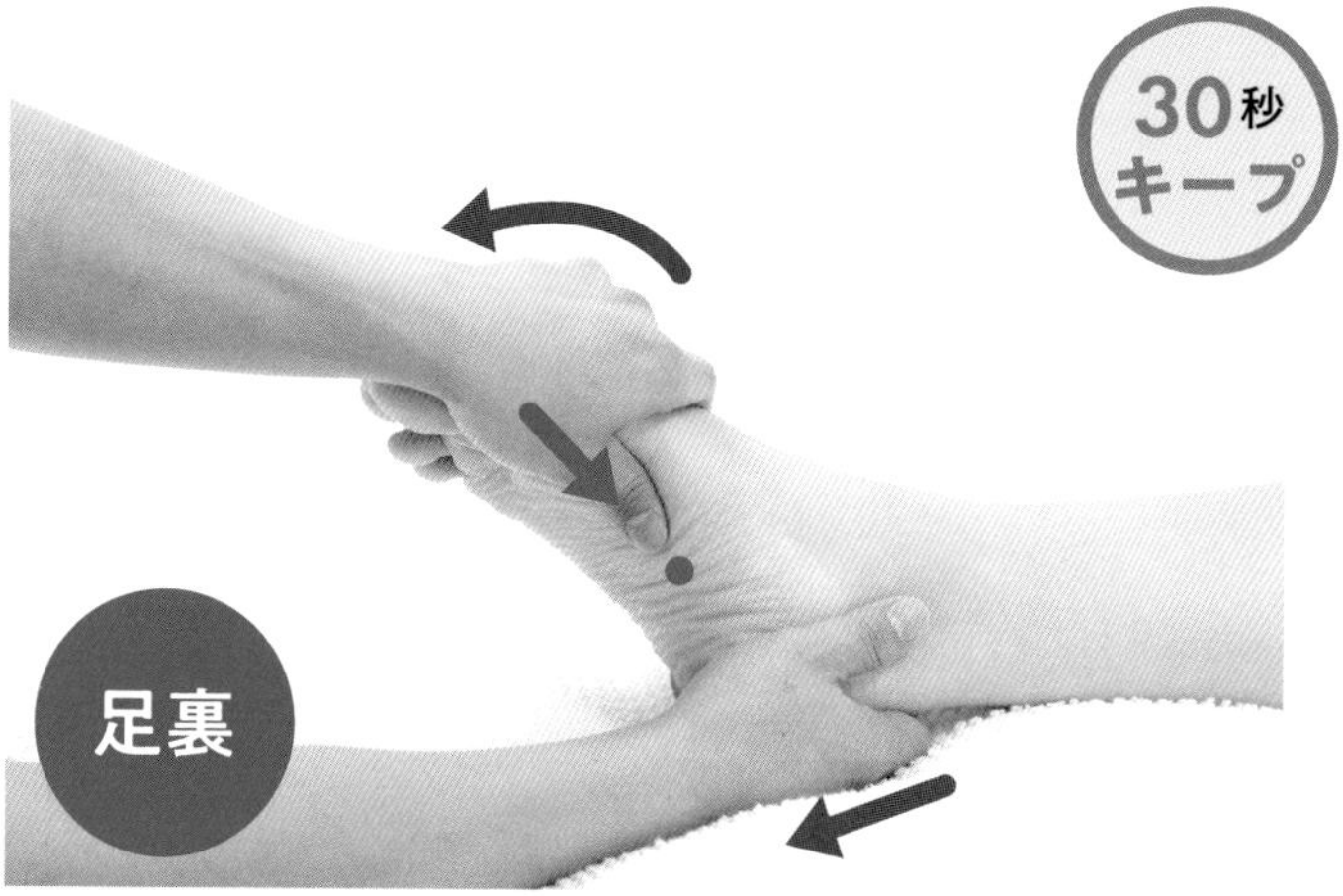

かかとは下へ引っ張り
親指は足裏の方へ曲げる

左手で相手の足指を軽く握り親指の腹は足裏に置く。右手はかかとを包むようにつかむ。右手でかかとを下に引っ張りながら、左手で足の親指を足裏に向けて曲げ、左手親指で筋肉をかかとに向けて寄せる。その後足裏をさする。

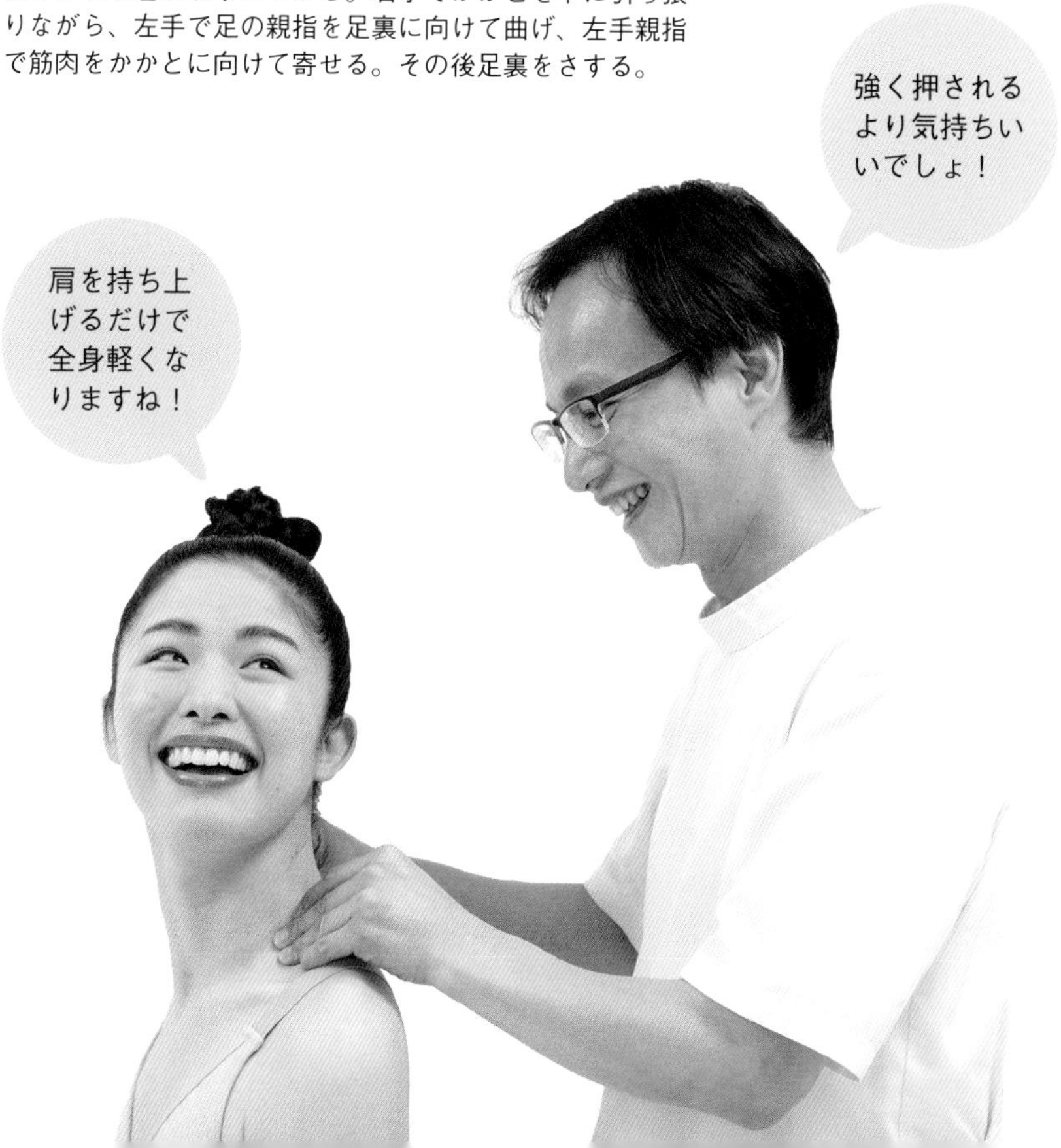
強く押されるより気持ちいいでしょ！
肩を持ち上げるだけで全身軽くなりますね！

COLUMN 3

オフィスで1分
全身マッスルリセッティング

実は私自身も、整体師という仕事柄、何もケアをしないと体の背面全体がすぐにカチコチに固まります。なぜなら、ほとんどの時間、前かがみの姿勢で施術をしているからです。そのため、施術と施術の間に1分間、この方法でこまめに背中をゆるめるようにしています。

この方法は首、背中、腰、お尻と、全身の背面の筋肉を一気にリセットできます。ポイントは肩や腕の力を抜くこと。腕をたらーんと脱力させて、静かに呼吸を繰り返しましょう。すると、腕の重みで自然に胸も広がり、呼吸も深まって、胸がスーッと気持ちよくなります。

特にパソコンの作業時間が長い方、調理師さん、マッサージ師さんなど前かがみ姿勢の多いお仕事の方にはとてもおすすめです。こまめにやると、常にコリや痛みのない状態でいられるので、1日中元気ぴんぴんでお仕事ができますよ！

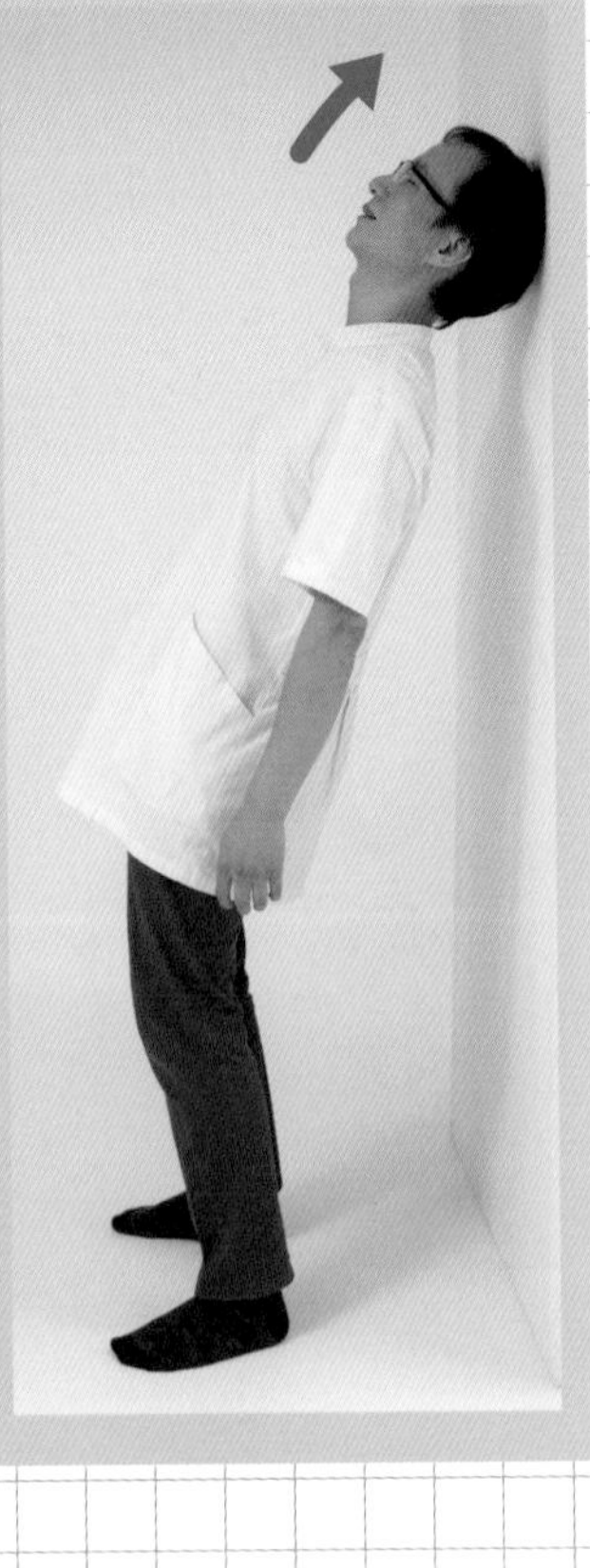

壁の前に立ち、上体をそらして後頭部を壁につける。ひざを軽く曲げて、肩や腕の力を抜いて、背中が最も ゆるんだと感じる角度を探してください。そのまま1分間、キープ。目をつぶり静かに呼吸を繰り返しましょう。

PART 4

悩みを解決!

マッスル
リセッティング

首こり

パソコン作業や家事の合間に頭と腕を支える筋肉をほぐす

首こりの原因は僧帽筋（P56〜、P60〜を参照）のほか、頭《とう》板《ばん》状《じょう》筋《きん》、胸《きょう》鎖《さ》乳《にゅう》突《とつ》筋《きん》、斜《しゃ》角《かく》筋《きん》、肩甲挙筋《けんこうきょきん》の緊張があげられます。

頭板状筋、胸鎖乳突筋、斜角筋はいずれも頭を支える筋肉です。首をずっと固定して支えるために疲れがたまり、コリという症状が現れます。

特に猫背の人や、長時間前かがみの姿勢が続く人は、コリが強い傾向があります。正常な位置よりも前に出た頭を支えるので、筋肉がより緊張しやすいためです。

そして肩甲挙筋は、首、腕の両方向から常に引っ張られているので、疲れやすく固まりやすい筋肉。特に腕を前に出すと、引っ張りの緊張が強くなります。長時間のパソコン作業やスマホの操作はもちろん、実は料理・掃除・洗濯といった家事を行うことでも、ケアをしないとカチコチに固まってしまいます。

マッスルリセッティングは仕事中や移動中の合間にできるものばかりです。スマホやパソコン作業が続いたときは、一息ついてリセットをしましょう。すぐに首がふわぁぁっと軽くなることを実感できます。また、継続することで、頭を正しい位置に戻す手助けにもなります。

その他、このリセットも効く！

- 僧帽筋（P56〜57、60〜61）
- 肩甲挙筋（肩側）（P96〜97）
- 三角筋（P106〜107）
- 広頸筋（P146）

悩みを解決! 首こり

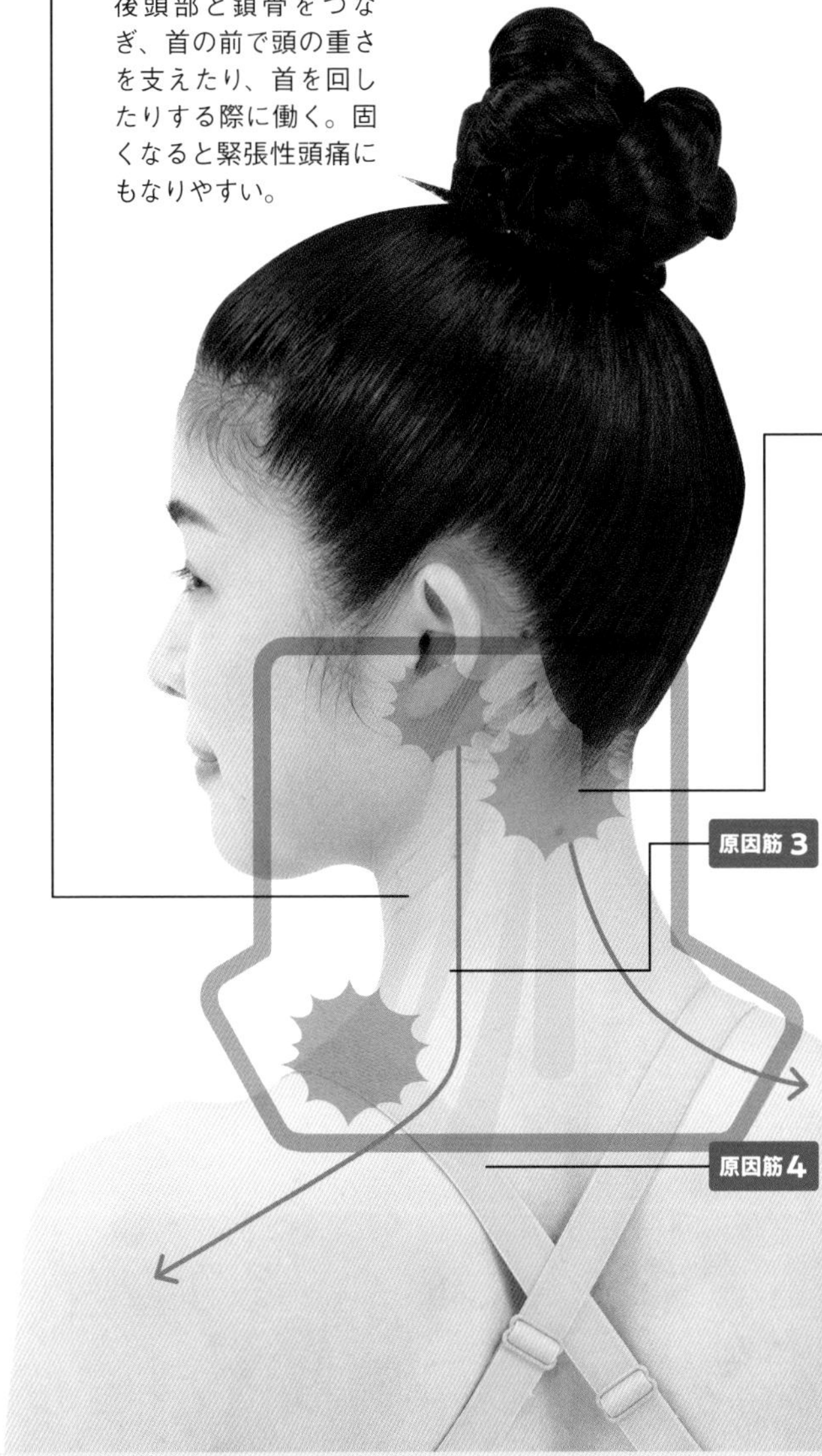

原因筋 2 胸鎖乳突筋

後頭部と鎖骨をつなぎ、首の前で頭の重さを支えたり、首を回したりする際に働く。固くなると緊張性頭痛にもなりやすい。

原因筋 1 頭板状筋

後頭部から耳の後ろの出っ張った骨（乳様突起）に付着する筋肉。頭の位置が前に出ると、筋肉が引っ張られて緊張。疲れやコリの原因に。

原因筋 3 斜角筋

首とろっ骨につながる首の横にある筋肉。首の正しいカーブを維持し、呼吸に関与する。筋肉の緊張はストレートネックの原因に。

原因筋 4 肩甲挙筋（頭側）

首から肩甲骨につながる筋肉。肩甲骨を上に引っ張る役目があり、肩をすくめる動きをつくる。巻き肩、腕を使いすぎる人はよくこる。

記号の意味 → 痛みの経路　緊張エリア　リセットポイント　筋肉のエリア

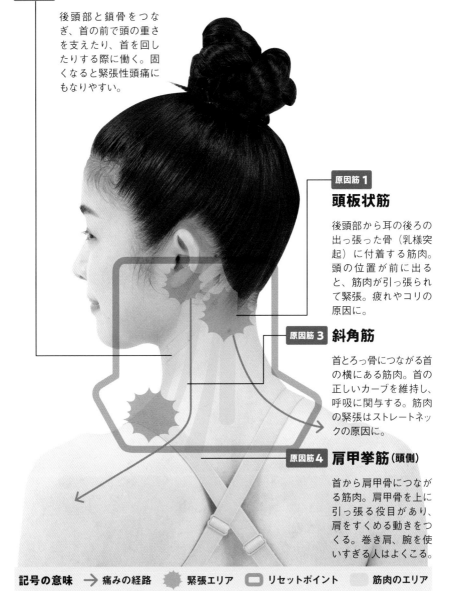

首こり

原因筋 1

頭《とう》板《ばん》状《じょう》筋《きん》

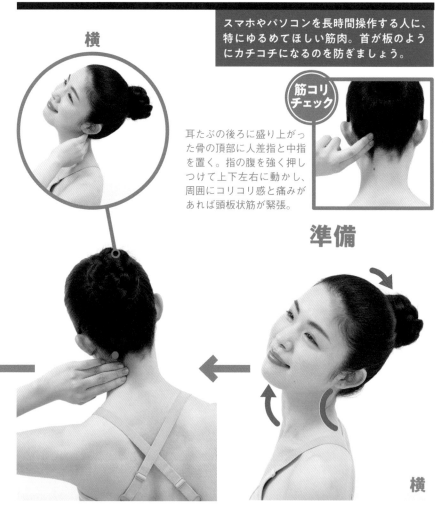

スマホやパソコンを長時間操作する人に、特にゆるめてほしい筋肉。首が板のようにカチコチになるのを防ぎましょう。

横

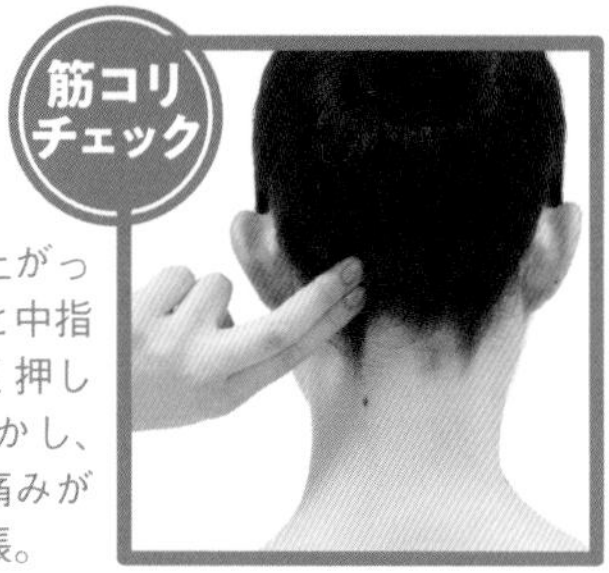

耳たぶの後ろに盛り上がった骨の頂部に人差指と中指を置く。指の腹を強く押しつけて上下左右に動かし、周囲にコリコリ感と痛みがあれば頭板状筋が緊張。

準備

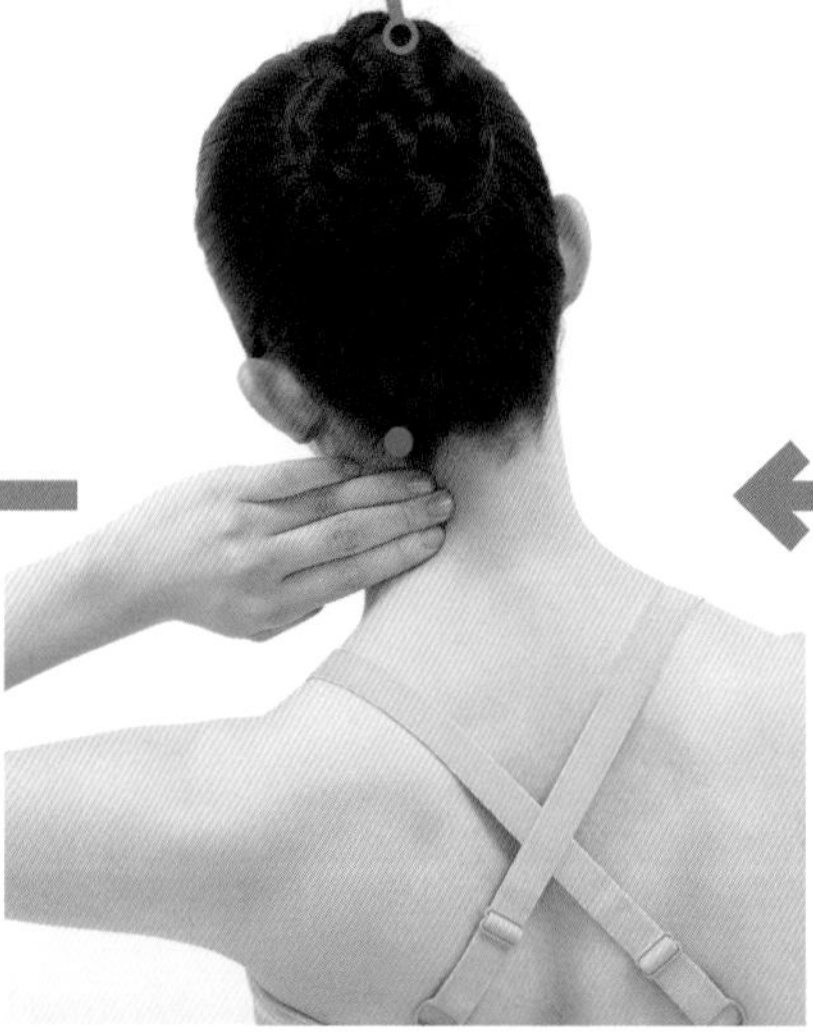

1 痛いポイントの3cm下に指を置く

筋コリチェックポイントから約3cm下に人差指から薬指の腹を置く。筋肉がいちばんやわらかく感じる位置に頭の角度を調整。

頭を少し後ろに倒し、顔を正面から45°左に向ける。

ペアでリセット

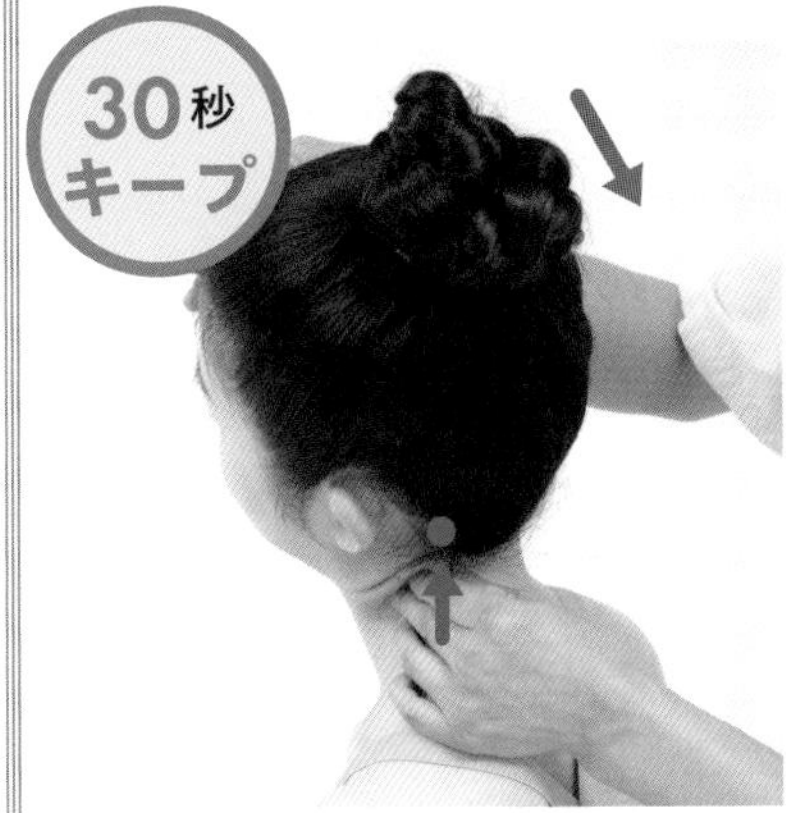

イスに座った相手の額に右手を支え、頭は少し後ろに倒したら、顔をやや左に向ける。左手は、人差指、中指を筋コリチェックポイントの約3cm下に置いて、親指と一緒に筋肉をそっと挟み、上・外方向にスライドさせて寄せる。30秒キープ後、挟んだままゆらす。逆も同様に。

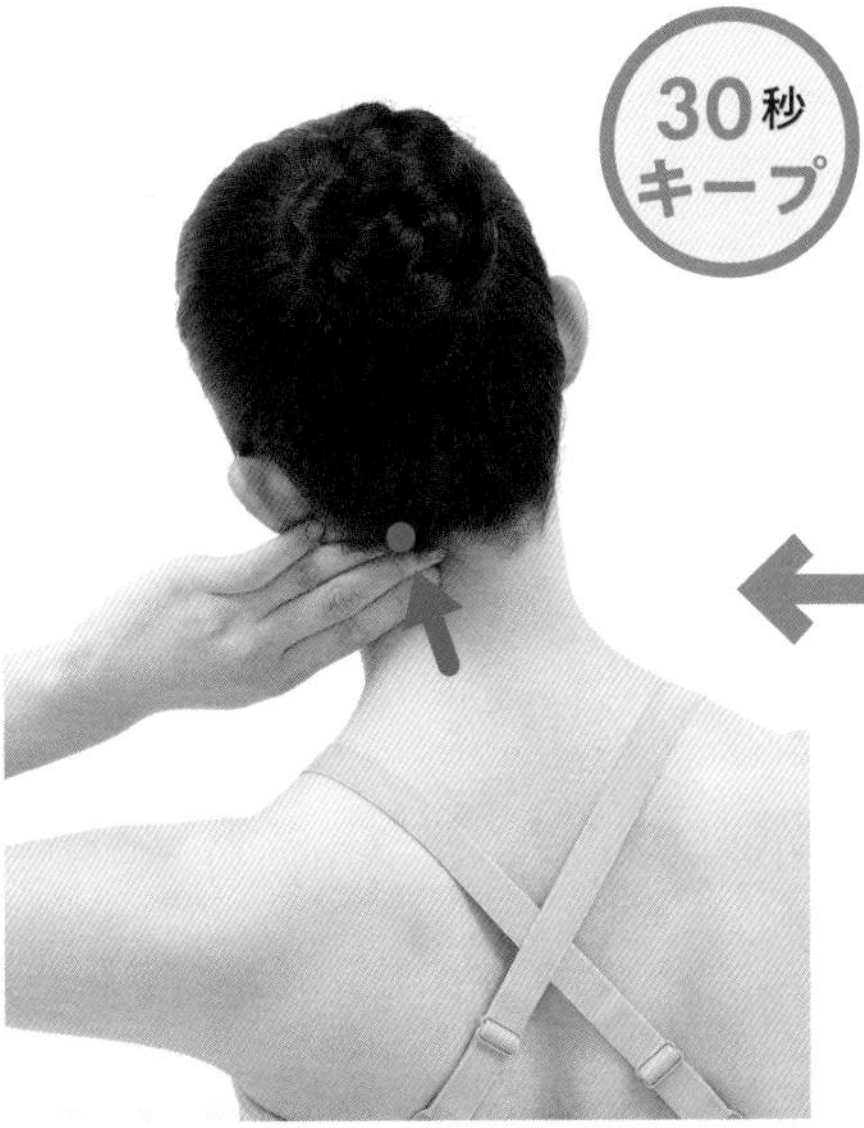

2 指で押さえた筋肉を痛いポイントに寄せる

３本の指で優しく筋肉を軽く押さえながら、痛いポイントに向けてスライドして寄せる。30秒キープ。

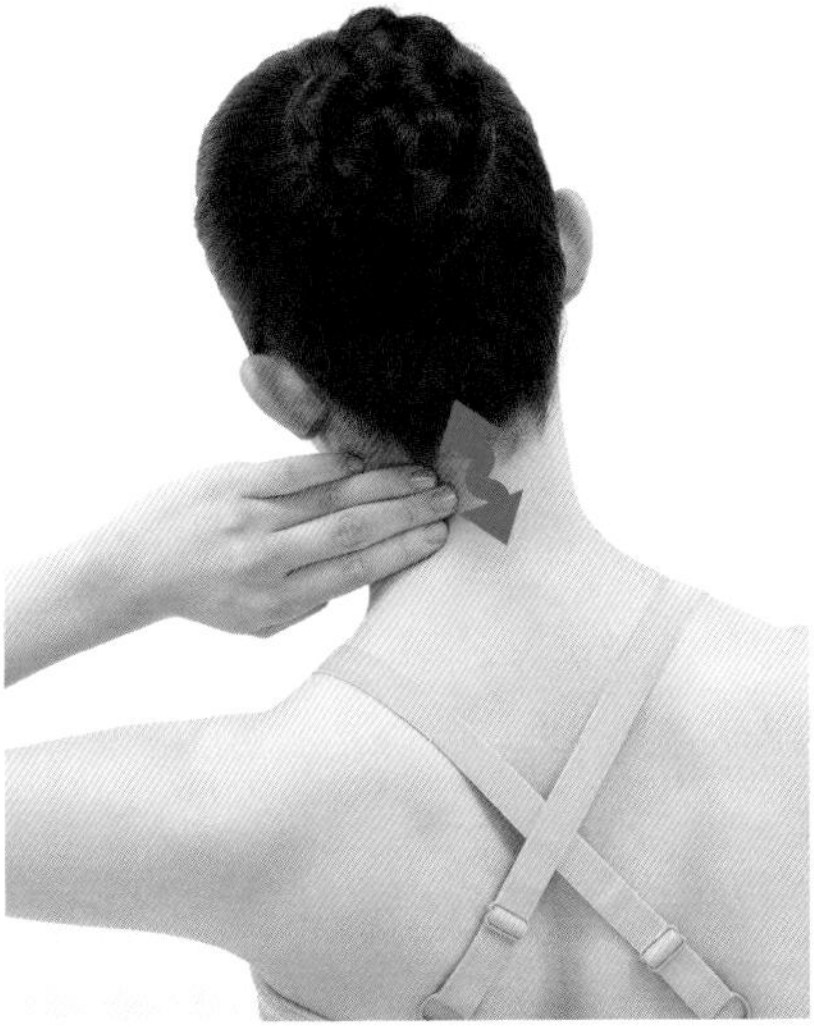

3 指の腹で上下に10往復ゆらす

1～3を逆側も同様に行う。

首こり

原因筋 2 胸《きょう》鎖《さ》乳《にゅう》突《とつ》筋《きん》

頭をぐるりと回したとき、大きく回らない方は胸鎖乳突筋が固くなっています。ほぐすと気持ちよ～く首が回るようになります。

筋コリチェック

耳たぶの後ろの盛り上がった骨の下部に人差指と中指を置く。指の腹を押しつけて出っ張りの頂部に向けて強く押す。コリコリ感と痛みがあれば胸鎖乳突筋が緊張。

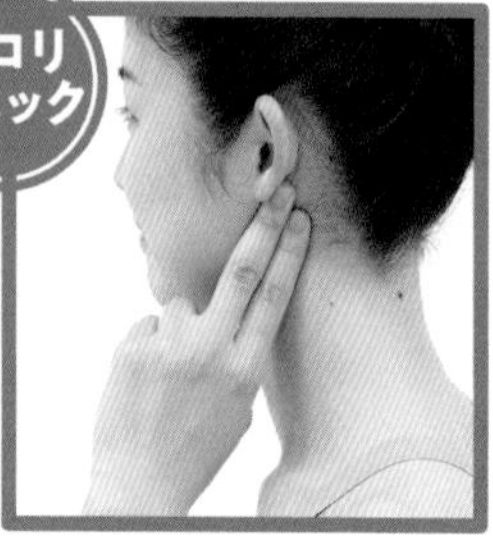

準備

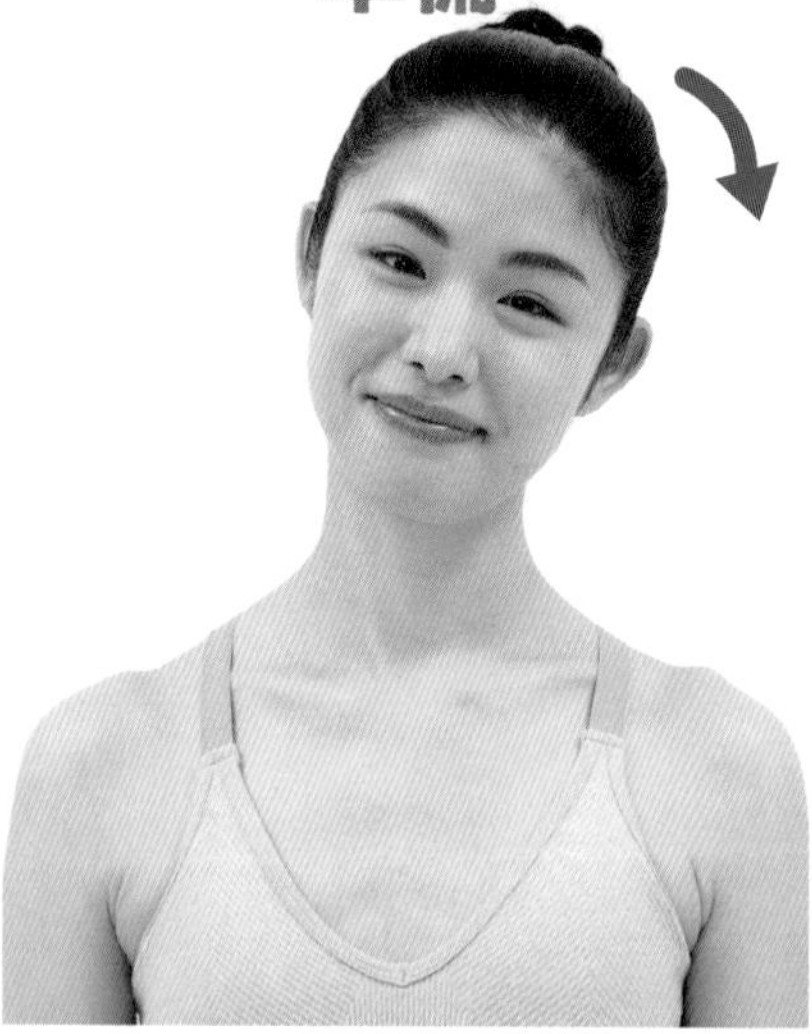

イスに座り、頭を左横に少し傾けて首の左横の筋肉をゆるめる。

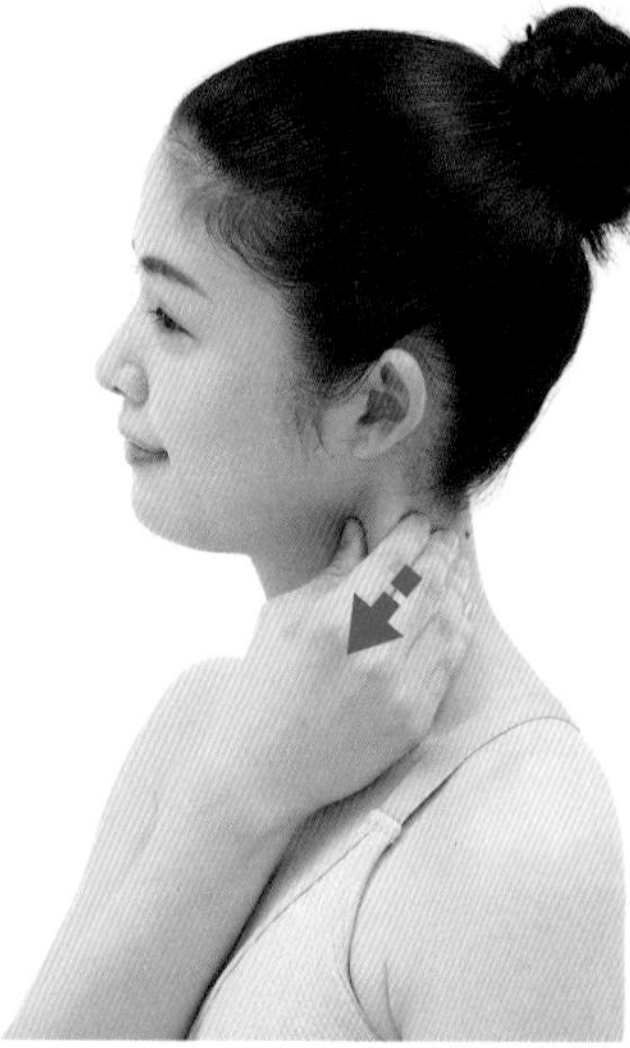

1 首の横の筋肉をそっとつかみ持ち上げる

首の左側の縦に走る太い筋肉をそっとつかみ、筋肉を骨から引きはがす（浮かせる）イメージで軽く横に引きながら持ち上げる。

ペアでリセット

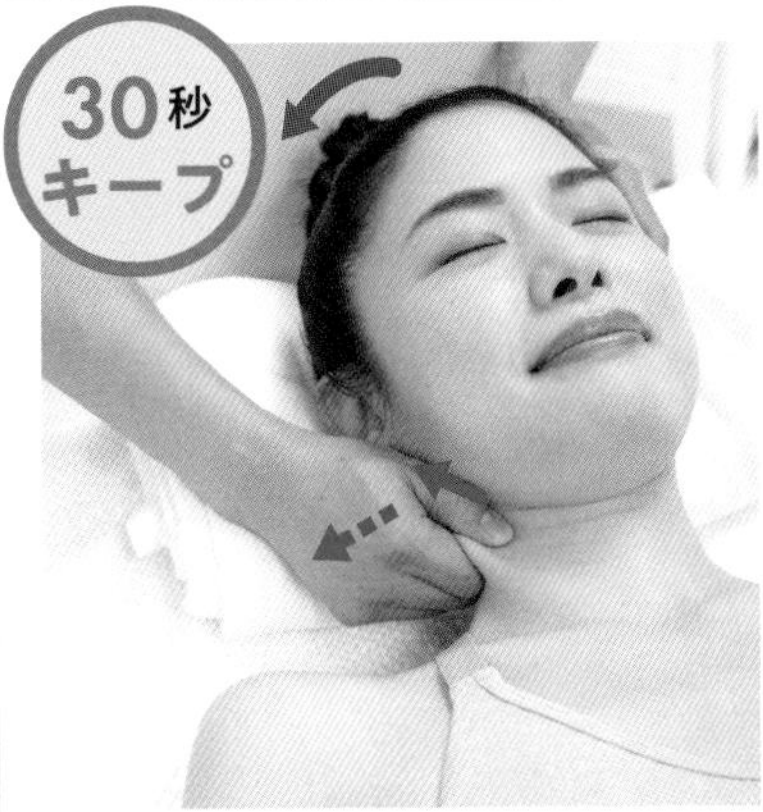

あお向けになった相手の頭を横に少し傾けて、首の横に縦に走る太い筋肉を軽くつかむ。筋肉を骨から引きはがすイメージでそっと横に引きながら持ち上げ、耳の後ろ側に少しスライドさせて寄せる。30 秒キープ後、そのまま小さく 10 往復ゆらす。逆側も同様に。

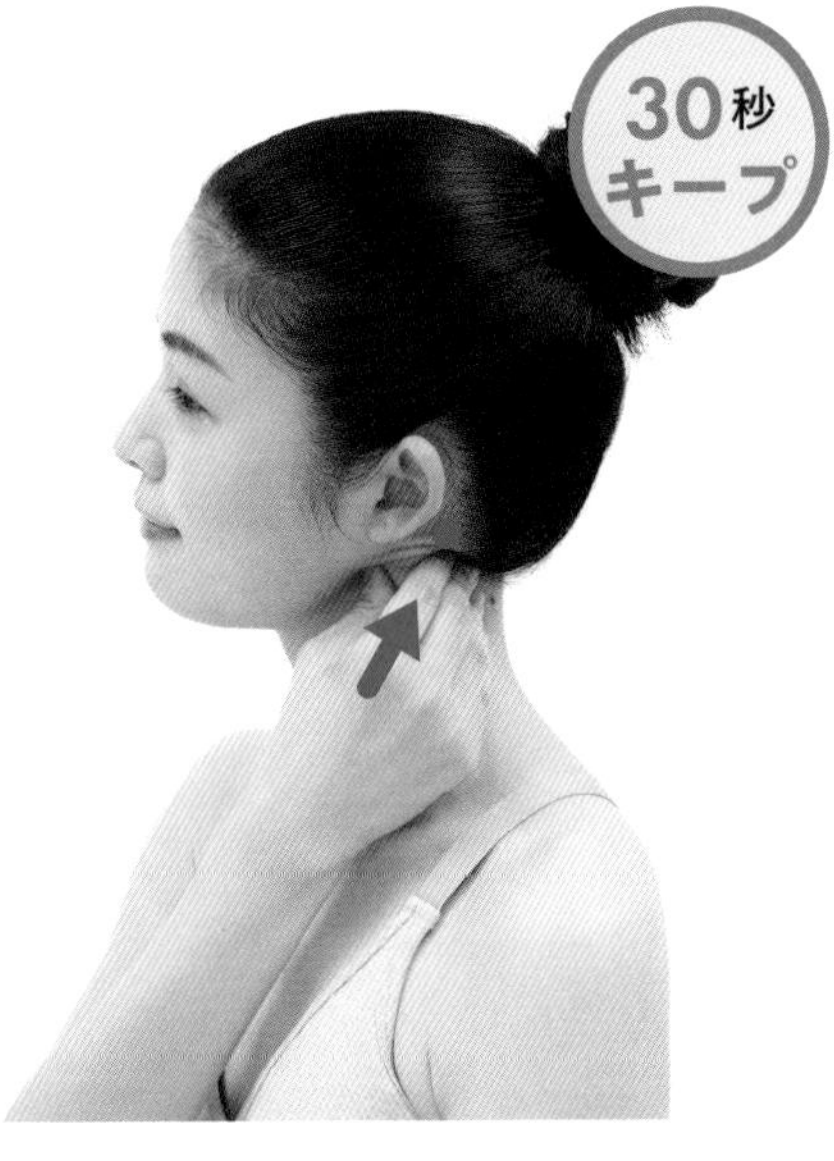

2 持ち上げた筋肉を耳に向かってスライド

持ち上げた筋肉を耳後ろの盛り上がった骨に向かってスライドさせて寄せる。30 秒キープ。

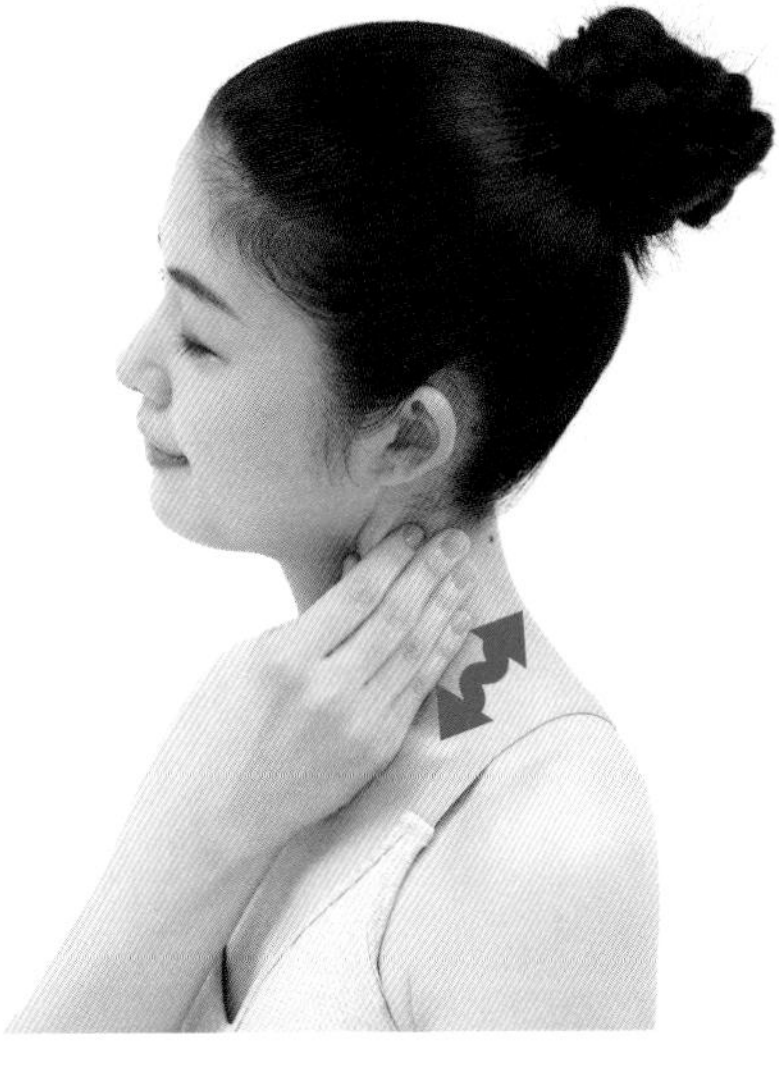

3 筋肉をつかんだまま 10往復 上下に優しくゆらす

1 ～ 3 を逆側も同様に行う。

原因筋 3 斜角筋《しゃかくきん》

斜角筋は首の正しいカーブをつくる筋肉。固くなると、首横のコリや手のしびれといった症状が出てくるのでケアしましょう。

筋コリチェック

鎖骨の真ん中あたり、骨の上後ろ側の凹みを人差指と中指で上から強く押し込む。前後左右にグリグリと動かし、その場所から上腕までビリビリ感があれば、斜角筋が緊張。

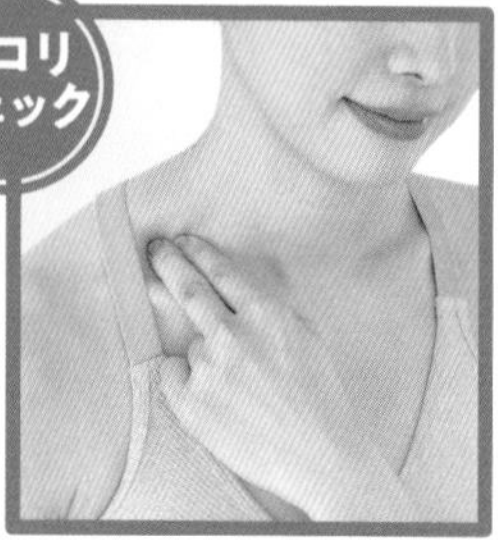

準備

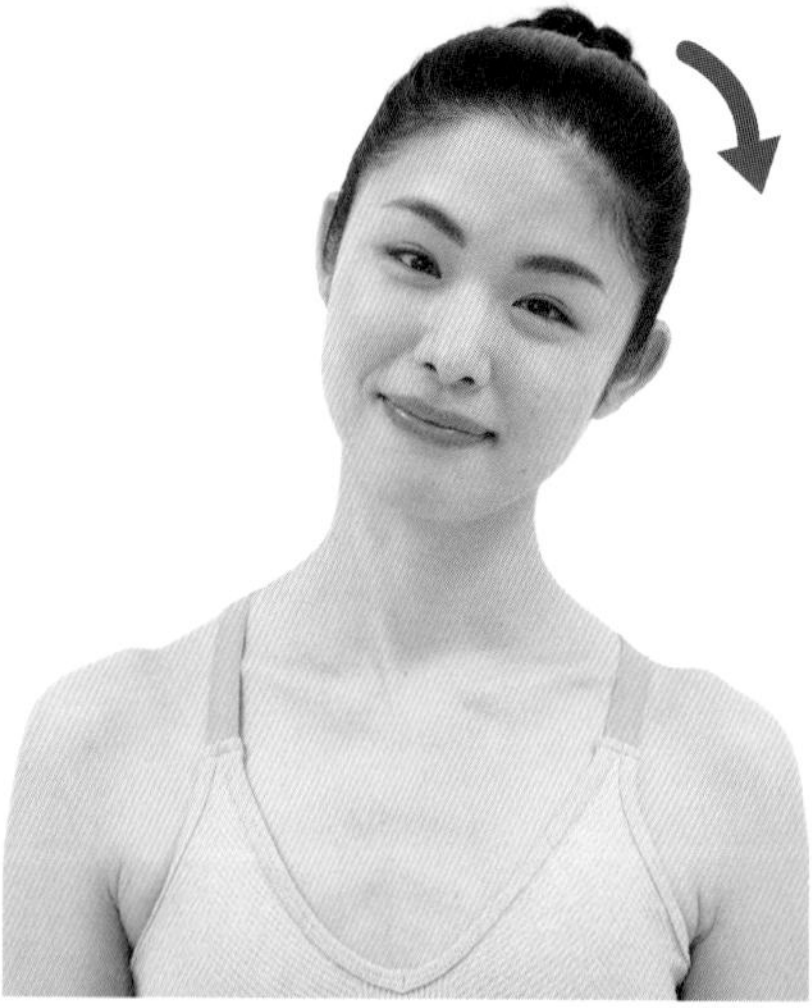

イスに座り、頭を横に少し傾けて首の横の筋肉をゆるめる。

30秒キープ

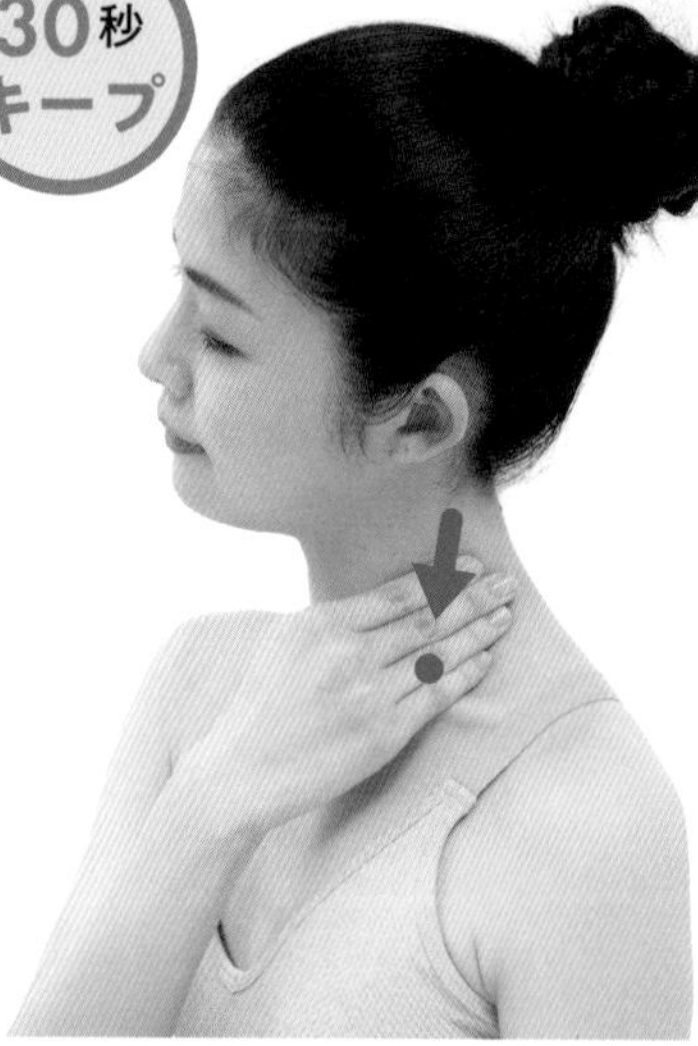

1 首横の筋肉を指で鎖骨に向かってスライド

首の左側の肩に近いほうに人差指から小指を置く。筋肉を軽く押しつけて、鎖骨の上の凹みに向けてスライド。30秒キープ。

ペアでリセット

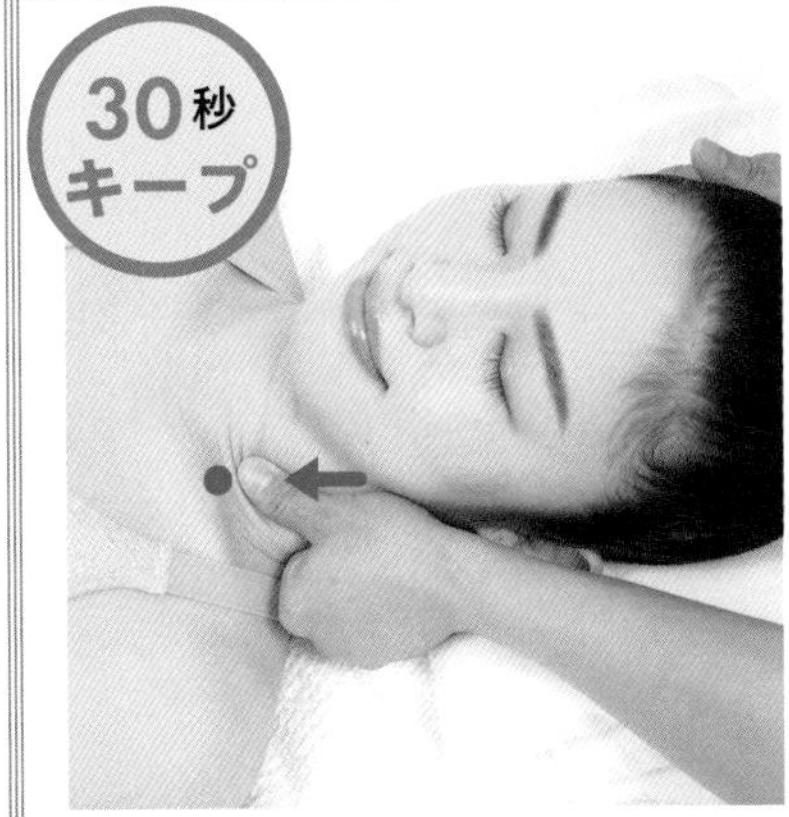

あお向けになった相手の頭を左に少し傾ける。左手で首の左側の下側面を軽くつかみ、親指の腹で筋肉を鎖骨の上の凹みに向かって筋肉をスライドさせて、30秒キープ。その後、小さく前後に10往復程度、つかんだままゆらす。逆も同様に。

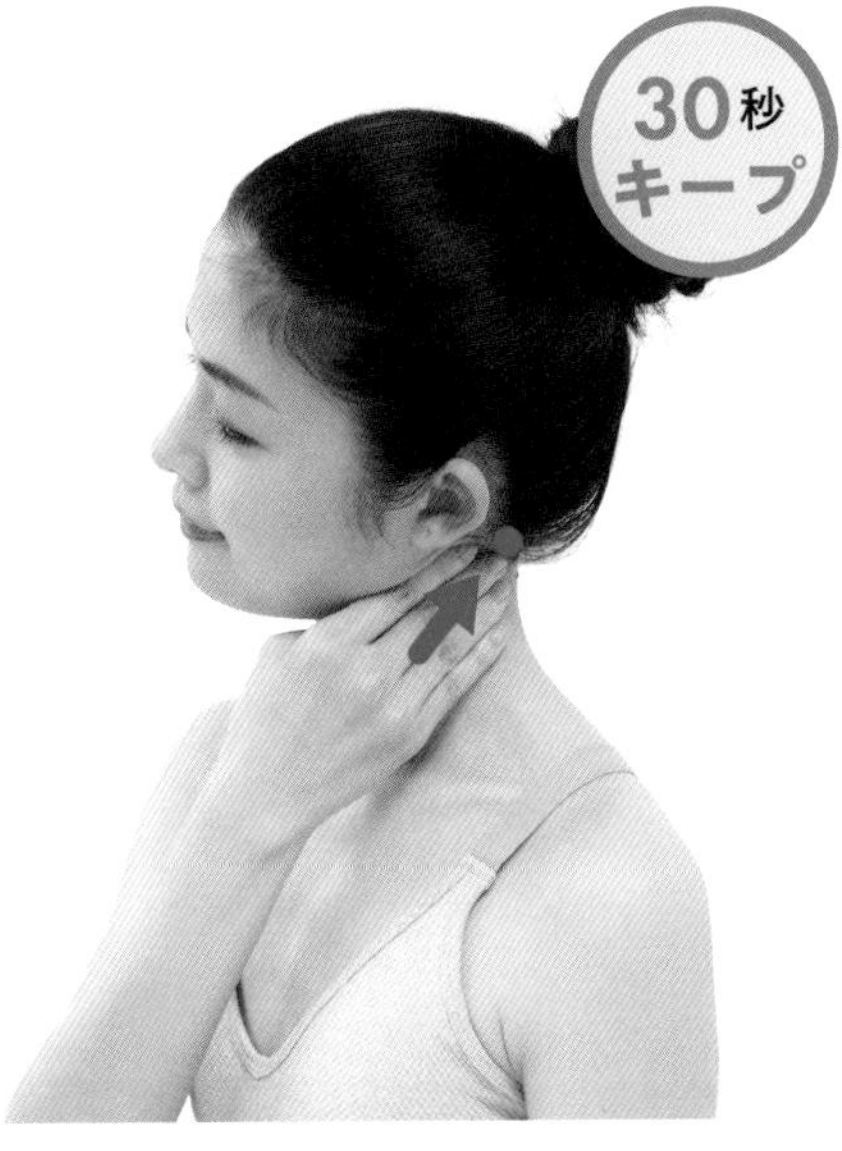

2 上に向かって筋肉をスライド

続いて首と頭の境目の少し下にそろえた指を置き、上に向かってスライドして、筋肉を寄せる。30秒キープ。

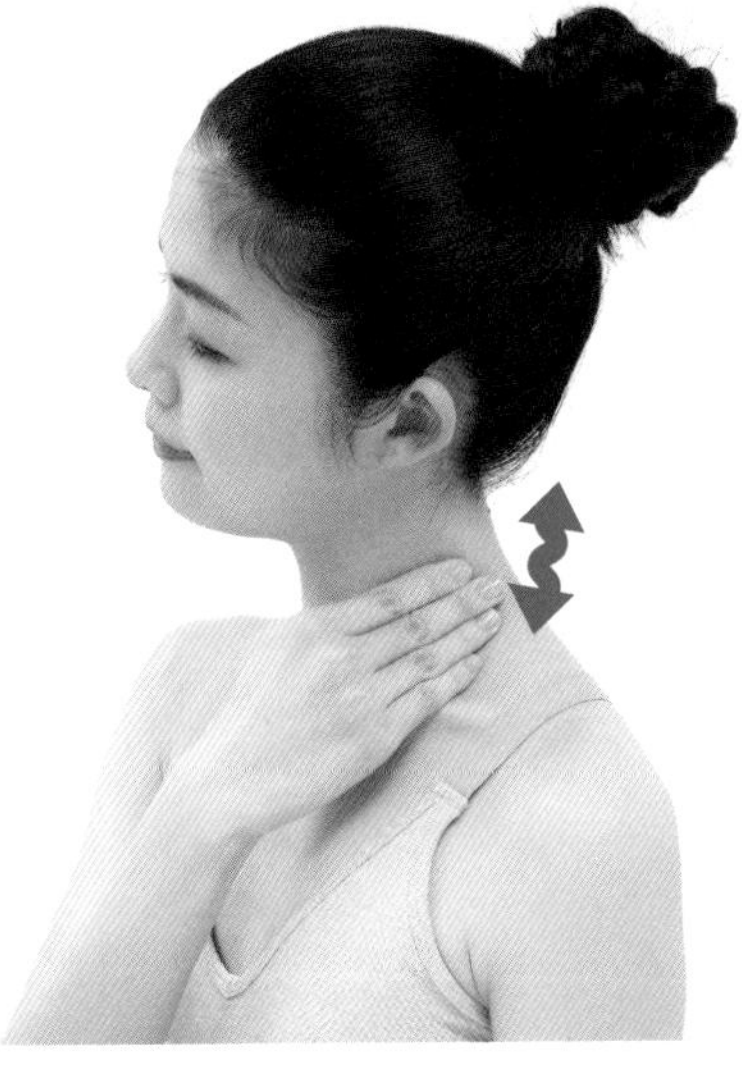

3 首を指の腹で10往復上下に優しくゆらす

1～3を逆側も同様に行う。

原因筋 4 肩《けん》甲《こう》挙《きょ》筋《きん》（頭側）

固くなった肩甲挙筋をゆるめると、肩甲骨の動きがよくなります。首回りの血流がアップし、首こり＆肩こりもやわらぎます。

筋コリチェック

後頭部下部の骨の出っ張りから指３本分下、首と頭の境目あたりを人差指と中指で強く押して前後にグリグリと刺激。コリコリ感や痛みがあれば肩甲挙筋が緊張。

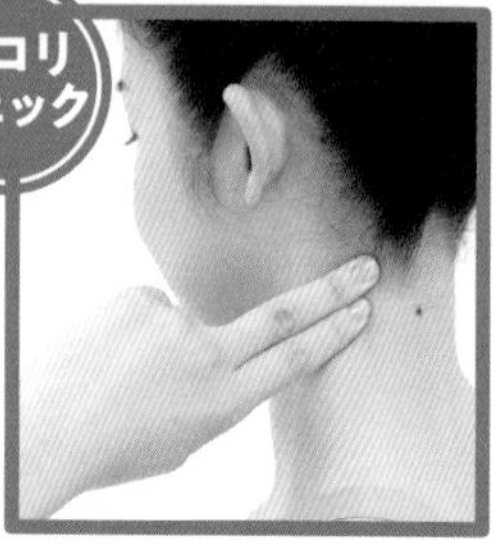

準備

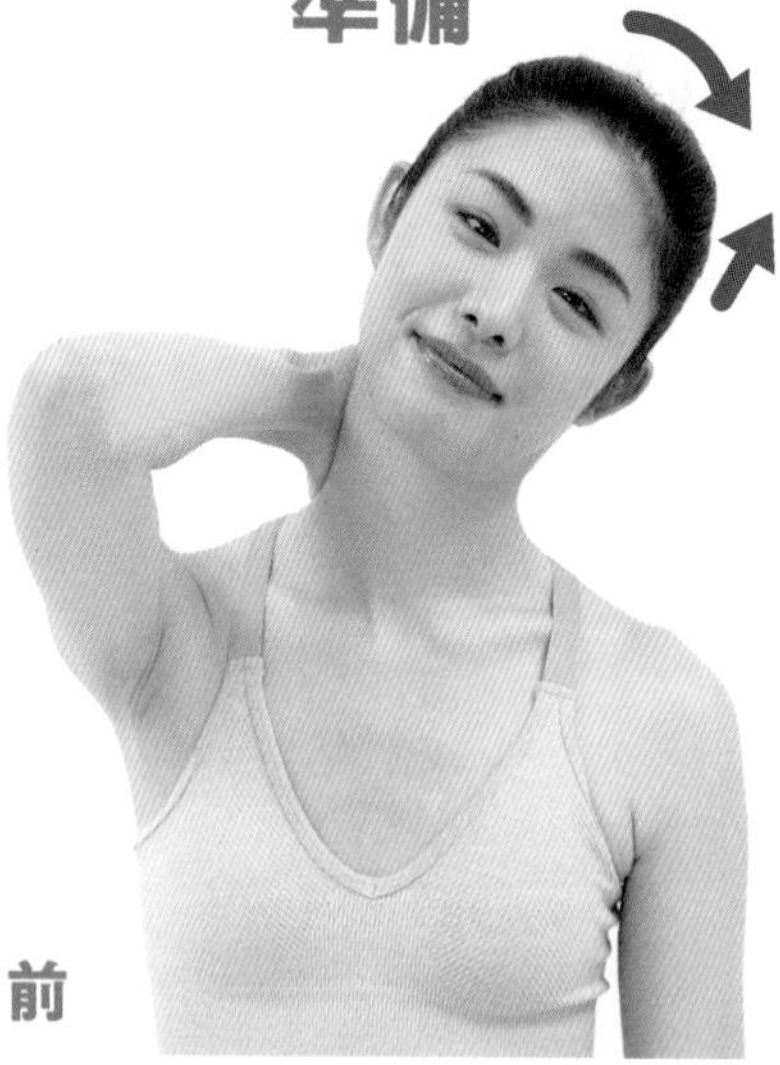

頭を左ななめ後ろに少し倒す。右手を後ろから首の左側に回す。

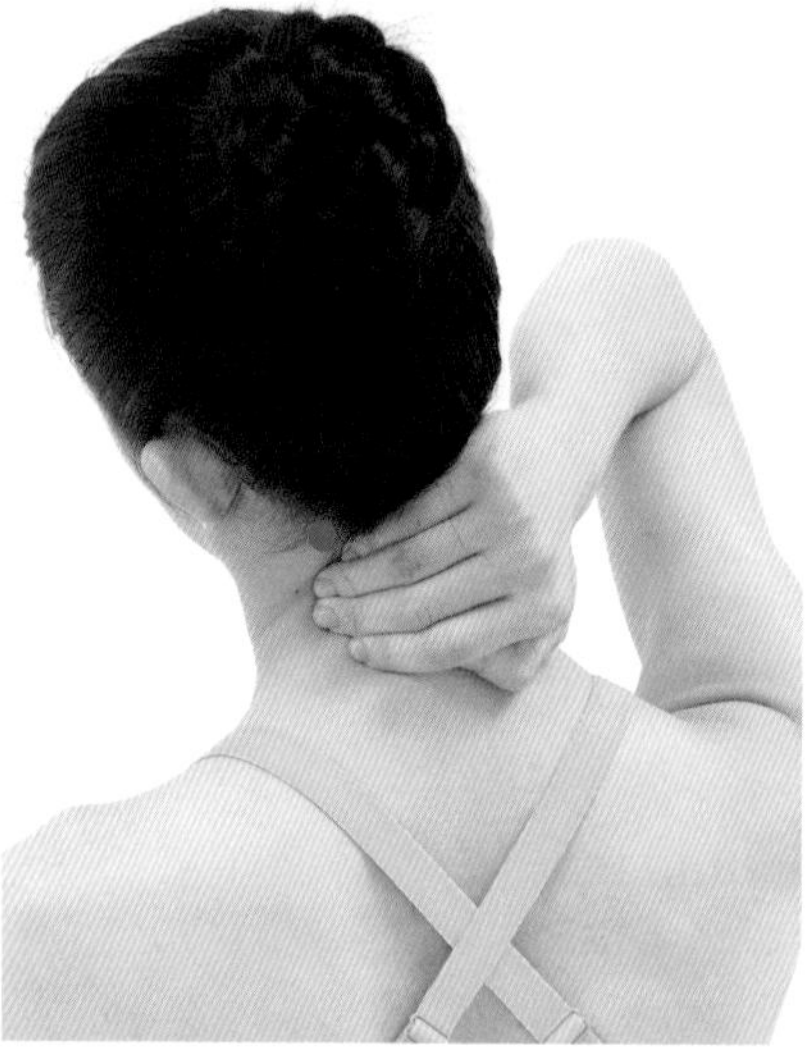

1 筋肉を指の腹に引っ掛けて後ろに引く

チェックポイントから約3cm下で、縦に走る首の筋肉を人差指から薬指の腹で引っ掛けて置く。

ペアでリセット

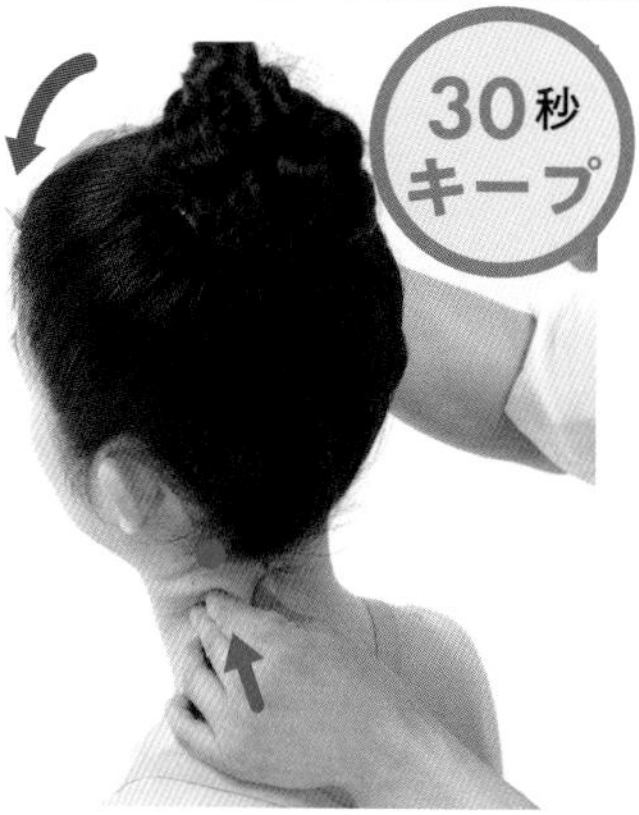

相手の頭を斜め後ろに少し傾ける。右手で頭を支え、左手は、筋コリチェックポイントから約3cm下の筋肉を軽くつかみ、痛いポイントに向けてスライド。30秒キープ後、つかんだままゆらす。逆側も同様に。

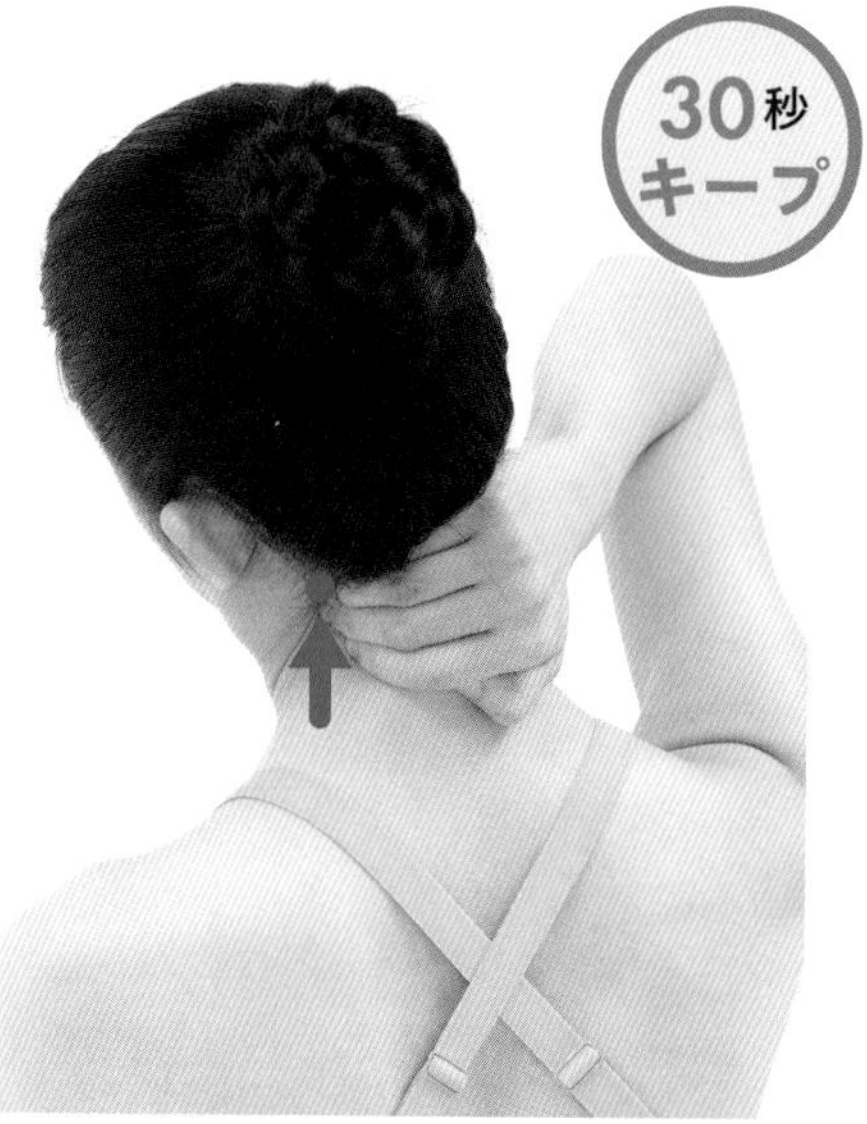

2 指の腹で筋肉を痛いポイントに寄せる

指の腹で筋肉を軽く引っ張り、チェックポイントに寄せて30秒キープ。

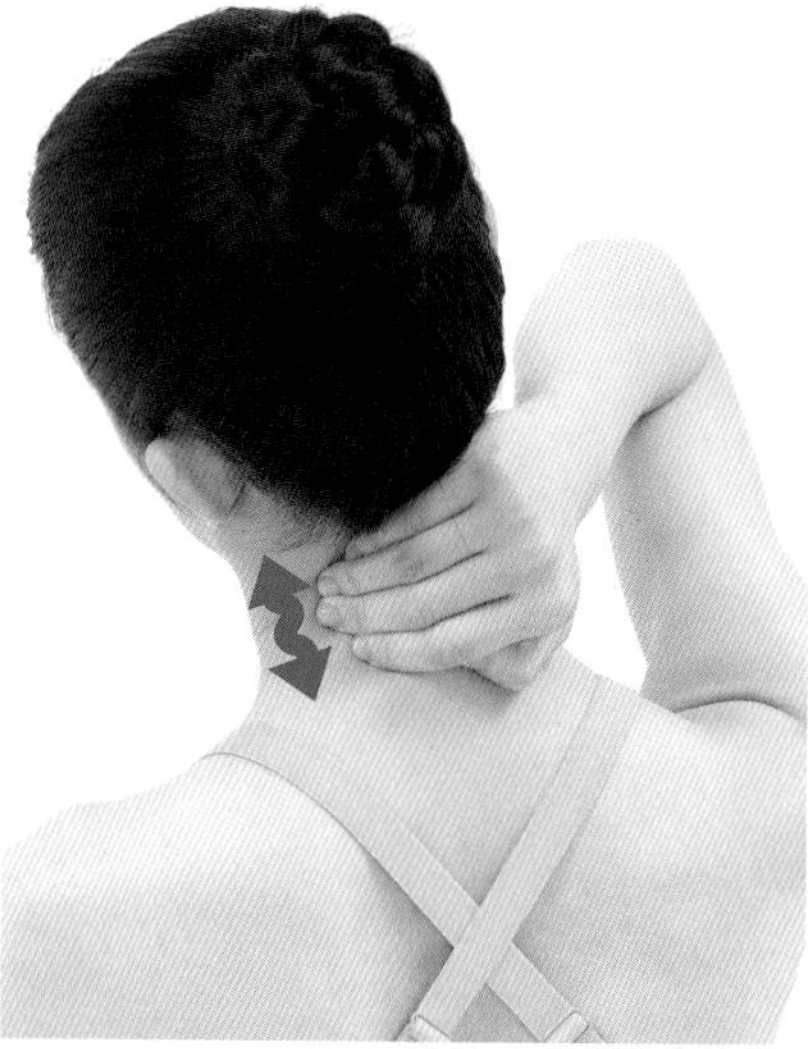

3 10往復指の腹で上下に小さくゆらす

1～3を逆側も同様に行う。

肩こり

肩こり解消のキモは腕と胸
縮んだ胸を開いてスッキリ！

肩がこる主な原因は首こりと同じく、頭の位置や姿勢の悪さです。現代人に多いスマホやパソコンの操作による、長時間の前かがみ姿勢や猫背がクセになると、肩回りの筋肉がガチガチに緊張してコリが発生します。

リセットするのは、僧帽筋（P56～、P60～を参照）と首こりの原因でもある肩甲挙筋、そして「腕と胸」です。

リセットする腕の筋肉は上腕二頭筋。ここは重い荷物を持つと固くなりやすく、特にバッグをひじにかける持ち方をすると筋肉は激しく緊張。買い物などで長時間物を持ち続けると大きな負担がかかり、数時間で肩から腕はガチガチになるでしょう。

意外と肩こりにいいのが胸ほぐしです。前かがみの姿勢は胸の筋肉、大胸筋を縮めて固くします。大胸筋は肩甲骨につながるため、肩甲骨を経由して腕、そして腕を経由して首や背中の僧帽筋も引っ張り、緊張の連鎖でコリが広がるのです。

ですから、肩だけを一生懸命もんでも根本的な解消にはなりません。胸や腕もリセットすることで緊張の連鎖がなくなり、肩や腕がふわぁぁっと軽くなりますよ。

その他、このリセットも効く！

- 僧帽筋（P56～57、P60～61）
- 胸鎖乳突筋（P84～85）
- 斜角筋（P86～87）
- 三角筋（P106～107）
- 上腕三頭筋（P110～111）
- 前鋸筋（P112～113）
- 親指・指の筋肉群（P132～135）

悩みを解決! 肩こり

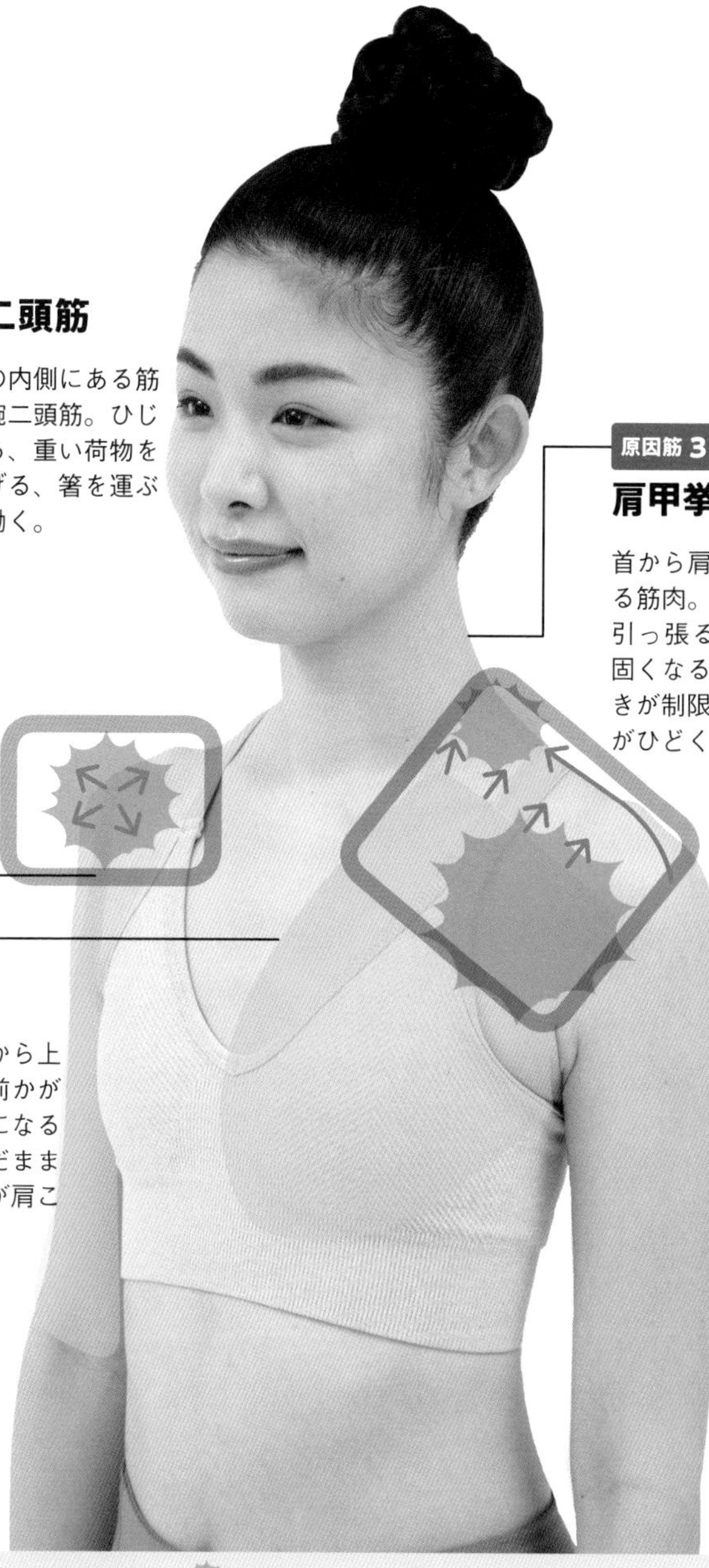

原因筋 1

上腕二頭筋

二の腕の内側にある筋肉、上腕二頭筋。ひじを曲げる、重い荷物を持ち上げる、箸を運ぶなどで働く。

原因筋 2

大胸筋

胸部にあり鎖骨から上腕につながる。前かがみの姿勢がクセになると、筋肉が縮んだまま固くなり、これが肩こりの引き金に。

原因筋 3

肩甲挙筋(肩側)

首から肩甲骨につながる筋肉。肩甲骨を上に引っ張る役目があり、固くなると肩甲骨の動きが制限され、肩こりがひどくなる。

記号の意味 → 痛みの経路　緊張エリア　リセットポイント　筋肉のエリア

原因筋 1 上《じょう》腕《わん》二《に》頭《とう》筋《きん》

上腕二頭筋はいわば肩と腕の「かけ橋」。腕の動きに関与するので、疲労もたまりやすいのです。しっかりゆるめましょう。

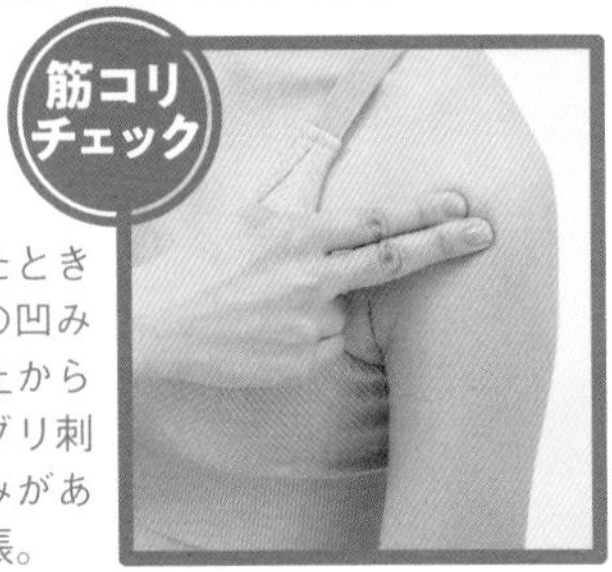

腕を横に水平に上げたときにできる、肩の前後の凹みの前のほうを、指で上から強く押し込んでグリグリ刺激。コリコリ感と痛みがあれば上腕二頭筋が緊張。

準備

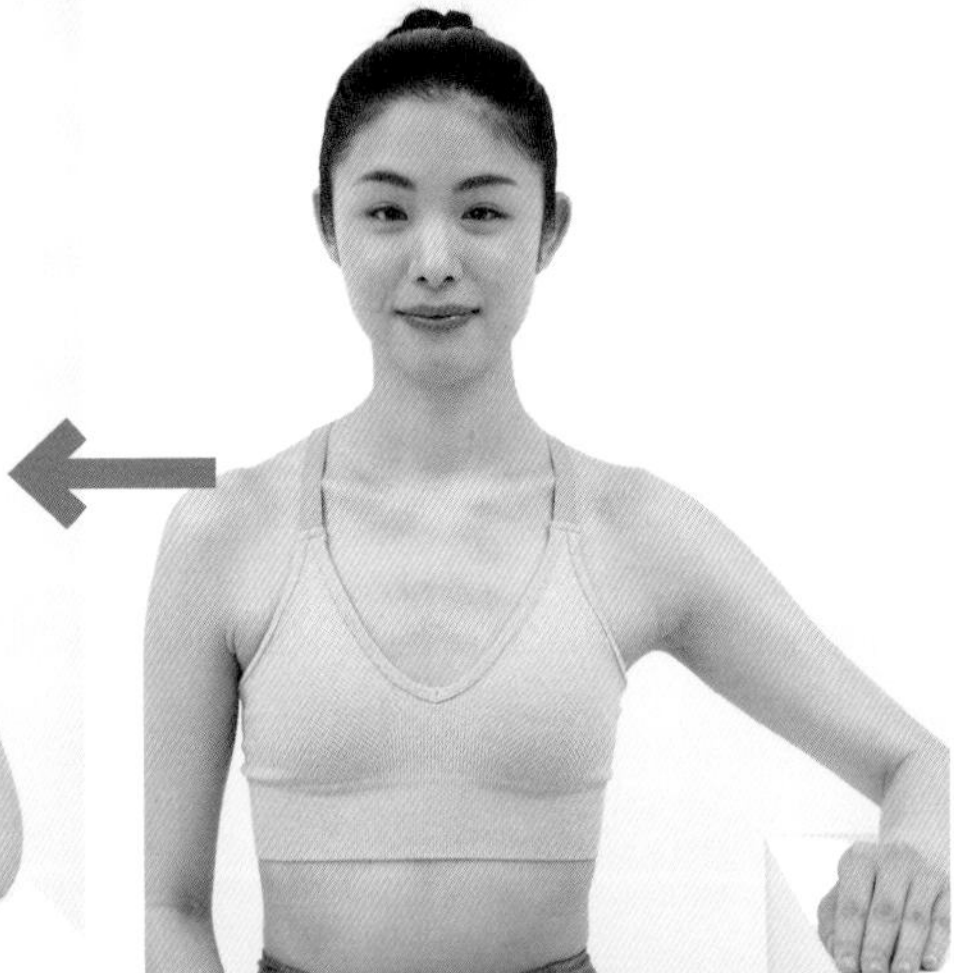

テーブルに左ひじ上を置き、ひじを軽く曲げる。ひじの位置を高くすると、二の腕の筋肉がゆるみやすいので、テーブルが低い場合は本などを置いて高さを調整。

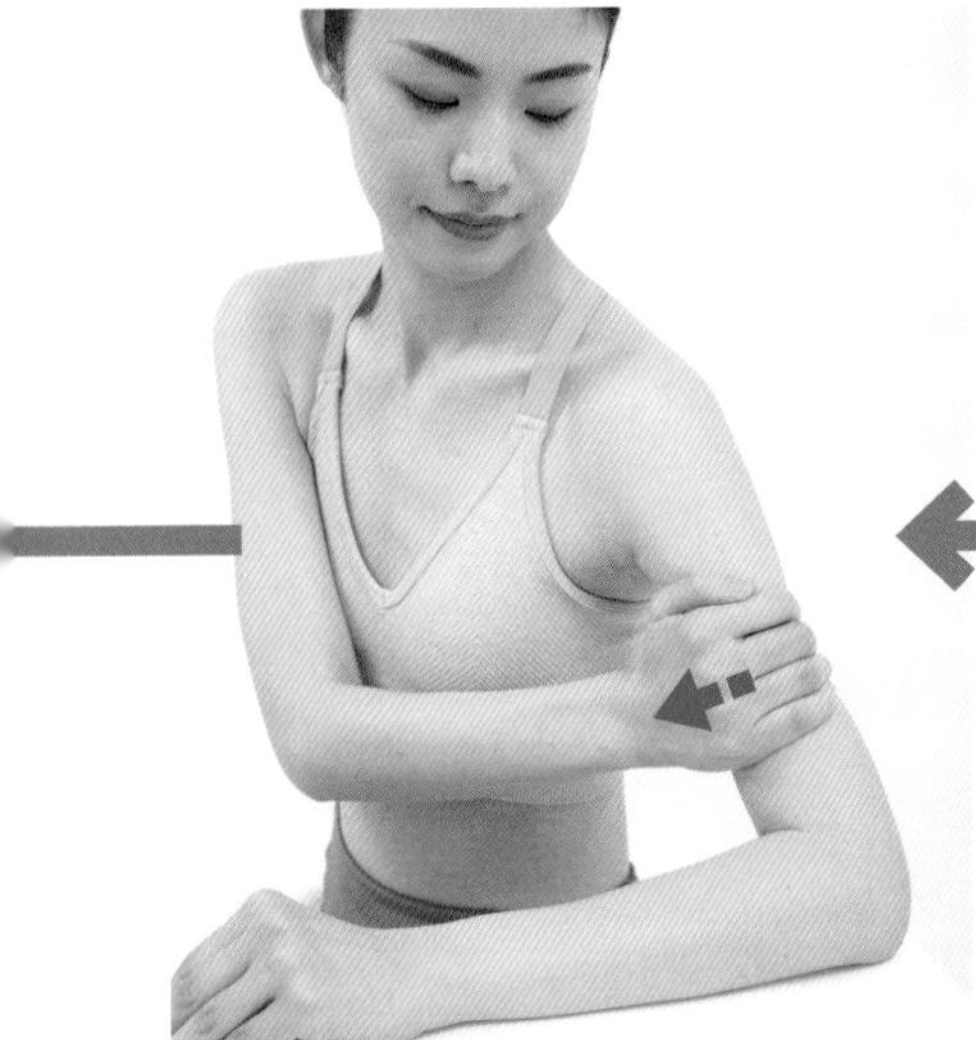

1 二の腕を優しくつかみ筋肉を骨から引きはがす

右手で左の二の腕を優しく包み、筋肉を骨から引きはがす（浮かせる）イメージで、そっと握る。

ペアでリセット

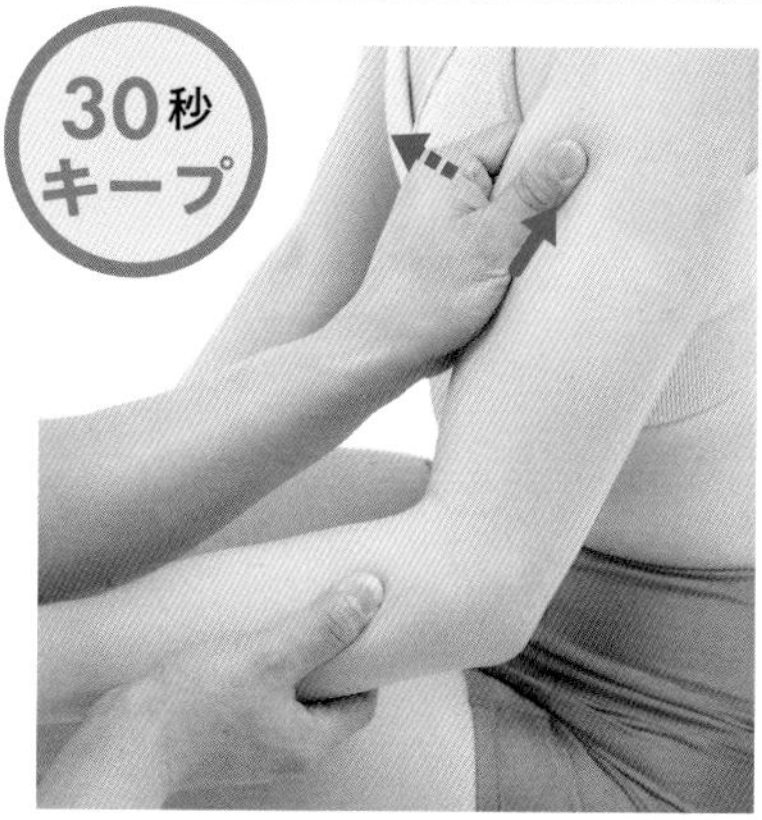

右手は相手のひじ下を持つ。左手は肩のすぐ下で筋肉を骨から浮かせるイメージでそっと二の腕を握る。握った筋肉を肩関節に向けてスライドし、寄せる。30秒キープ後、握ったまま小刻みにゆらす。逆も同様に。

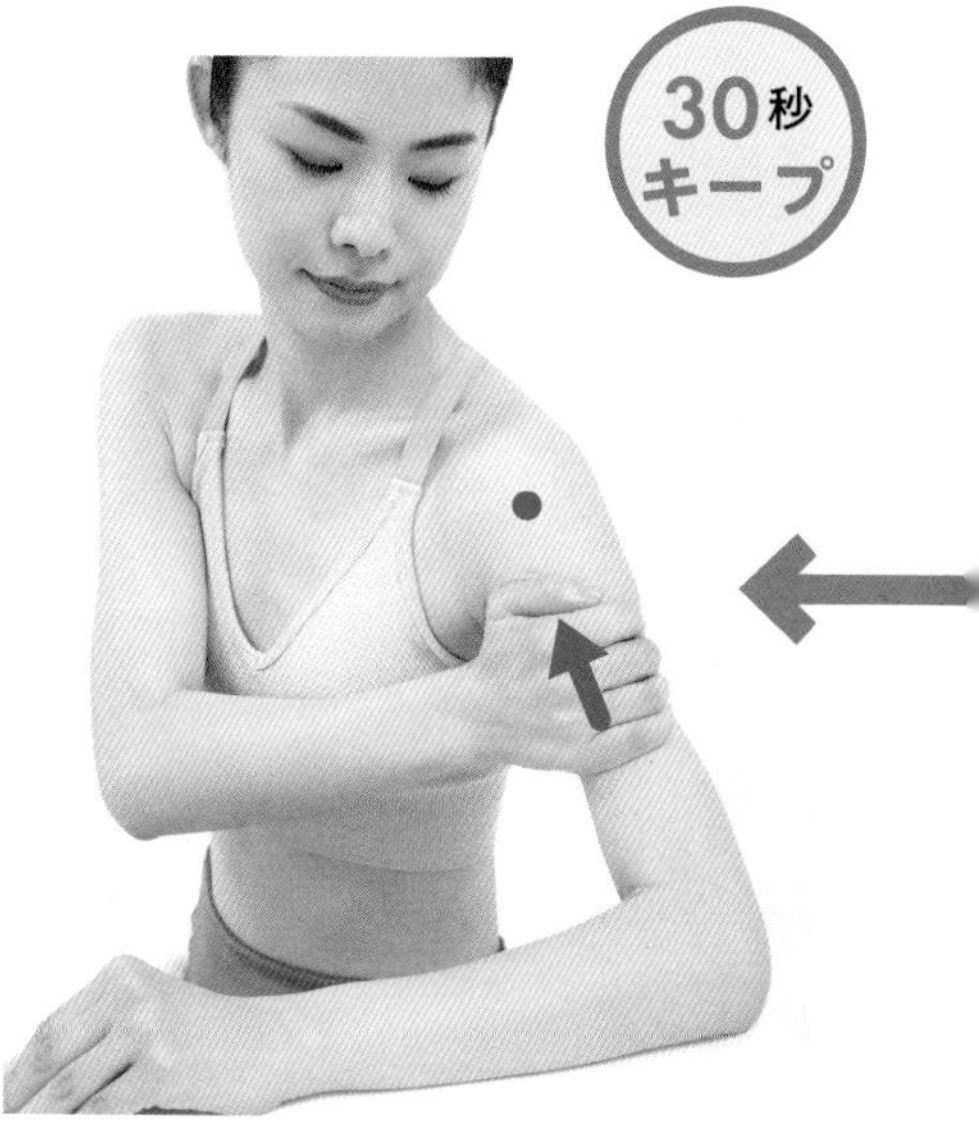

2 握った筋肉を肩に向かってスライド

握った筋肉を肩のほうへ寄せて、30秒キープ。

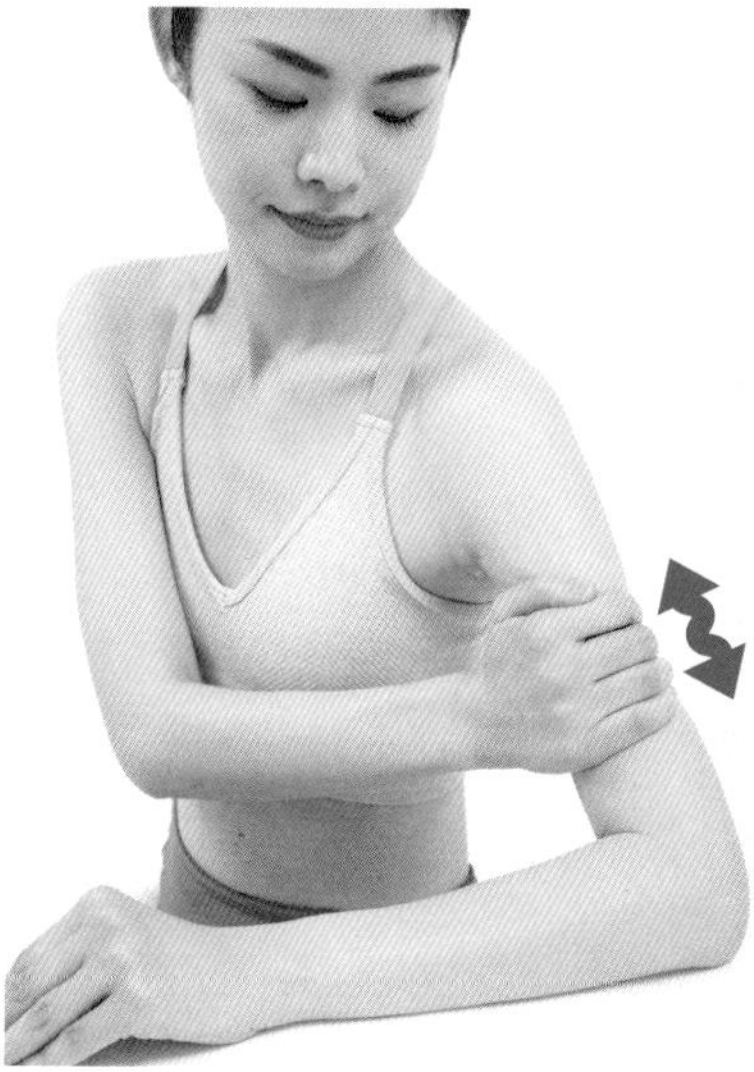

3 握ったまま10往復上下に優しくゆらす

1～3を逆側も同様に行う。

原因筋 2 大胸筋《だいきょうきん》

大胸筋をゆるめると、肩甲骨が前に引っ張られず、正常な位置に戻ります。すると肩の負担がなくなり、ラク～になるのです。

拡大

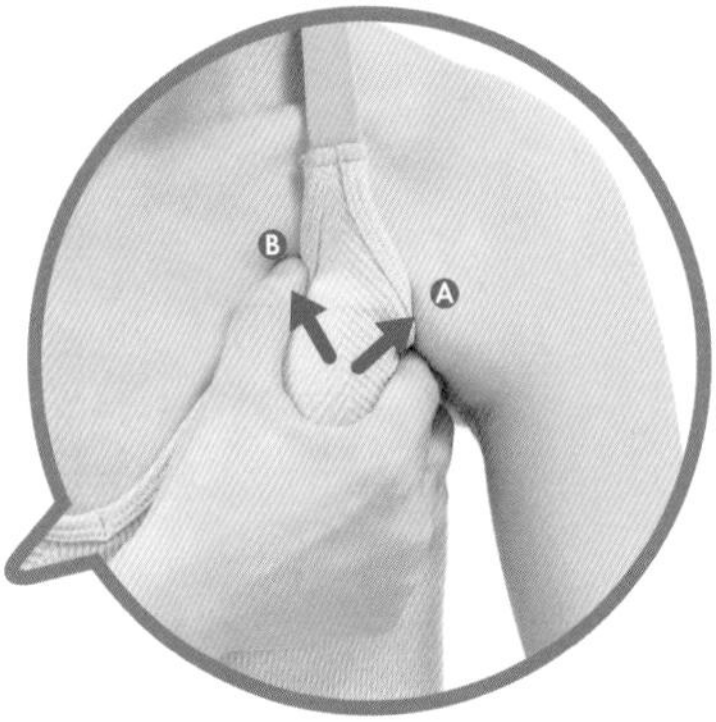

筋コリチェック

わきから鎖骨の間を、人差指から薬指で上から強く押し込み、グリグリと刺激。コリコリ感と痛みがあれば大胸筋が緊張。

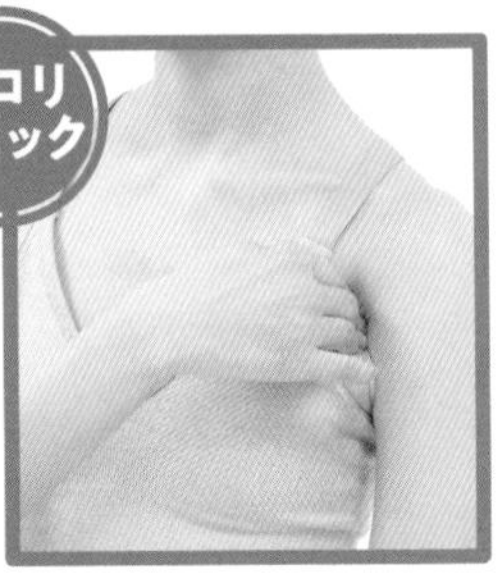

準備

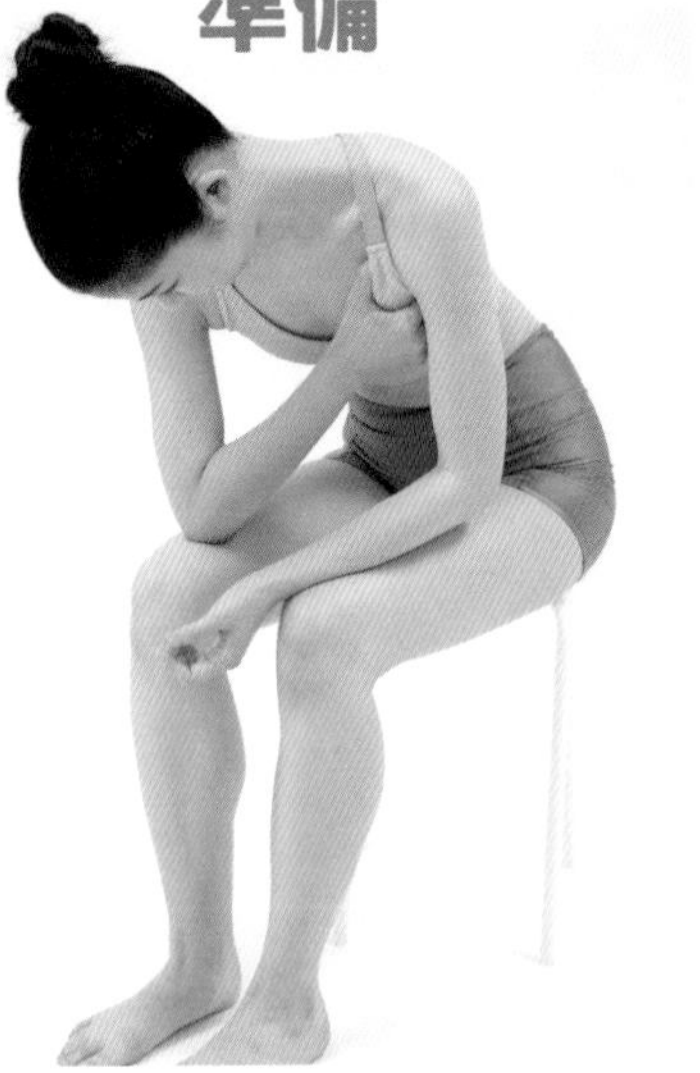

イスに座り、上体を前に倒して、左ひじを左の太ももの上に置く。右の人差指から小指を左わきに差し込む。

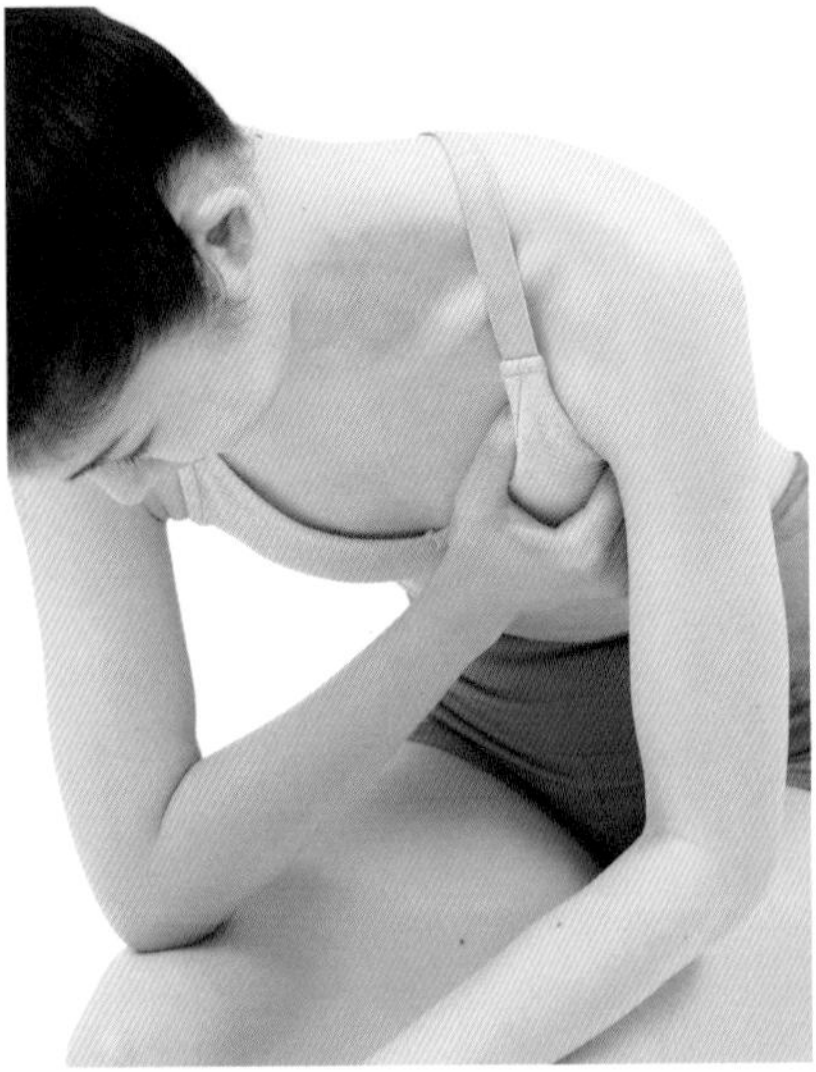

1 わきの前側の筋肉を右手で優しくつかむ

ペアでリセット

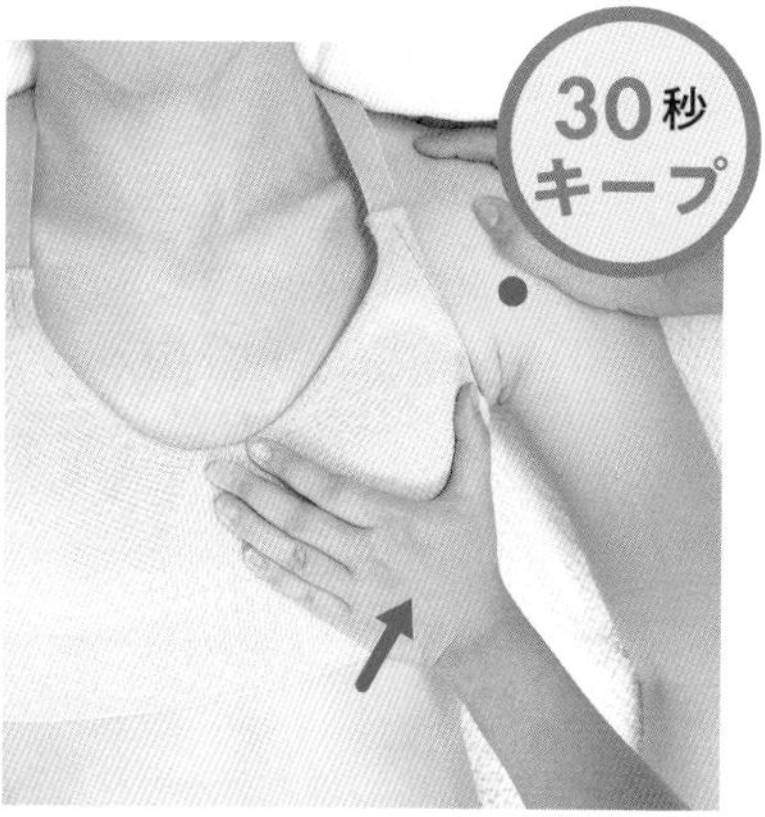

右手であお向けになった相手の肩を固定。左手で、胸を下から支え、乳房を肩の方向に向けてスライド。30秒キープ。手を放し、今度はわき前の筋肉を優しく挟み、鎖骨の方向へスライド。30秒キープ後、つかんだまま上下に小さくゆらす。逆も同様に。

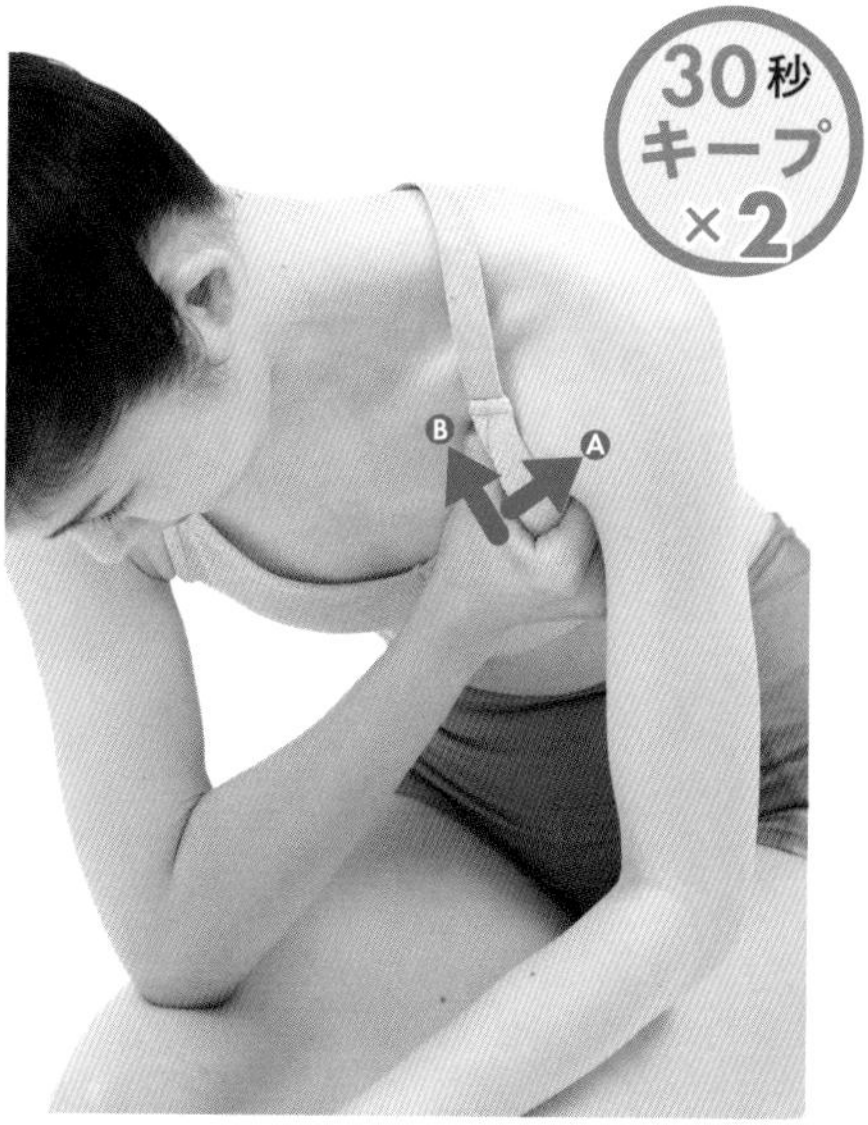

2 肩と鎖骨の真ん中 2方向にスライド

つかんだ筋肉を肩の方向（A）に寄せて30秒キープ。1に戻り、続けて左の鎖骨の真ん中（B）に向かって寄せて30秒キープ。

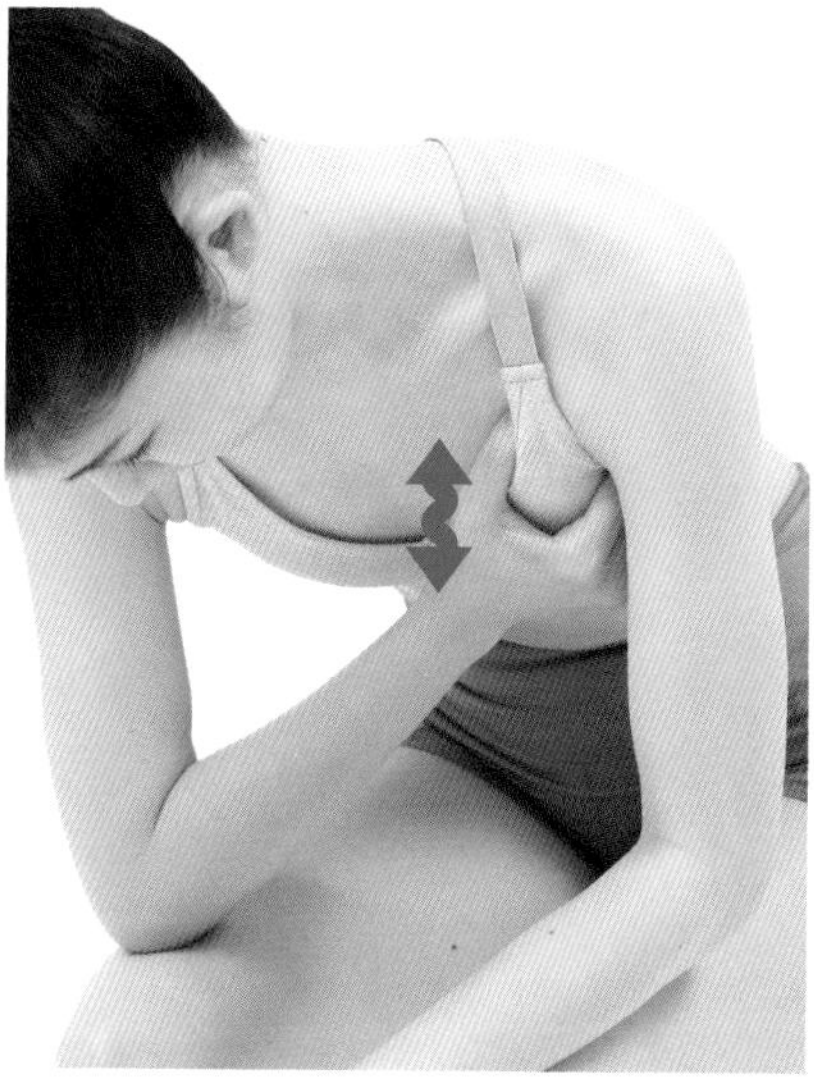

3 つかんだまま10往復 上下にゆらす

1～3を逆側も同様に行う。

原因筋 3 肩甲挙筋《けんこうきょきん》（肩側）

重たいカバンを日々の通勤・通学時に持つ方は、カチコチに固くなりやすい筋肉。P88の首側と一緒にリセットするとなおよし。

筋コリチェック

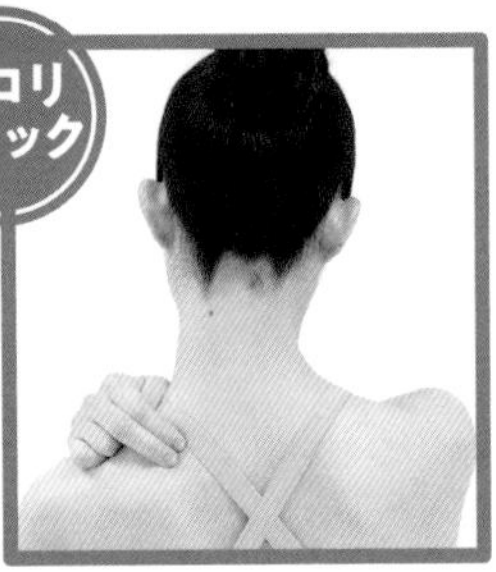

人差指と中指を首と肩のつなぎ目から後ろにのばして、当たった骨の上を指先でグリグリ。痛みがあれば肩甲挙筋が緊張。

準備

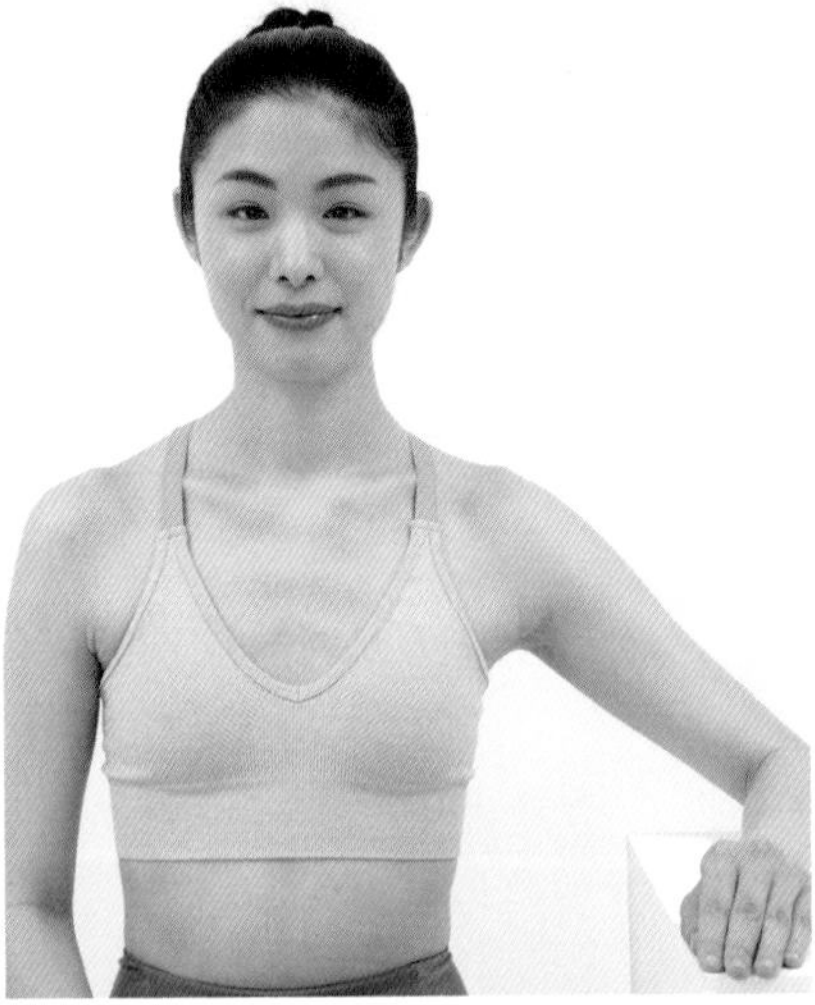

テーブルに左ひじを、やや前に置く。

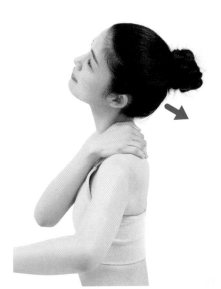

1 右手で左肩をつかみ 頭は左ななめ後ろに倒す

頭を左ななめ後ろに倒し、右手で肩と首との境目あたりをつかむ。筋肉がやわらかくなるようにひじや頭の角度を調整。

ペアでリセット

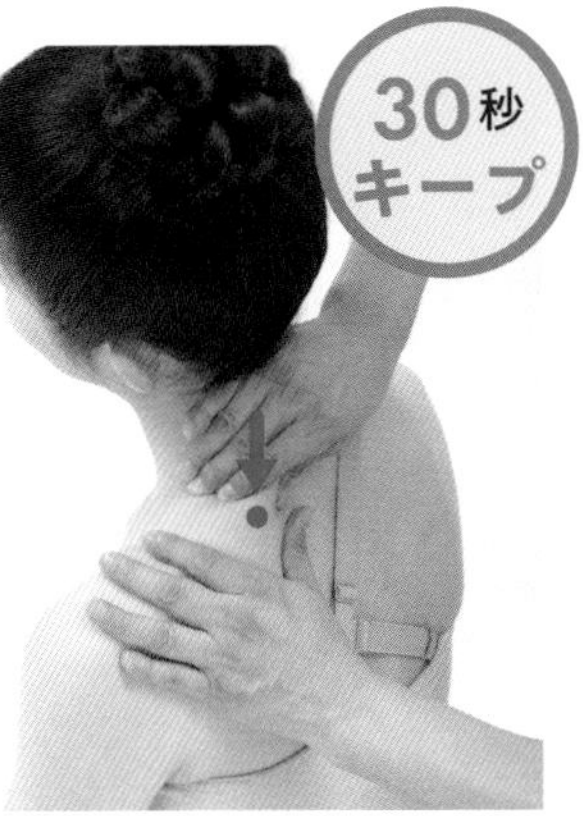

相手のチェックしたポイントから指１本分離れた位置に両手の親指を置く。左手は肩甲骨を固定し右手は筋肉を軽く挟んで持ち上げて、チェックしたポイントに向かってスライドし、30 秒キープ。逆も同様に。

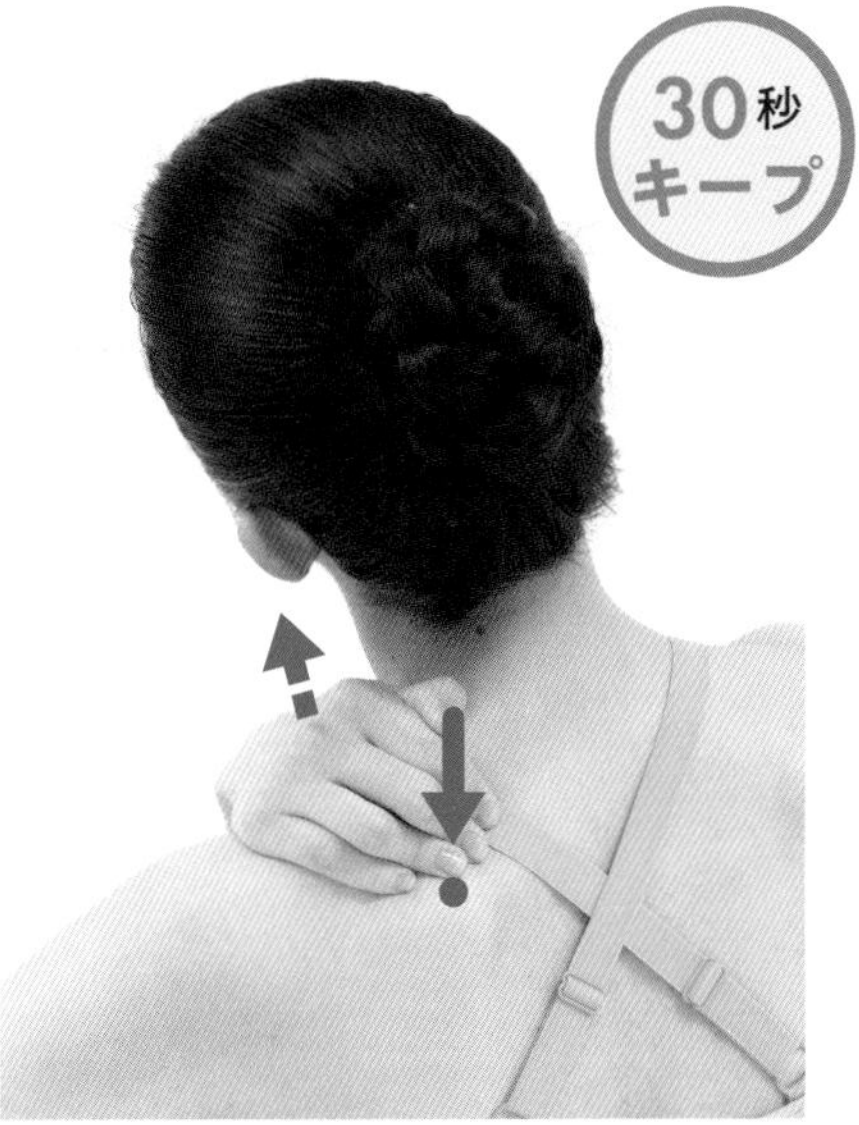

2 持ち上げた筋肉を肩甲骨に向かって寄せる

右手で左の肩と首の筋肉を骨から引きはがす（浮かせる）イメージで軽く持ち上げる。肩甲骨の方へ筋肉を寄せる。30 秒キープ。

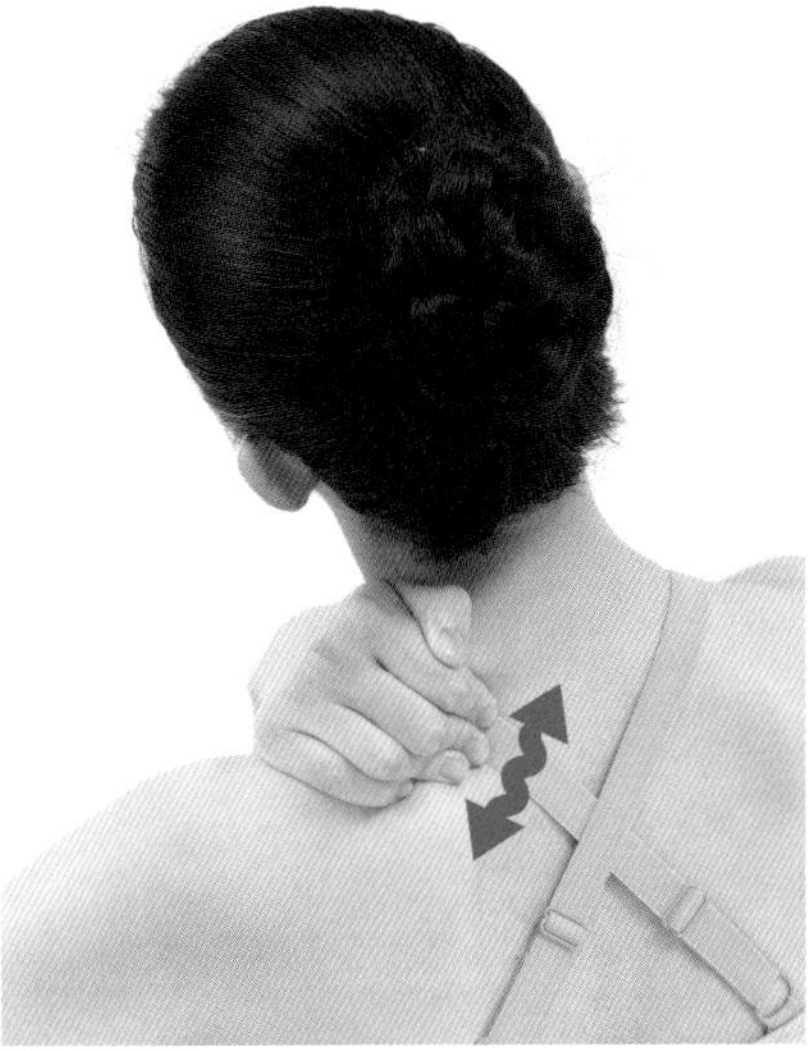

3 つかんだまま10往復左右にゆらす

1 ～ 3 を逆側も同様に行う。

頭痛

ツラい緊張性頭痛は
頭をふわぁぁっとゆるめて解決

頭痛にはさまざまなタイプがありますが、マッスルリセッティングが効果的なのは、緊張性頭痛。頭痛の8割を占める筋肉の緊張による頭痛で、締め付けられるような痛みを感じる人もいれば、重たい・突っ張っているという軽い症状の人もいます。

緊張性頭痛の解消には主に、僧帽筋（P56～、P60～を参照）と帽状腱膜、側頭筋のリセットが効果的です。

帽状腱膜は、頭蓋骨を覆うようにある腱の膜。眉間にシワが寄ったり目を酷使したりで、緊張し固くなります。側頭筋は頭の横にある筋肉で、食いしばりによって硬直。ともに筋肉が緊張すると、頭蓋骨との間に走るたくさんの血管と神経をギューッと圧迫。血のめぐりが悪化し、頭痛を引き起こします。

しかも帽状腱膜は、筋膜でつながる僧帽筋や胸鎖乳突筋の緊張から受ける影響も大。ですから、首肩のコリと頭痛の両方に悩む方が多いのです。

また、就寝時も無意識に食いしばりが強くなれば、側頭筋は24時間、緊張状態になってしまいます。気になる人は、頭痛がするときだけでなく、朝の起床時もリセットすることをおすすめします。

その他、このリセットも効く！

- 僧帽筋（P56～57、P60～61）
- 頭板状筋（P82～P83）
- 斜角筋（P86～P87）
- 胸鎖乳突筋（P84～85）

悩みを解決! 頭痛

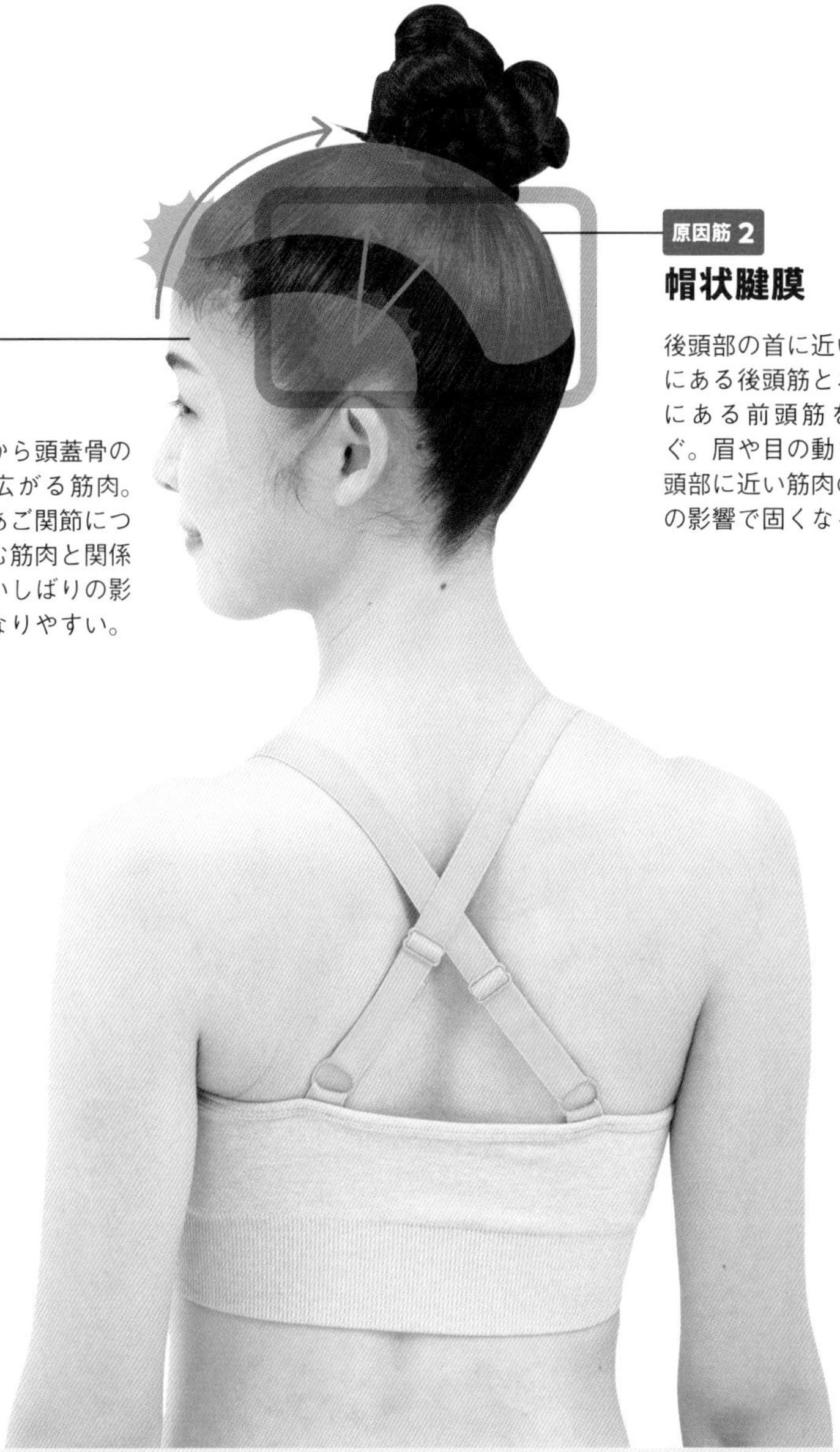

原因筋 1

側頭筋

あご関節から頭蓋骨の側頭部に広がる筋肉。下あごとあご関節につながる噛む筋肉と関係が深く食いしばりの影響で固くなりやすい。

原因筋 2

帽状腱膜

後頭部の首に近い位置にある後頭筋とおでこにある前頭筋をつなぐ。眉や目の動きや後頭部に近い筋肉の緊張の影響で固くなる。

記号の意味 → 痛みの経路　緊張エリア　リセットポイント　筋肉のエリア

原因筋 1 側《そく》頭《とう》筋《きん》

キープ中は目をつぶり、すべての情報をシャットダウン。ふわぁぁっという感覚とともに頭の締め付けが消えていきます。

拡大

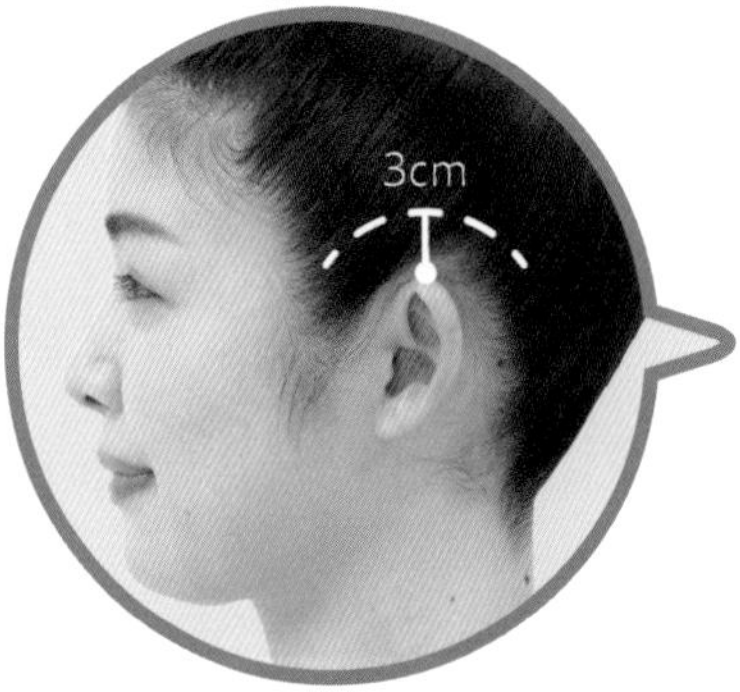

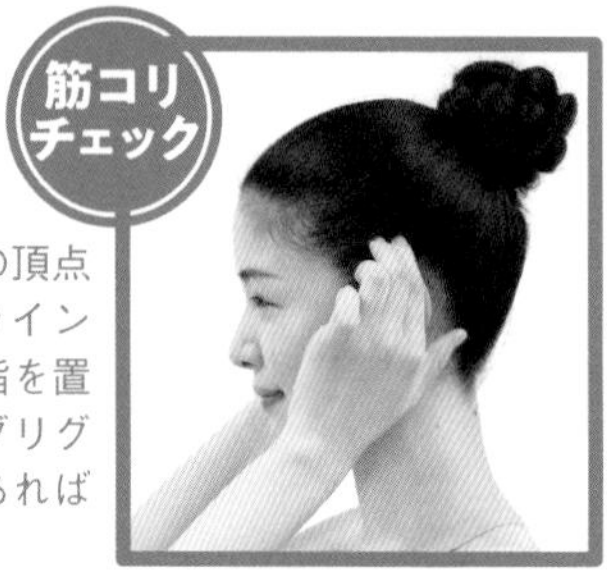

両手で両方の耳の頂点から上3cmのラインに人差指から薬指を置いて上下に強くグリグリ刺激。痛みがあれば側頭筋が緊張。

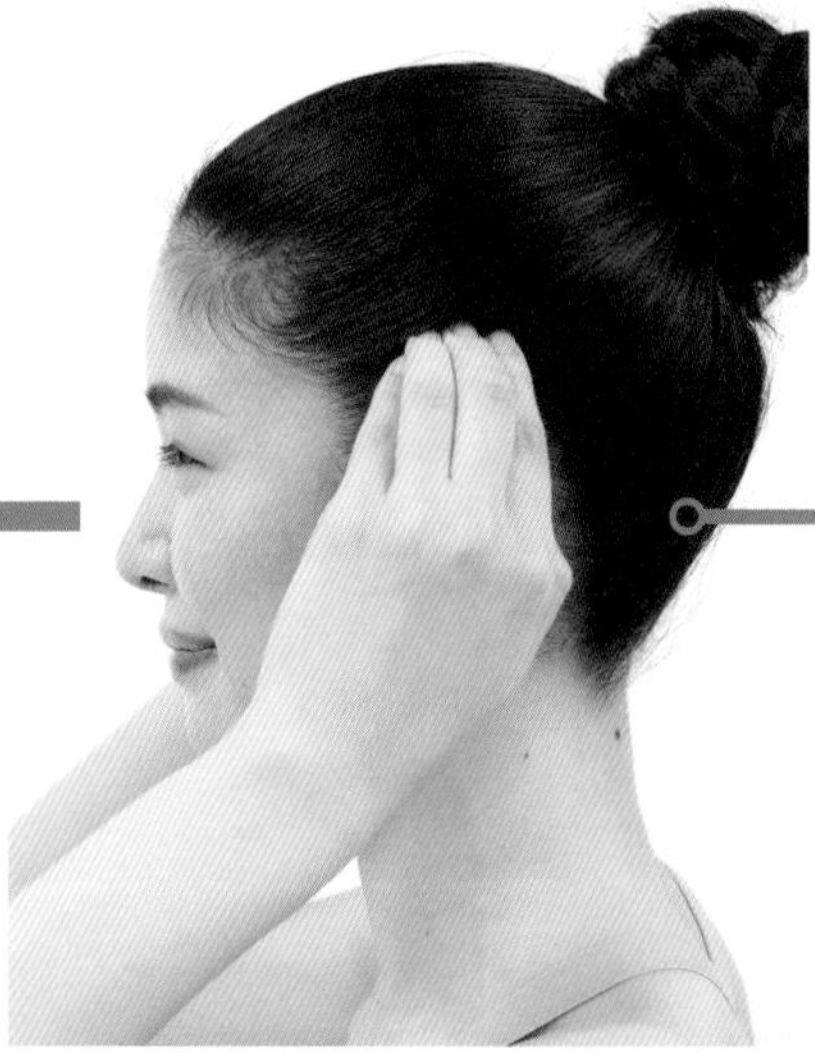

前

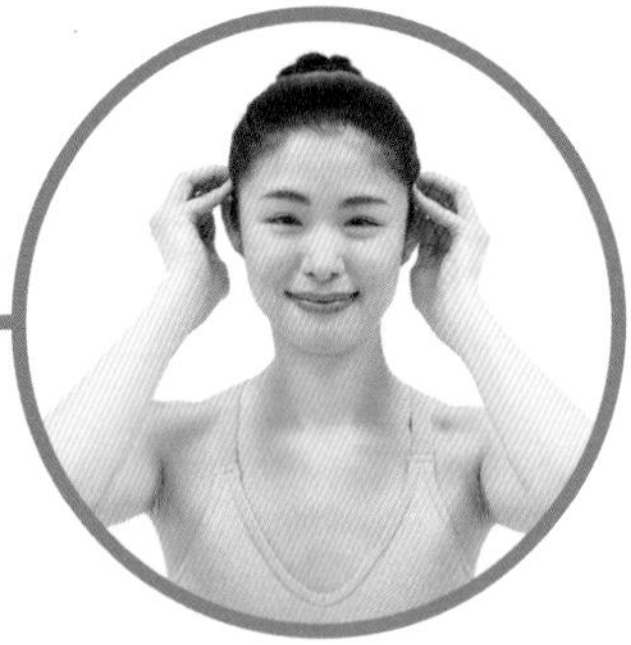

1 人差指から小指を耳の上につける

イスに座り、両手の人差指から小指を耳の上に置く。親指は耳の後ろ、後頭部の自然な位置で軽く押さえる。

ペアでリセット

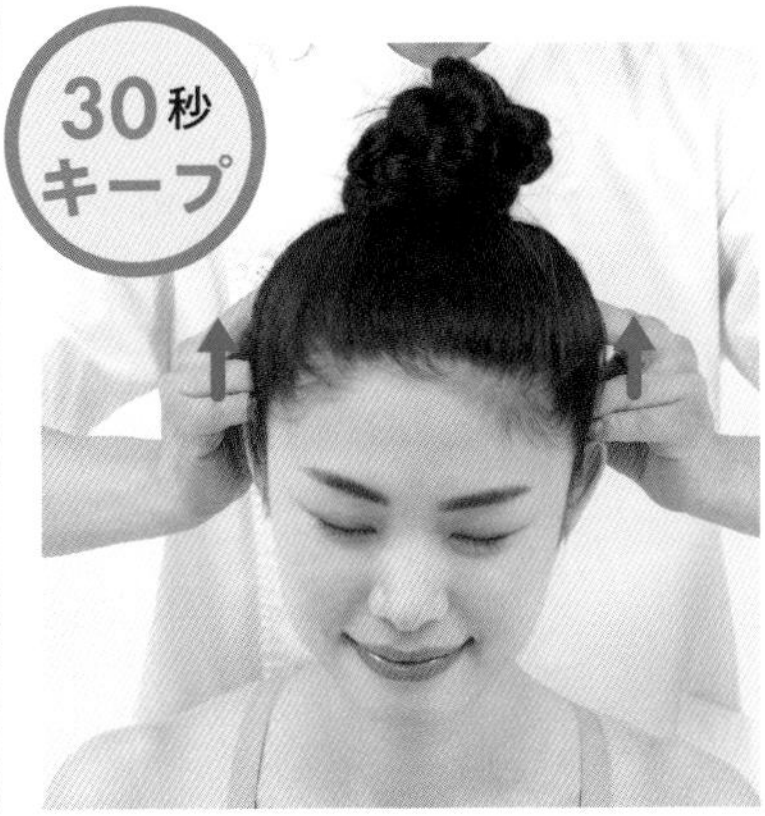

イスに座った相手の左右の耳の上に、両手の人差指から小指を置く。親指は耳の後ろで後頭部を軽く押さえる。頭皮をふわっと持ち上げるように、頭頂部に向かってスライド。30 秒キープ後、指先で上下に小さくゆらす。

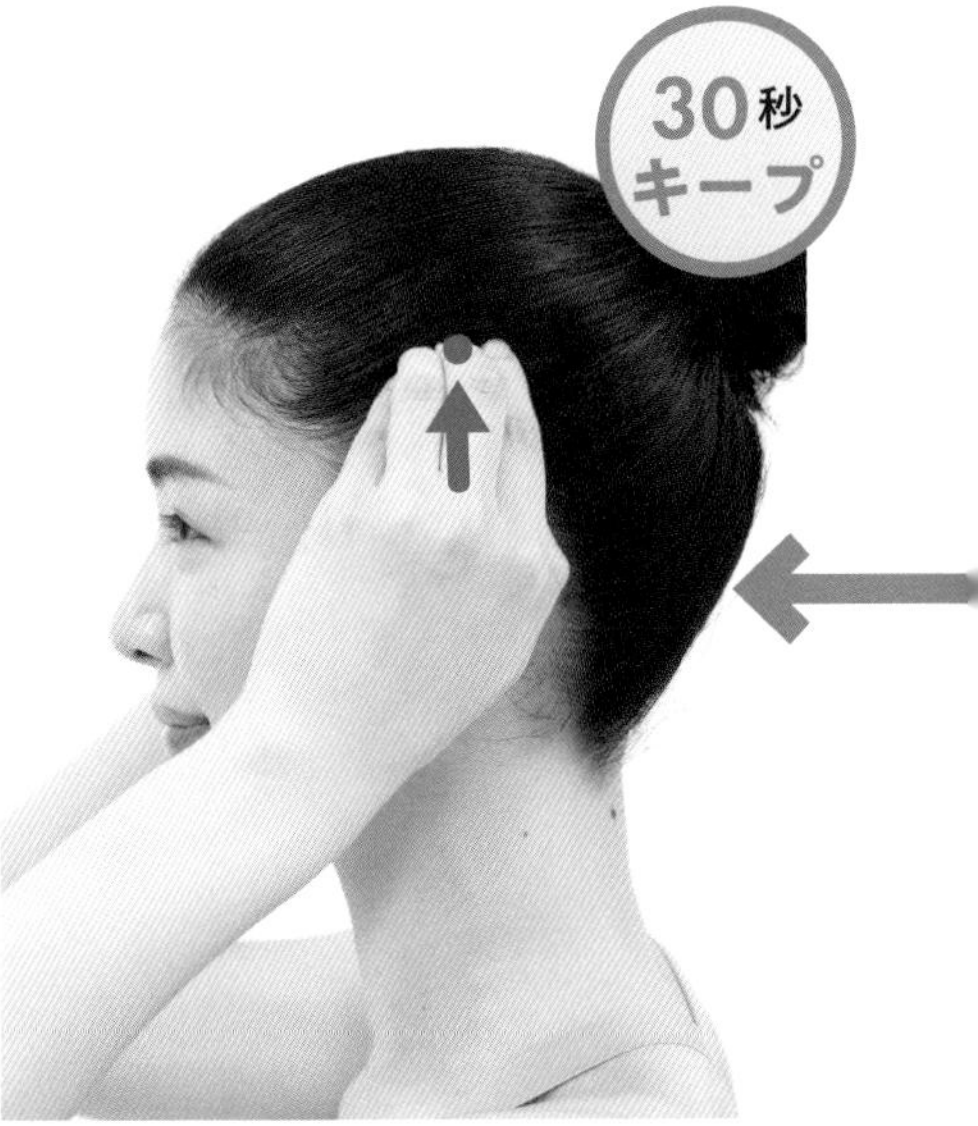

2 指の腹で耳上の筋肉を頭頂に向かってスライド

頭皮を頭頂部に向かってスライドし、30 秒キープ。この際、頭蓋骨を押すのではなく、頭皮をふわっと持ち上げるイメージで行う。

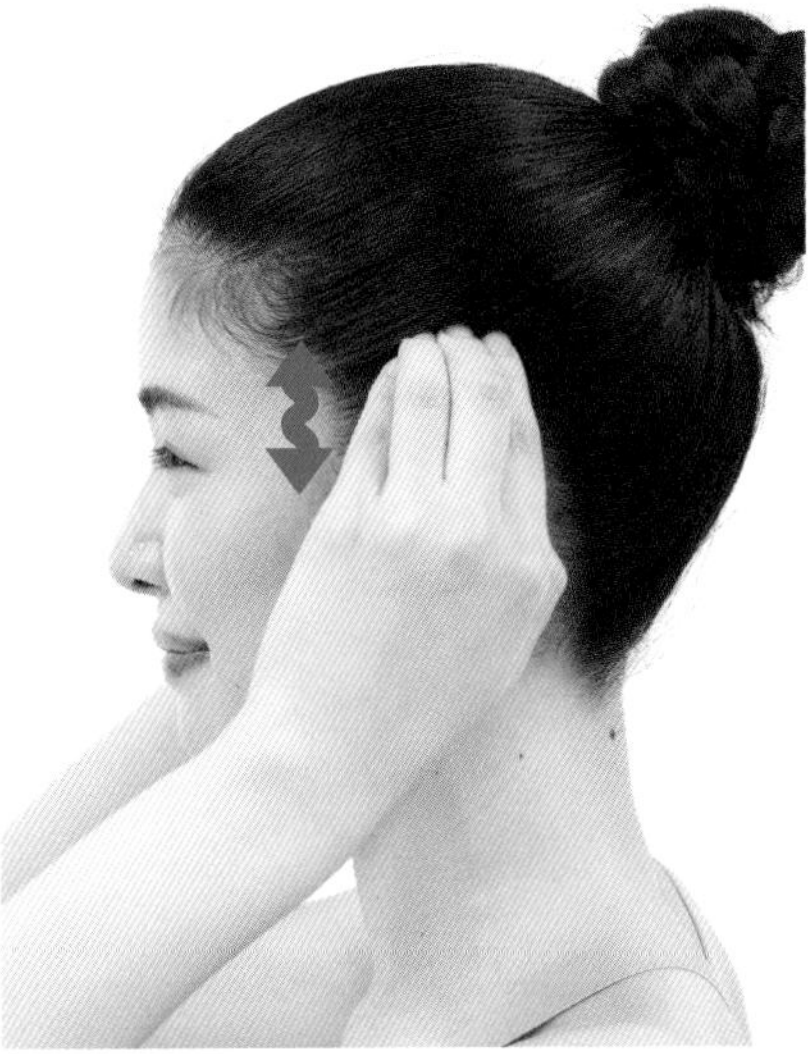

3 頭皮を指の腹で10往復上下に優しくゆらす

原因筋 2 帽状腱膜《ぼうじょうけんまく》

目を酷使したり、頭の位置が前に出ると、緊張が高まる帽状腱膜。デスクワークの合間に行って頭をスッキリさせましょう。

筋コリチェック

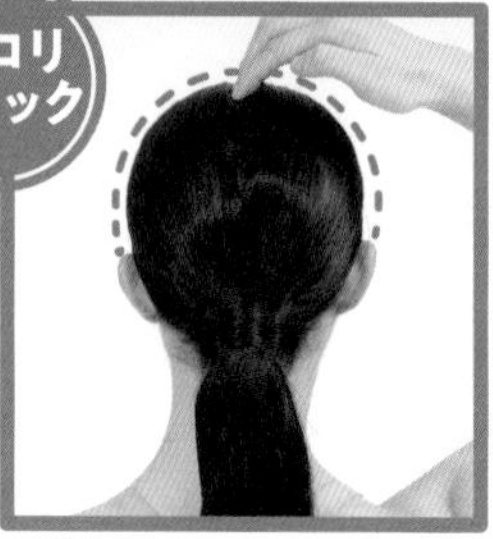

左右の耳の頂点を結んだ線上の頭頂部あたりを、人差指と中指で上から強く押して前後左右にグリグリ刺激。痛みがあれば帽状腱膜が緊張。

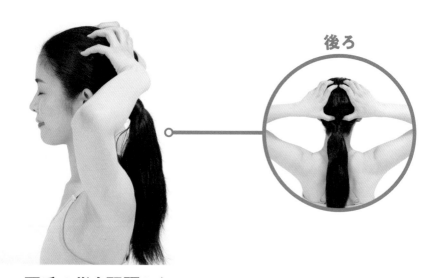

後ろ

1 両手の指を頭頂から後頭部につける

両手を後頭部に回す。人差指から小指を頭頂に置き、親指は後頭部と首の境目の自然な位置に置いて軽く押さえる。

ペアでリセット

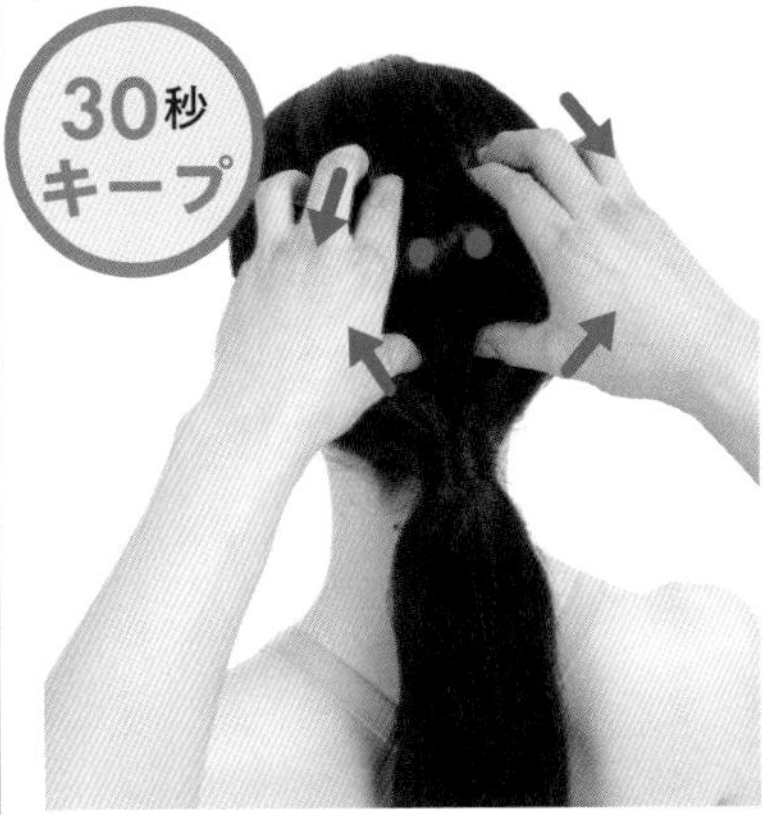

イスに座った相手の後頭部に両手の人差指から小指を頭の上部、親指は後頭部と首の境目あたりに置いて軽く押さえる。両手の5本指の腹で、頭皮を後ろななめ上に向かって優しく持ち上げるようにスライドし、30秒キープ。その後、指の腹で上下に小さくゆらす。

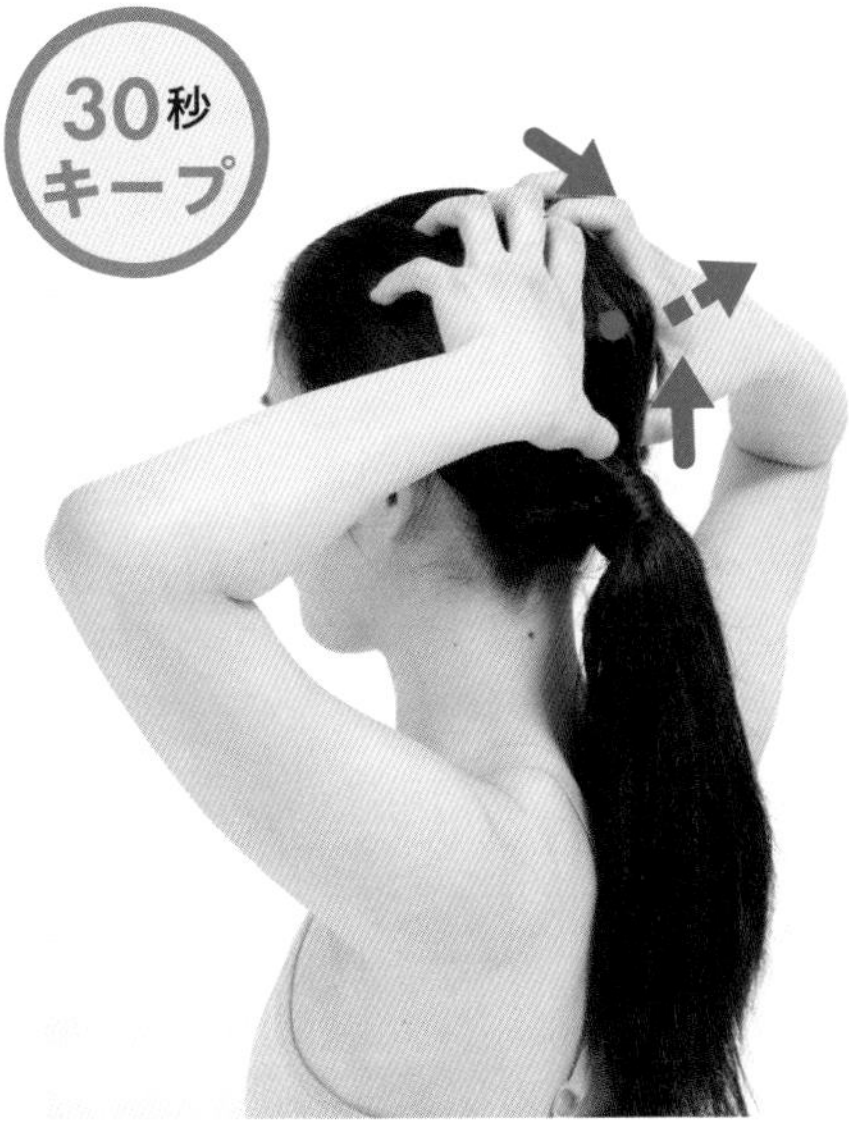

2 頭皮を後ろななめ上に向かってスライド

両手の5本指の腹で、頭皮を後ろななめ上に優しく持ち上げて、30秒キープ。頭皮を頭蓋骨から引きはがすイメージで行う。

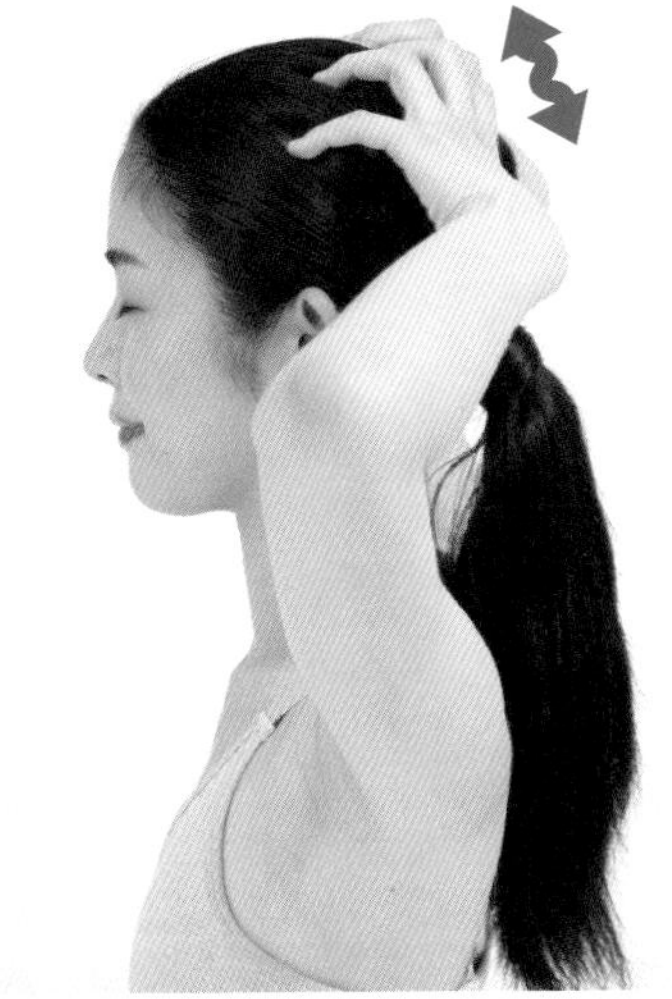

3 頭皮を指の腹で10往復上下に優しくゆらす

四十肩・五十肩

腕が後ろに回らない痛みには
ろっ骨とひじをリセット

別名、四十肩・五十肩と言われる肩関節周囲炎。肩周囲の筋力低下などで炎症を起こすと、痛みが強く出て腕を伸ばせなくなります。

すると、「痛い」→「動かさない」→「筋肉が固まりますます動かなくなる」という負のループに突入。これが痛みを長引かせます。

回復するには、筋肉を元気にすることが第一です。

あまり言われていませんが、肩をぐるりと覆う三角筋《さんかくきん》のケアも大事です。また、胸が縮こまり肩の位置が前に出ている人は、二の腕の裏側にある上腕三頭筋《じょうわんさんとうきん》の緊張に要注意。筋コリチェックをすると飛び上がるほど痛がる人もいます。

五十肩・四十肩になると、皆腕が上がらないことを心配しますが、実は痛みが残りやすいのは「腕を後ろに回す」とき。ブラジャーやエプロンをつける、トイレでパンツを上げるといった動作が難しく、生活に支障をきたします。これらの症状には前鋸筋《ぜんきょきん》と腕橈《わんとう》骨筋《こっきん》のリセットが効果的です。

パソコンやマウスを長時間操作する人、文字をよく書くなど腕を酷使する人、逆に腕を上げる機会がほとんどない人は、マッスルリセッティングがよい予防になります。

その他、このリセットも効く!

- 僧帽筋（P56〜57、P60〜61）
- 広背筋（P64〜65）
- 上腕二頭筋（P92〜93）
- 大胸筋（P94〜95）
- 側頭筋（P100〜101）

悩みを解決! 四十肩・五十肩

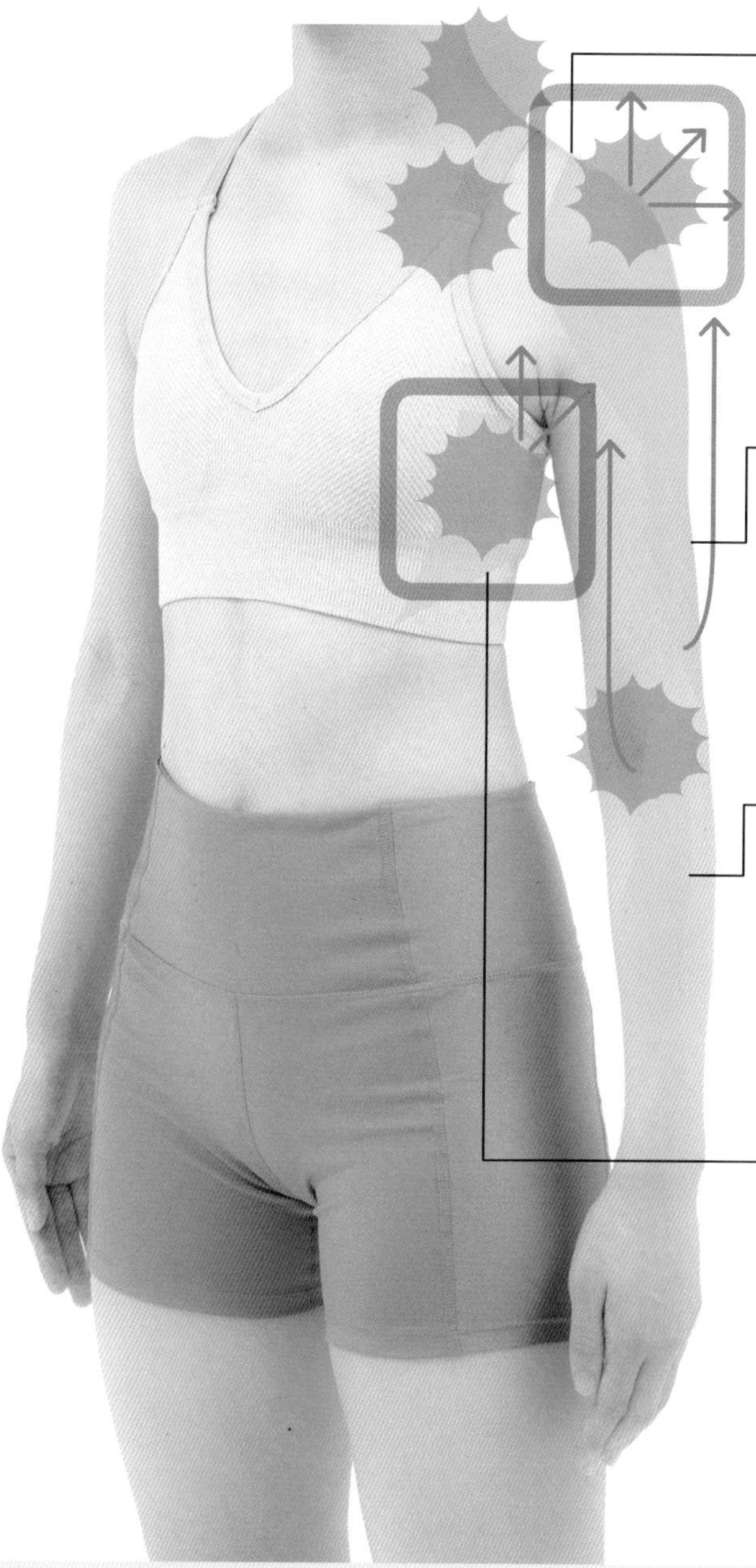

原因筋 1

三角筋

肩の先端、肩峰をぐるりと包む筋肉で、肩関節を安定させるために働く。

原因筋 3

上腕三頭筋

二の腕の裏側にある筋肉。肩甲骨と関係し、肩の位置が前に出ると緊張して痛みが出やすい。

原因筋 2

腕橈骨筋

ひじの外側から手首の親指につながる筋肉。ひじを回す際に働き、固くなると腕を後ろに回せなくなる。

原因筋 4

前鋸筋

ろっ骨のサイド、脇の下から肩甲骨につながる筋肉。緊張して縮こまり固くなると、腕が後ろに回らなくなったり、呼吸が浅くなったりする。

記号の意味 → 痛みの経路　緊張エリア　リセットポイント　筋肉のエリア

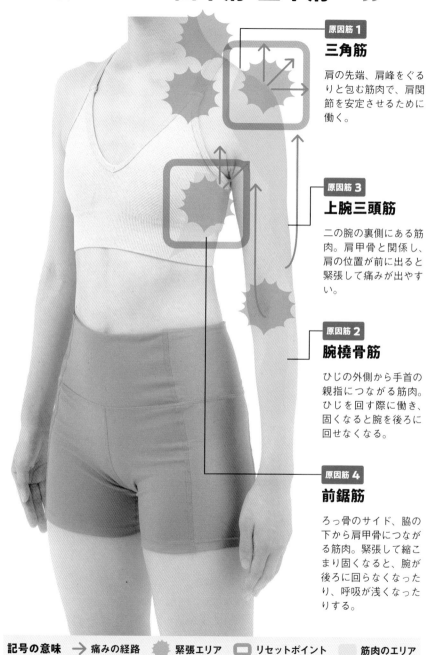

原因筋 1 三角筋《さんかくきん》

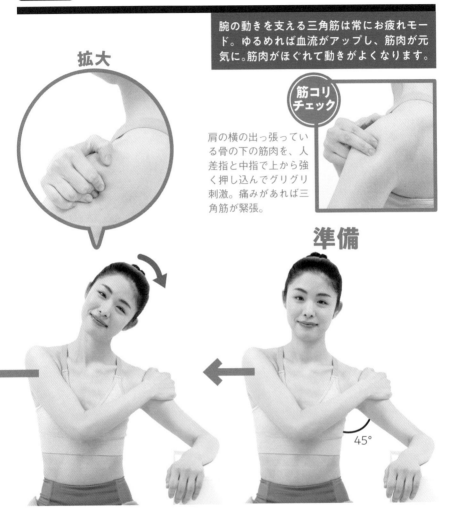

腕の動きを支える三角筋は常にお疲れモード。ゆるめれば血流がアップし、筋肉が元気に。筋肉がほぐれて動きがよくなります。

拡大

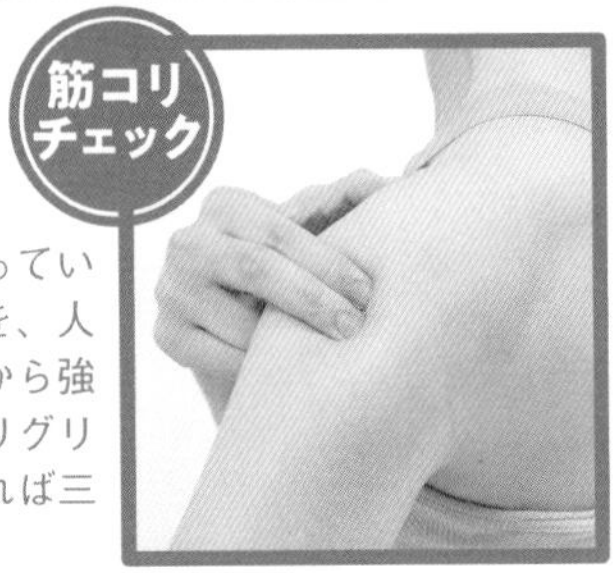

肩の横の出っ張っている骨の下の筋肉を、人差指と中指で上から強く押し込んでグリグリ刺激。痛みがあれば三角筋が緊張。

準備

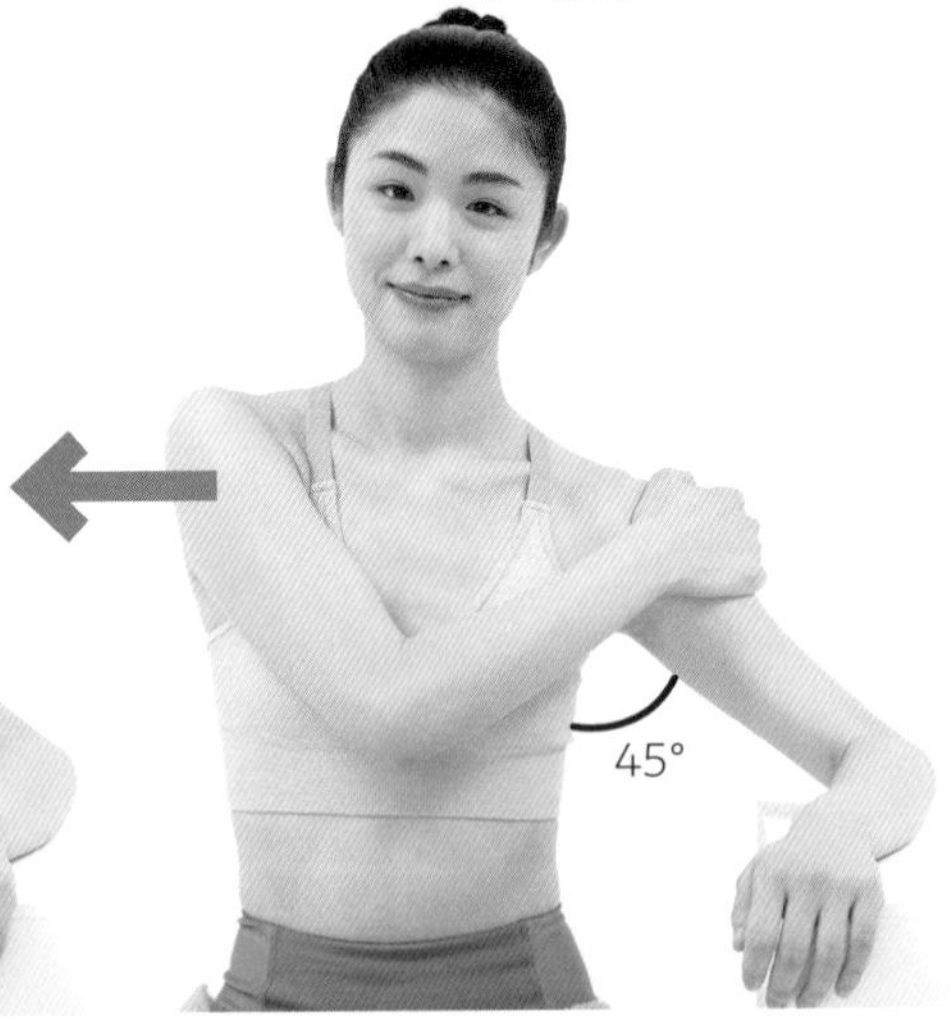

テーブルに左のひじ下を置き、ひじを軽く曲げる。右手で左肩の丸みの下をつかむ。わきを 45° 程度開くと筋肉がゆるみやすい。

1 頭を左に少し倒し つかんだ筋肉を持ち上げる

頭を左に少し倒す。右手で肩の下の筋肉を包み込むようにつかみ、骨から引きはがす（浮かせる）イメージで、軽く持ち上げる。

ペアでリセット

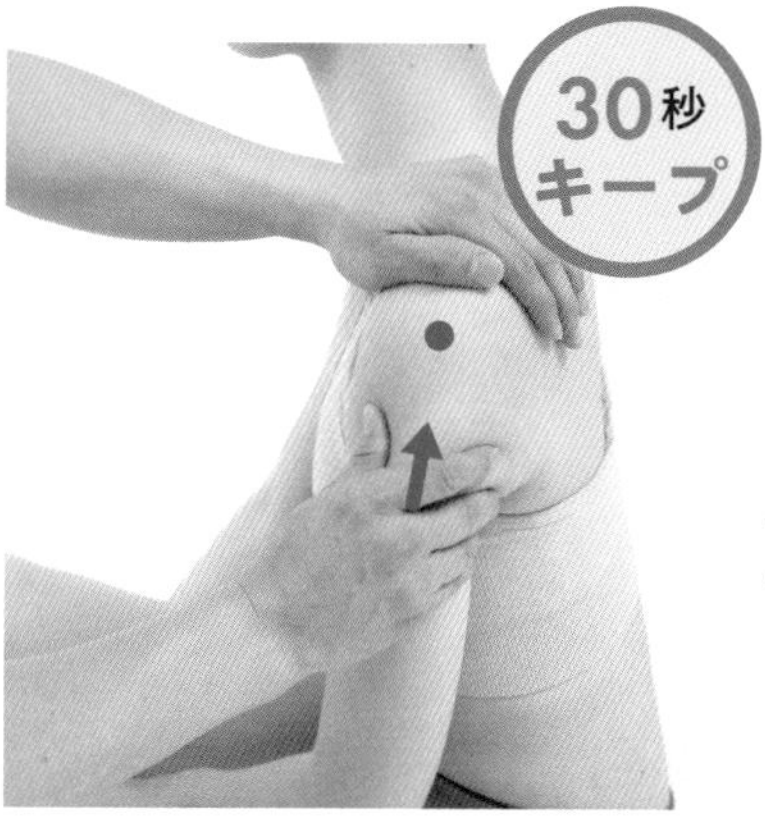

座った相手の、左手は肩の上を、右手は肩の丸みの下の筋肉を優しくつかむ。右手で筋肉を骨から引きはがす（浮かせる）イメージで、そっと持ち上げながら、肩の方向にスライドさせる。30 秒キープ。その後、つかんだまま少しゆらす。逆も同様に。

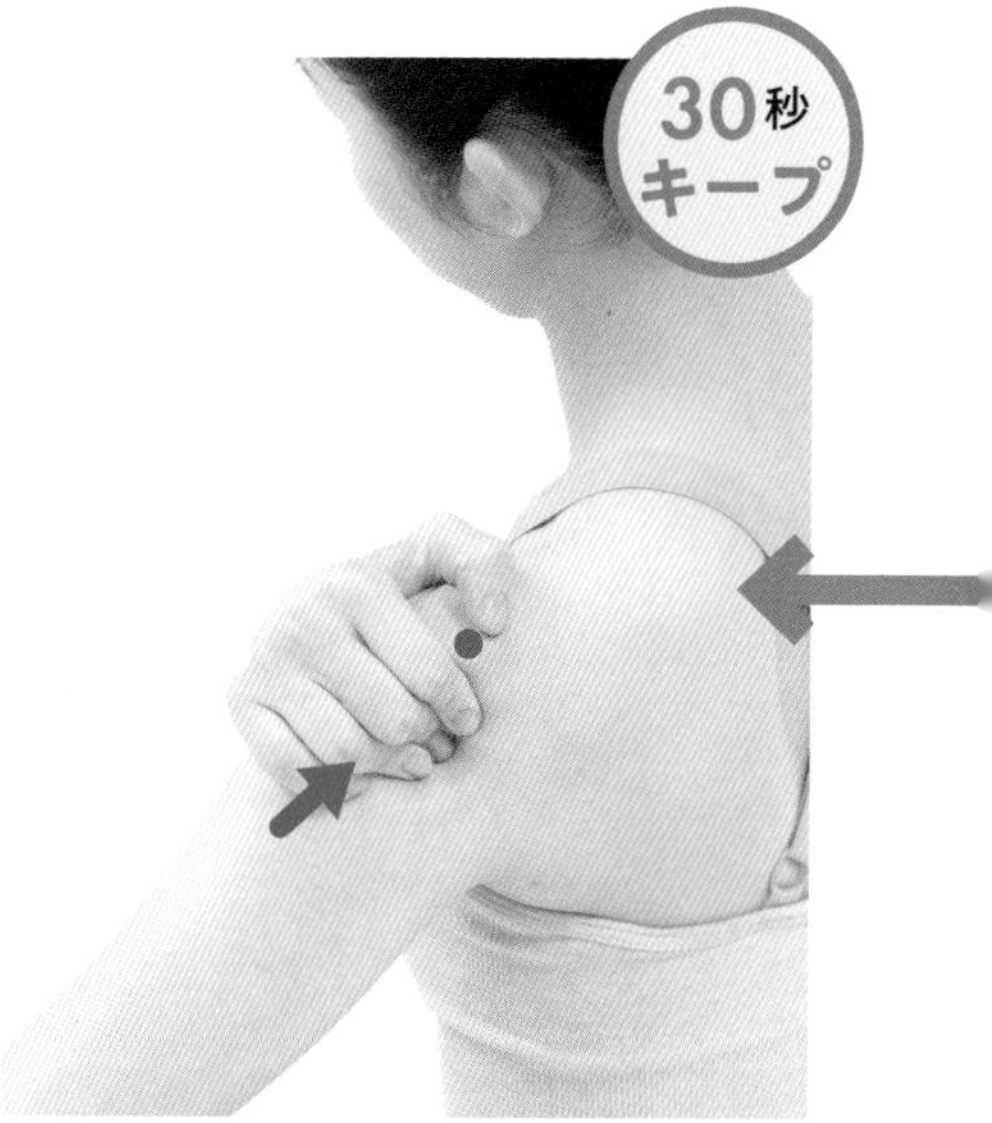

2 持ち上げた筋肉を肩に向かってスライド

筋肉を持ち上げたまま肩の方向にスライドさせて、寄せる。30 秒キープ。

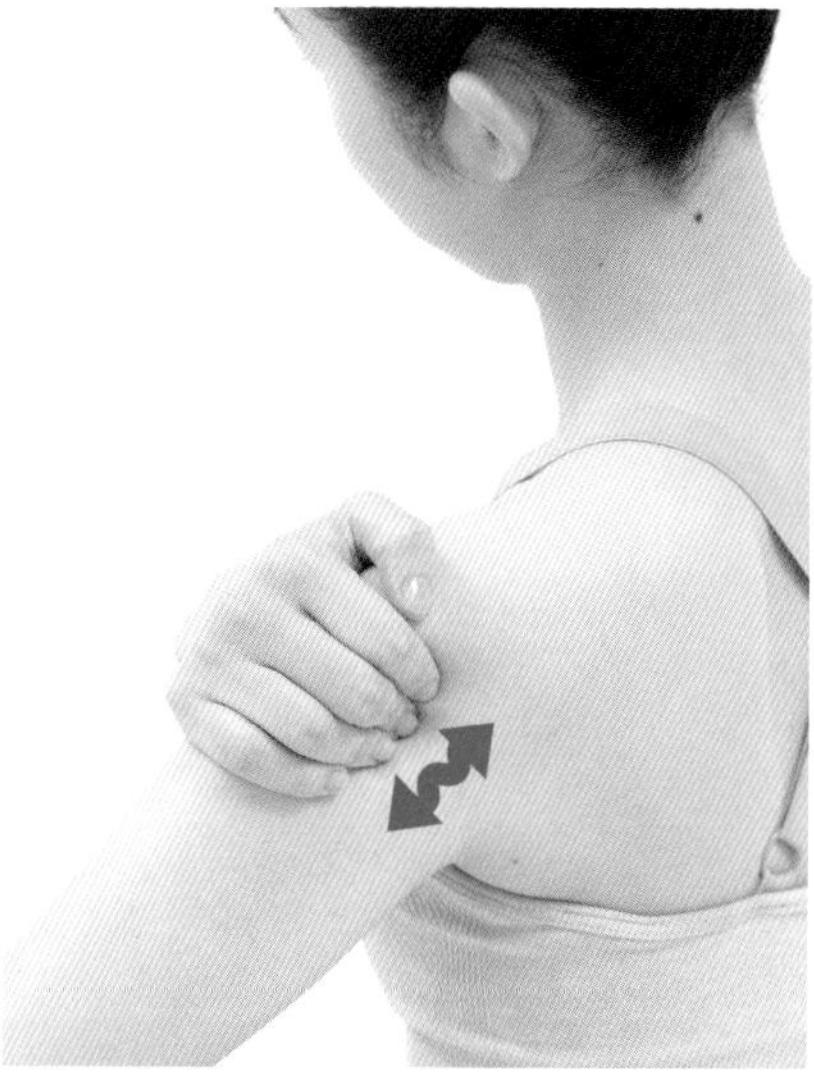

3 筋肉を持ち上げたまま10往復上下に優しくゆらす

1 ～ 3 を逆側も同様に行う。

原因筋 2

腕橈骨筋《わんとうこつきん》

どちらかというと小さな筋肉ですが、固くなると腕が後ろに回らなくなり、生活に支障をきたします。固まる前のケアが肝心！

筋コリチェック

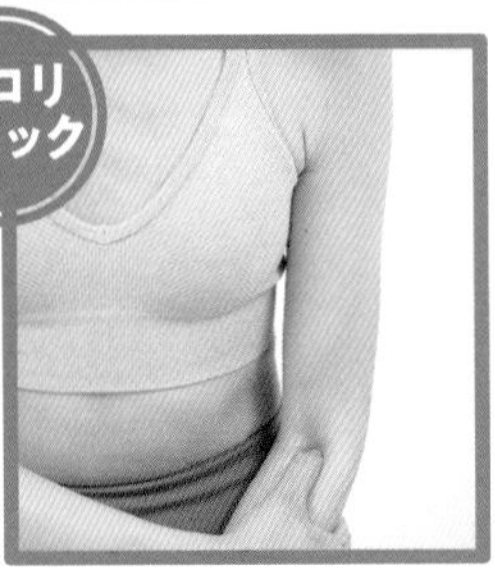

ひじを曲げたときにできる深い横ジワの外側の端から、３cm手の方向に下がったポイントを親指の腹で強く押して左右にグリグリ。痛みがあれば腕橈骨筋が緊張。

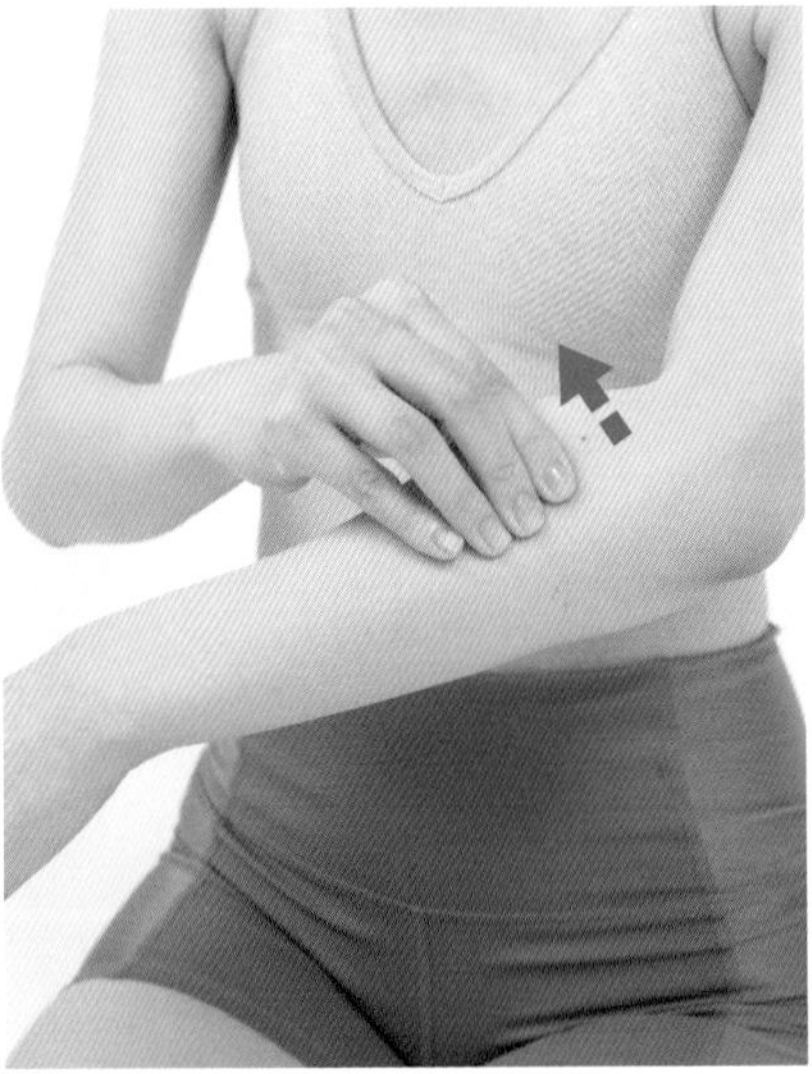

1 ひじ先の筋肉を骨からはがすように持つ

イスに座り、右手で左ひじの先の盛り上がった筋肉を優しく挟み持ち、骨から引きはがす（浮かせる）イメージでそっと内側に引く。

ペアでリセット

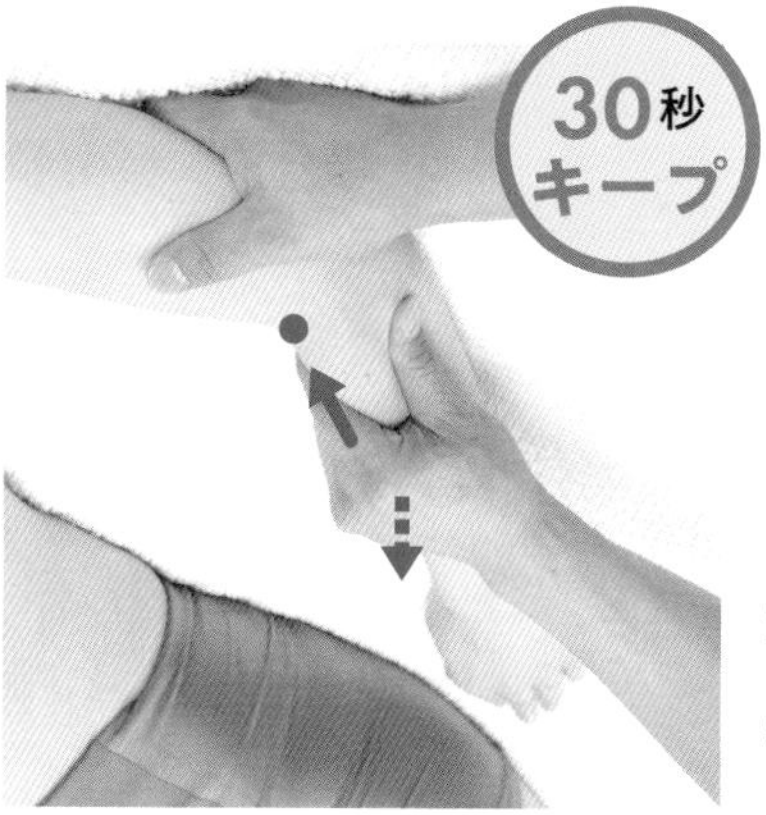

あお向けで寝た相手のひじ上を右手で持ち固定。左手でひじ下内側の筋肉を優しく挟み持ち、ひじのほうへスライドさせて、寄せる。30秒キープ。その後、筋肉を挟んだまま少しゆらす。逆も同様に。

2 持ち上げた筋肉をひじに向かってスライド

筋肉を優しく挟み持ったまま、ひじの方向にスライドさせて、寄せる。30秒キープ。

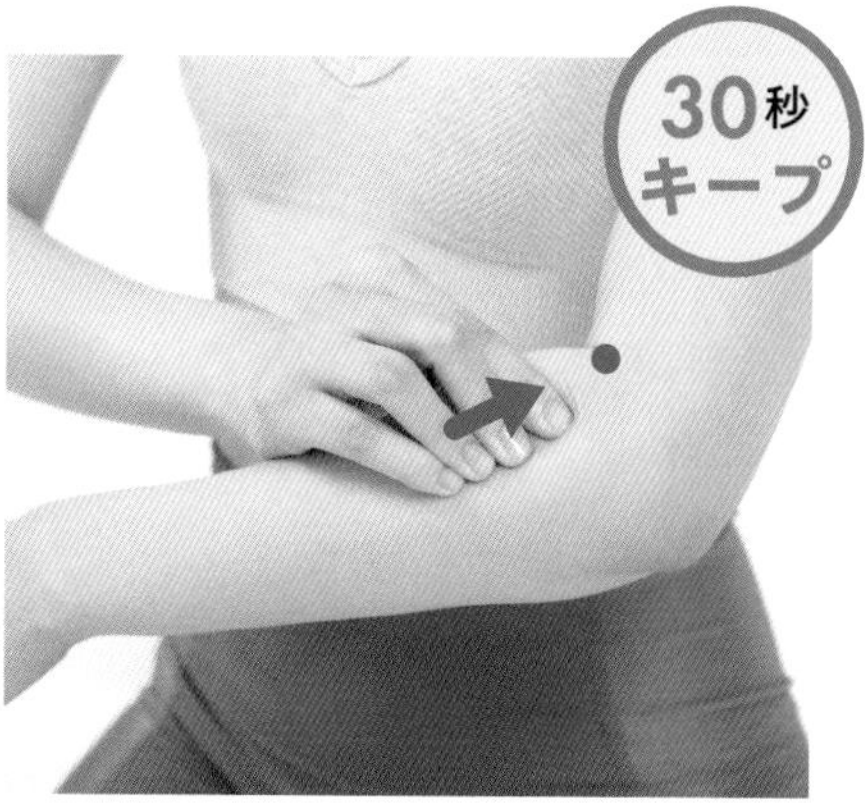

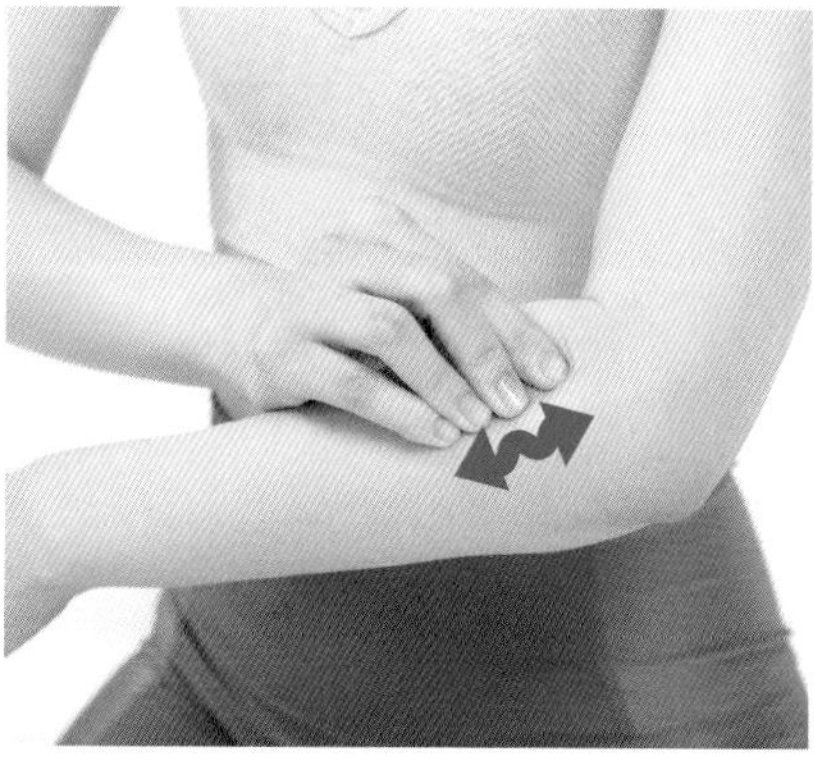

3 筋肉を持ったまま10往復上下に優しくゆらす

1～3を逆側も同様に行う。

四十肩・五十肩

原因筋 3

上《じょう》腕《わん》三《さん》頭《とう》筋《きん》

実は固くなると、四十肩・五十肩だけでなく、二の腕のたるみの原因にもなります。リセットしてシュッとした腕をキープしましょう。

準備

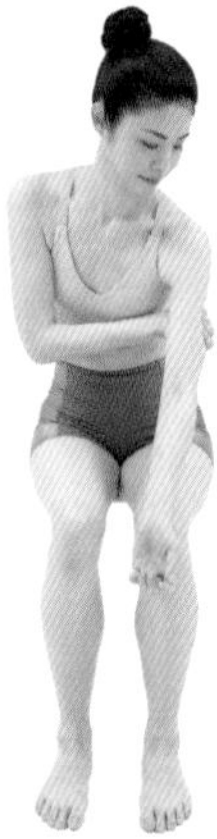

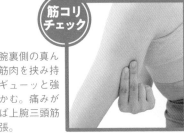

イスに座り、左腕を手のひらを上にして伸ばし、手の甲をひざ辺りに置く。またはテーブルを前にして座り、テーブルに腕を伸ばしてもよい。

筋コリチェック

二の腕裏側の真ん中の筋肉を挟み持ち、ギューッと強くつかむ。痛みがあれば上腕三頭筋が緊張。

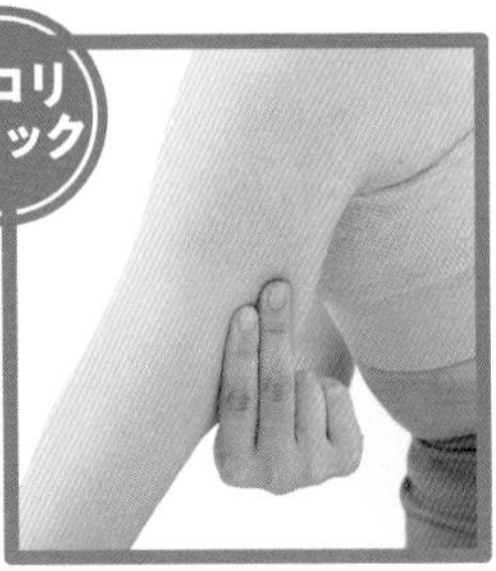

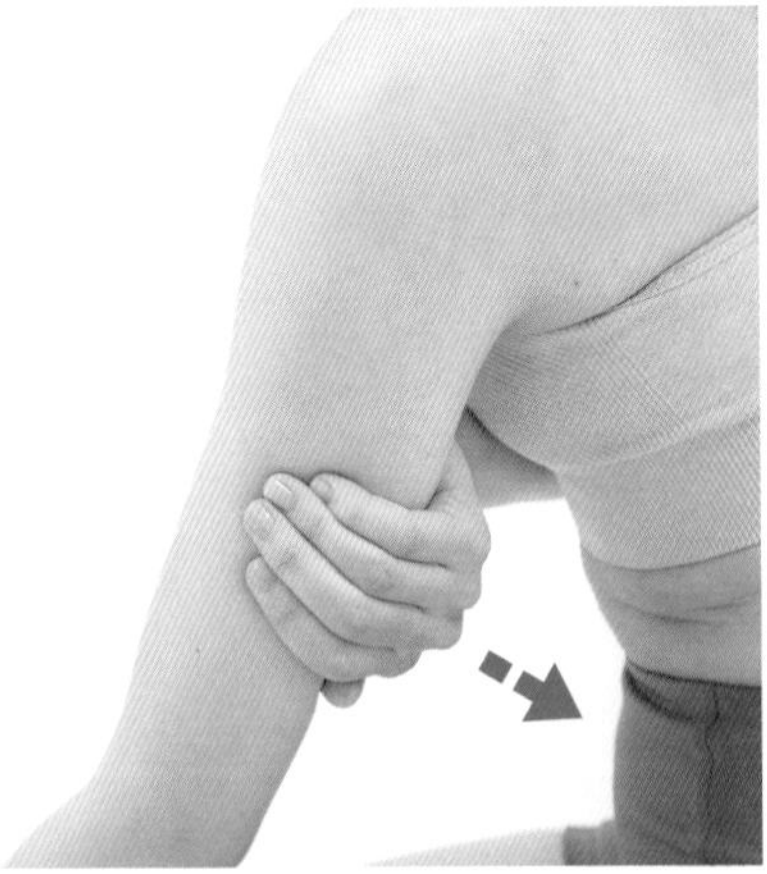

1 二の腕の真ん中を骨からはがすように持つ

右手で左二の腕の裏側真ん中あたりの太い筋肉を優しく挟み持ち、筋肉を骨から引きはがす（浮かせる）イメージでそっとつかむ。

30秒キープ

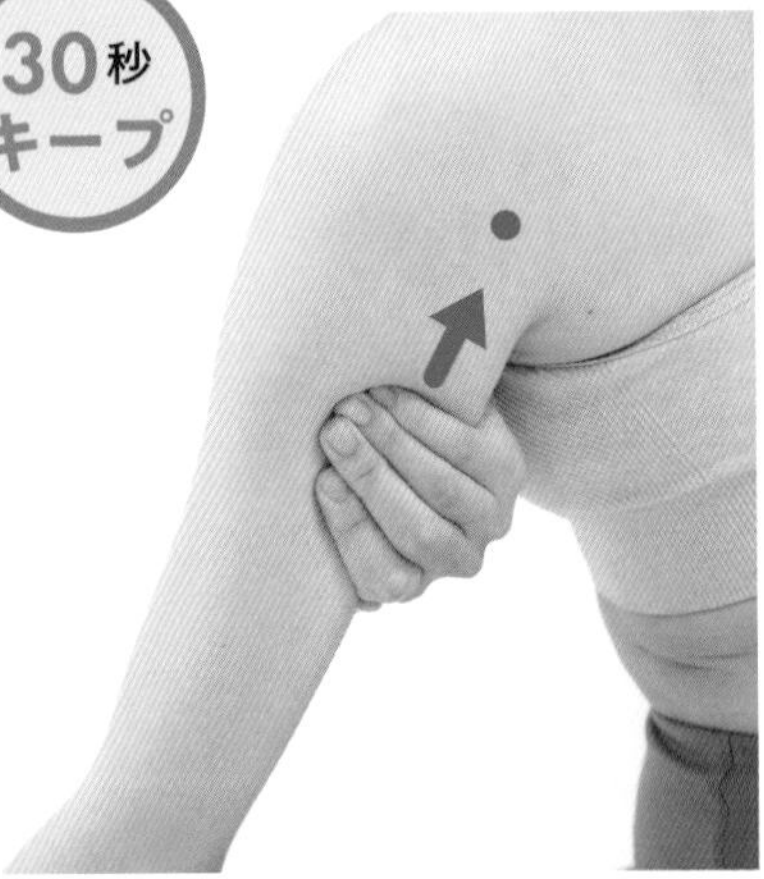

2 持ち上げた筋肉を肩に向かってスライド

筋肉を優しく挟み持ったまま、肩の方向にスライドさせて寄せる。30秒キープ。そのまま、上下に優しく10往復ゆらす。

ペアでリセット

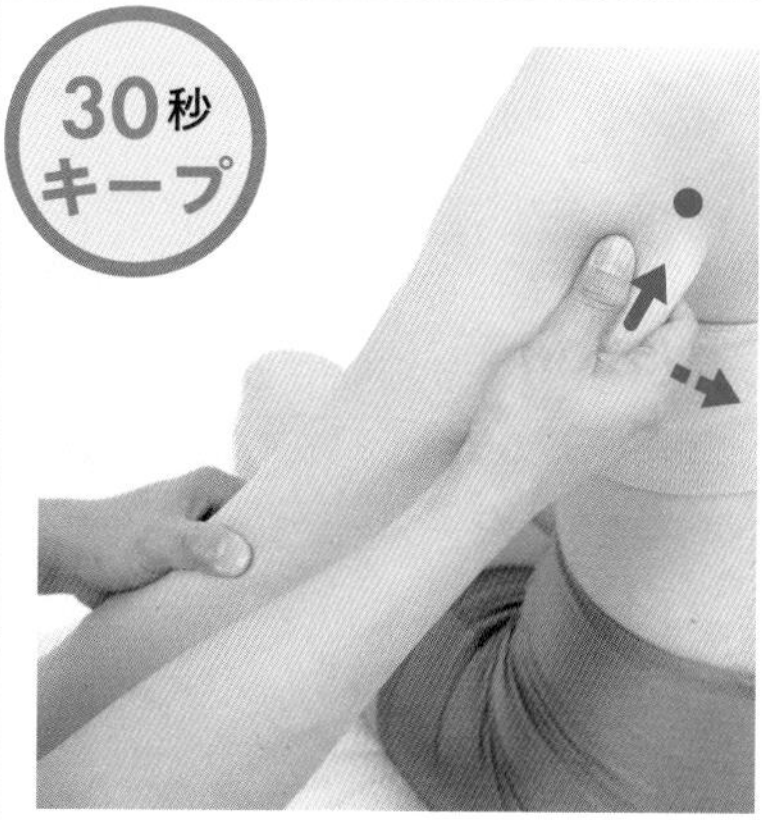

相手の腕を左手でひじの下を支え、右手は二の腕の裏側を優しく挟み持ち、筋肉を骨から引きはがす（浮かせる）イメージでつかむ。肩の方向に寄せて 30 秒キープ。そのまま、上下に優しく 10 往復ゆらす。手の位置をひじ側にずらし、ひじの方向へもスライドさせて同様に行う。逆も同様に。

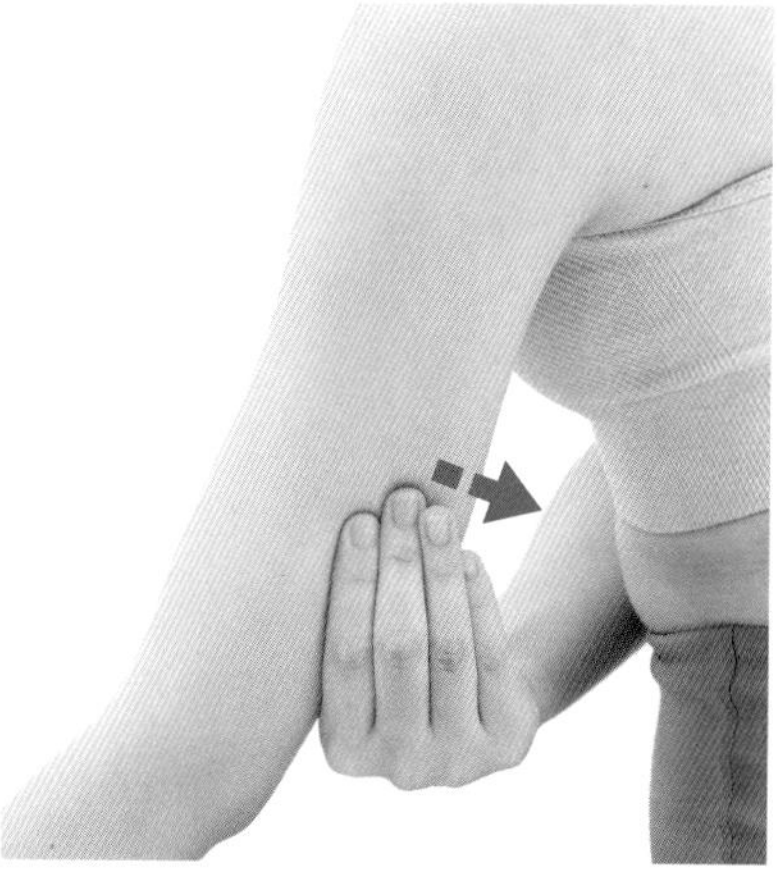

3 右手をひじ側にずらし優しく挟み持つ

右手をひじ側にずらし、ひじ上の筋肉を優しく挟み持つ。筋肉を骨から引きはがす（浮かせる）イメージで、そっとつかむ。

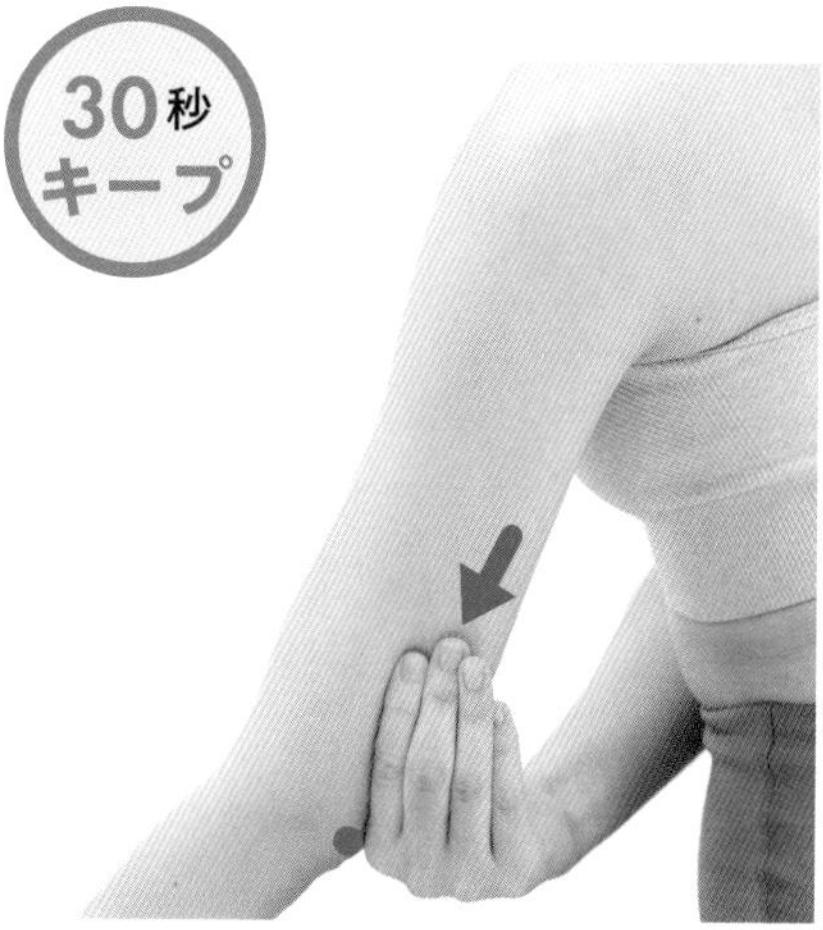

4 持ち上げた筋肉をひじに向かって寄せる

筋肉を優しく挟み持ったまま、ひじの方向にスライドさせて寄せる。30 秒キープ。そのまま、上下に優しく 10 往復ゆらす。
1 ～ 4 まで逆側も同様に行う。

原因筋 4

前鋸筋《ぜんきょきん》

ろっ骨と肩甲骨をつなげる筋肉。ゆるめると腕がスッと上がるようになります。呼吸も深まり、体力や肌ツヤアップにも効果的。

筋コリチェック

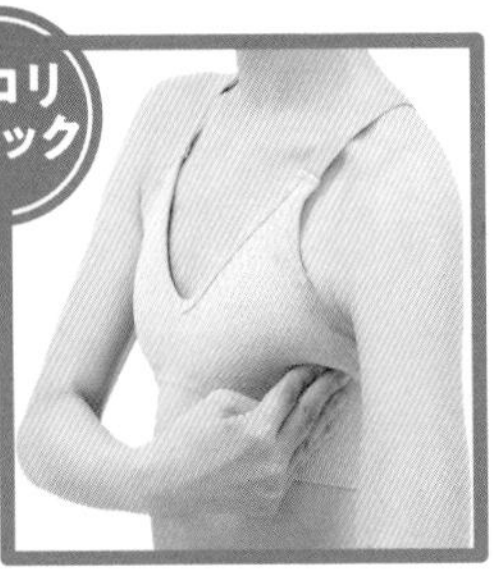

わきの下から約10cm下、胴の側面のろっ骨を人差指から薬指で強く押してと前後にグリグリ刺激。痛みがあれば前鋸筋が緊張。

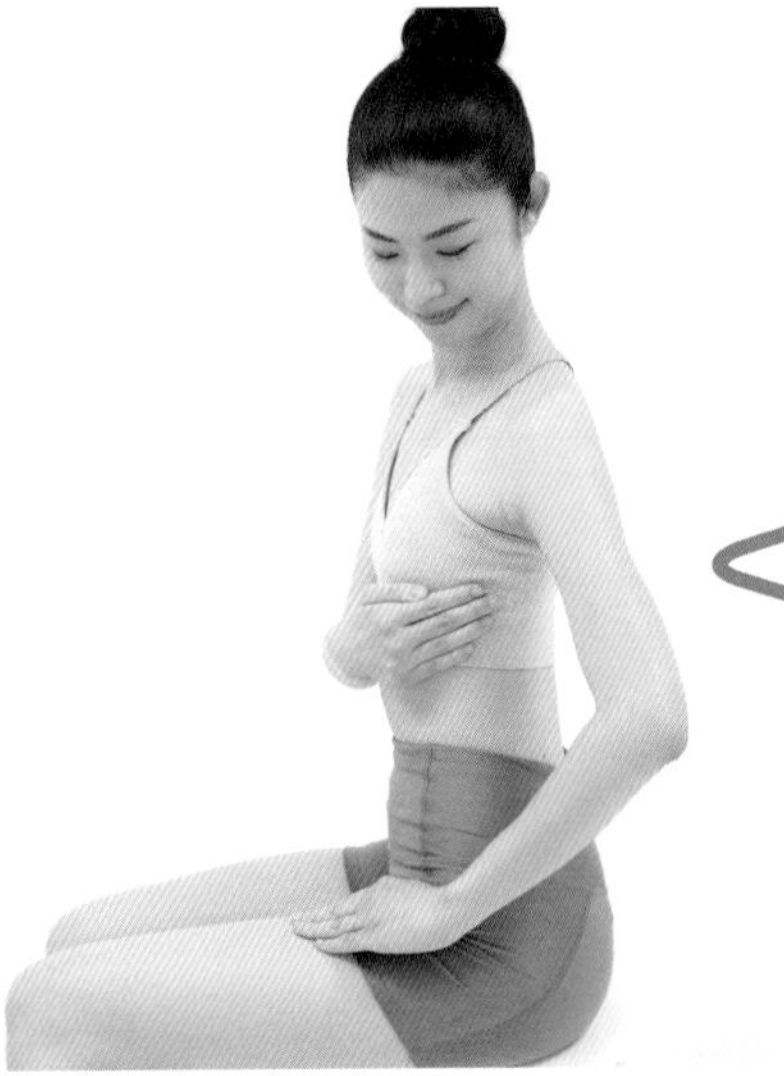

拡大

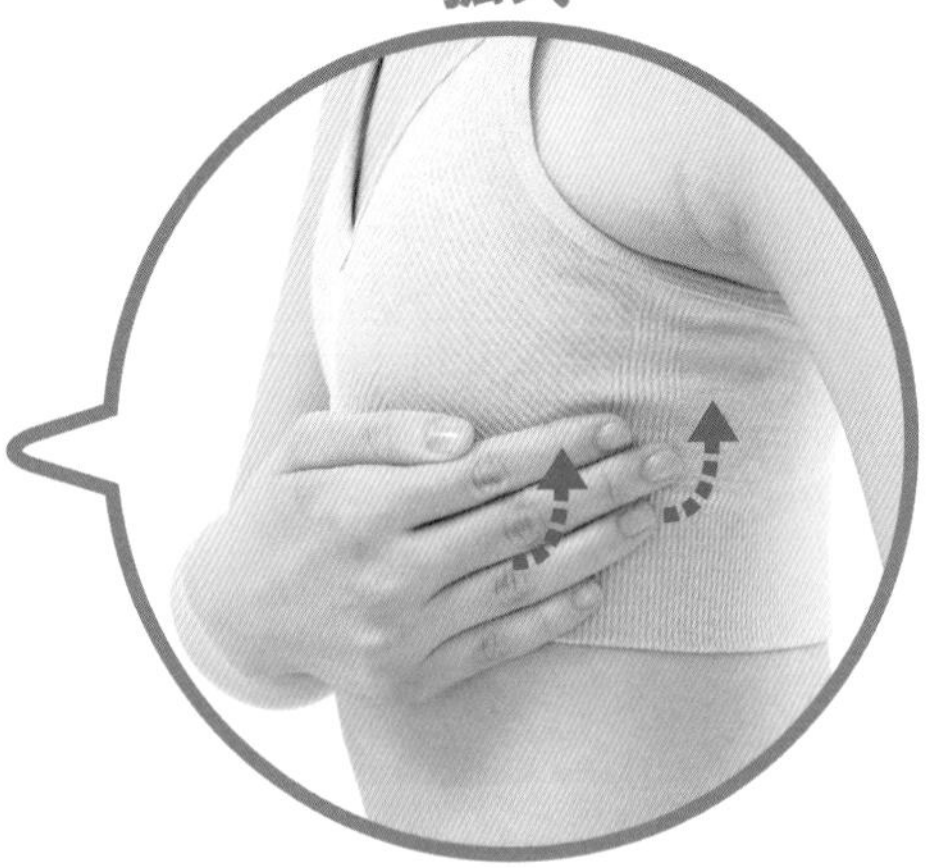

1 ろっ骨についた筋肉を指の腹ですくい上げる

右手を左胸下に回し、人差指から小指の腹をチェックポイントに置く。筋肉を軽く押さえながらすくい上げるように少し持ち上げる。

ペアでリセット

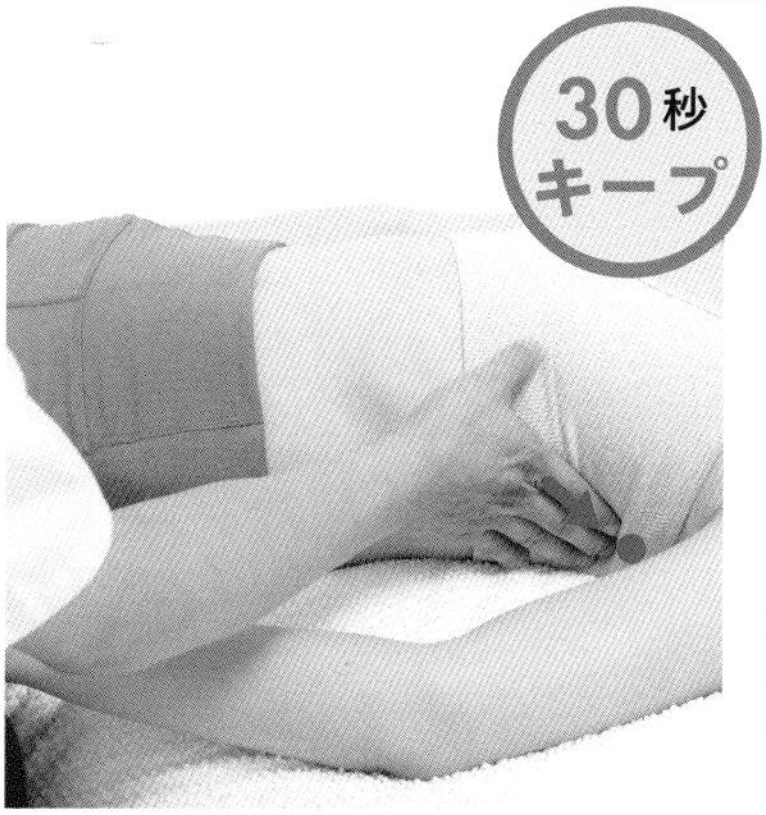

右手であお向けになった相手の左胸下側面の肋骨についた筋肉を軽く押さえながら、肩甲骨の外側に向けて寄せる。30秒キープ後、そのまま軽くゆらす。逆側も同様に。

2 ろっ骨の筋肉を肩甲骨方向へスライド

そのまま肩甲骨の方向に向けて、上ななめ後ろにスライドさせて寄せる。30秒キープ。肩甲骨、肩回りの力を抜いてください。

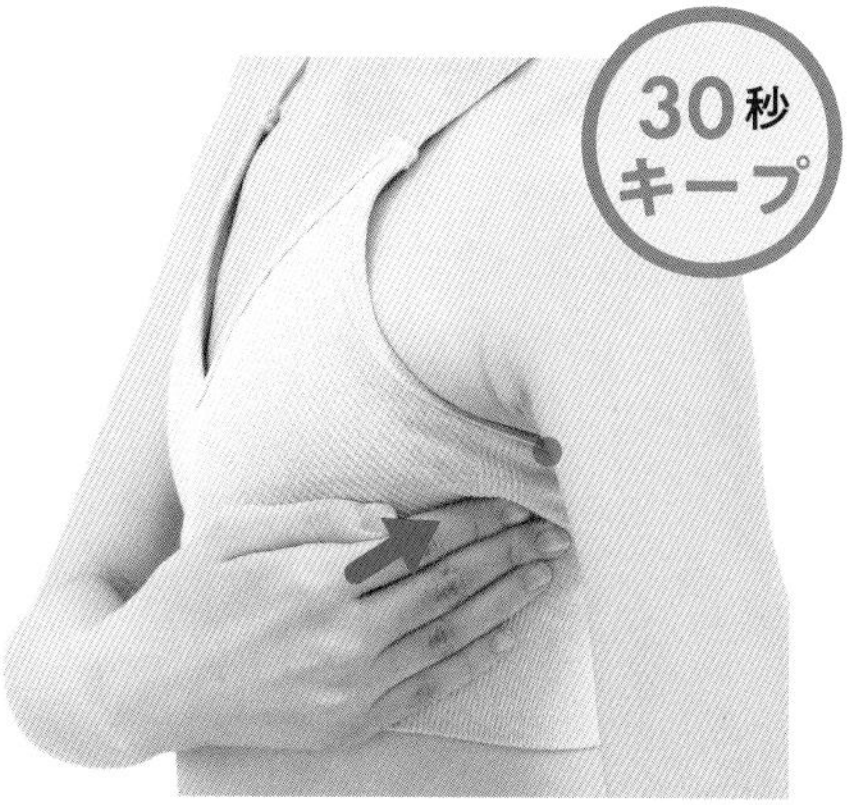

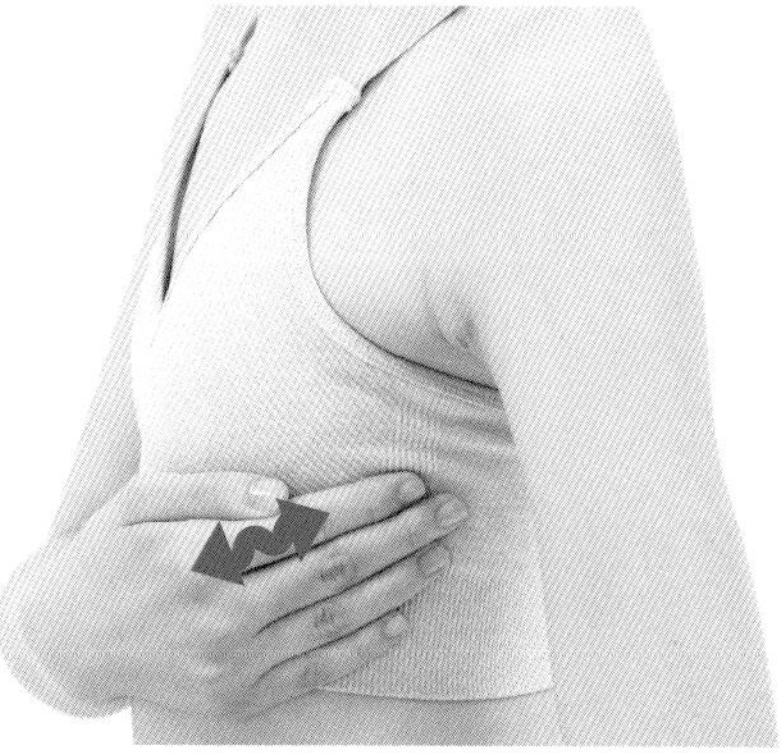

3 指の腹で10往復 ななめ上下に優しくゆらす

筋肉を指の腹で軽く押さえ、10往復上下に優しくゆらす。1～3を逆側も同様に。

腰痛

原因はカチコチの背中とお尻！ 背中＆骨盤回りをいたわろう

猫背や前かがみの姿勢がクセになると、胸が縮み、骨盤が後傾。胸やお腹がつぶれる半面、背中側は腰が丸くなり、筋肉が上にも下にも伸ばされます。こうして上半身と下半身の境目である腰に負担がかかると、脳から「痛みの信号」が送られます。また、血行不良を起こし、老廃物がたまり、腰痛が現れます。

そこで、過度に緊張している背中と骨盤回りの筋肉をリセット。伸びて固くなった広背筋や縮んで固くなった腸腰筋、骨盤を正しい位置で安定させる大臀筋や中臀筋、小臀筋にアプローチ。ふわっと筋肉をゆるめ、痛みの元を取り除きましょう。

椎間板《ついかんばん》ヘルニアや脊柱管《せきちゅうかん》狭窄症《きょうさくしょう》は程度の差はあれ、誰もがなる可能性があります。これらは「絶対に手術が必要」な障害ではありません。むしろ、手術をしても、姿勢が悪く、背中からお尻の筋肉がカチカチのままでは、すぐに痛みをぶり返します。

まずは固くなった筋肉をほぐして、よい姿勢を心がけることが大切。長時間の座り姿勢も痛みを悪化させるので、トイレに立ったついでなどに、こまめにリセットすることをおすすめします。

その他、このリセットも効く！

- 広背筋（P64～65）
- 大胸筋（P94～95）
- 腸脛靭帯（P128～129）
- 腰方形筋（P141）

悩みを解決! 腰痛

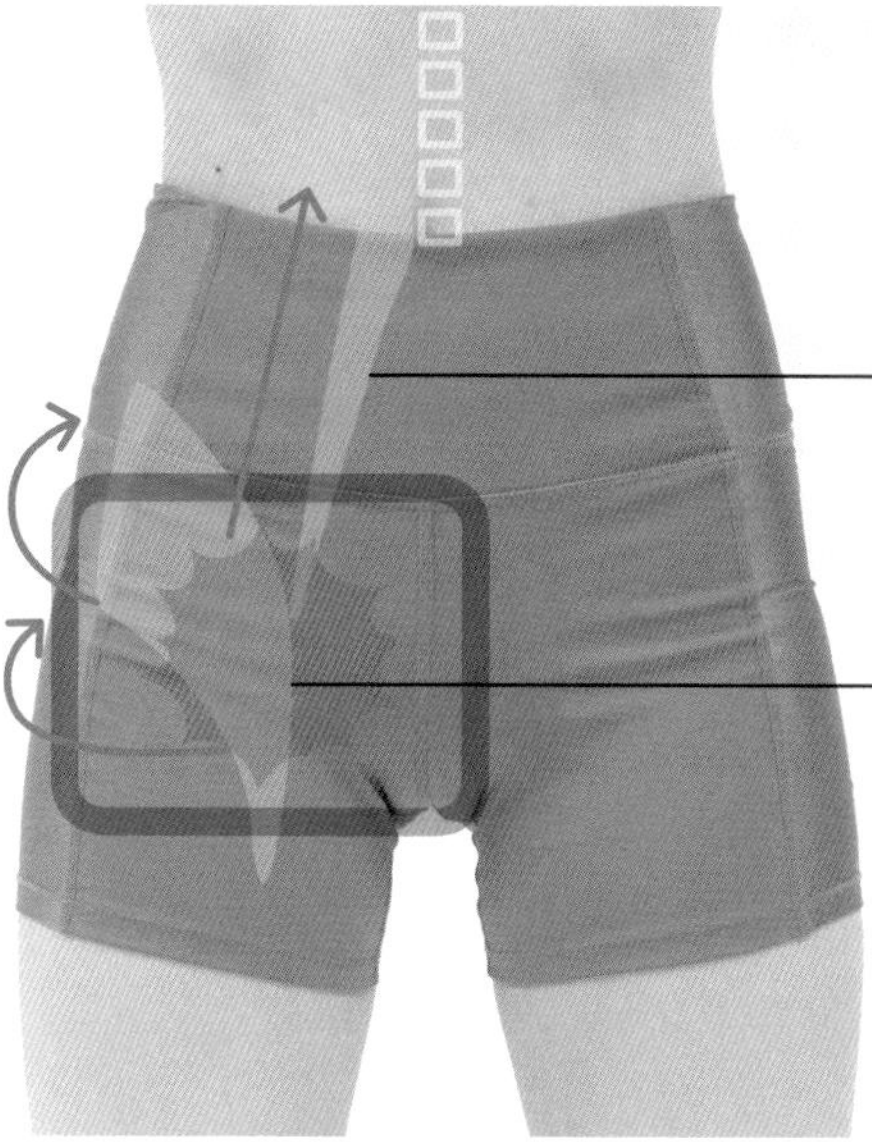

原因筋 1

腸腰筋
(大腰筋・腸骨筋)

背骨から伸びる大腰筋と骨盤につく腸骨筋を合わせた筋肉名。ともに太ももの骨に付着。走る、歩く、階段や坂を上る、ジャンプ、キック、姿勢の維持などに働く。長時間、イスに座ると縮んで固くなりやすい。

原因筋 3

中臀筋・小臀筋

骨盤から股関節をつなぐ筋肉。片足立ちや歩行時に腰を支えて安定させるほか、小臀筋は脚を横に踏み出す際にも働く。腸腰筋を使えないと緊張しやすい。

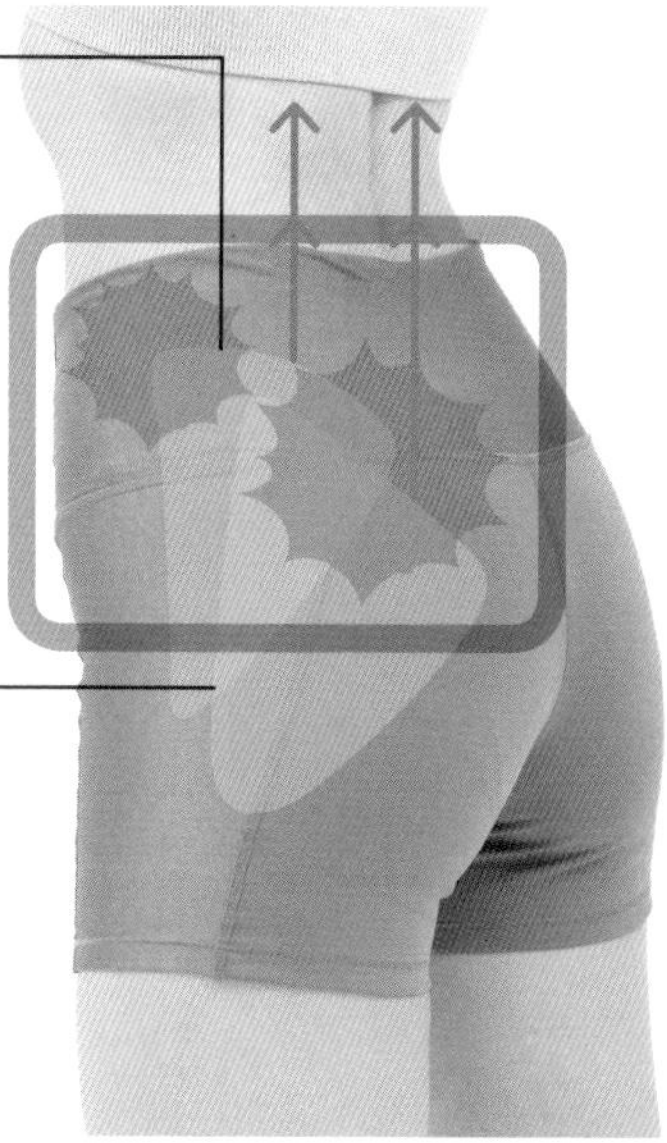

原因筋 2

大臀筋

臀部の大部分を覆い、太ももの外側の筋肉につながる。立ち上がる、走る、階段や坂を上る、ジャンプなどで働く。人体で最も大きな筋肉。腸腰筋を使えない人は緊張しやすい。

記号の意味 → 痛みの経路　緊張エリア　リセットポイント　筋肉のエリア

原因筋 1

腸腰筋《ちょうようきん》（大腰筋《だいようきん》・腸骨筋《ちょうこつきん》）

長時間同じ姿勢で座ったり、悪い姿勢で座ったりすると固まりやすいので要注意。ゆるめると腰痛や姿勢の悪さが改善します。

筋コリチェック

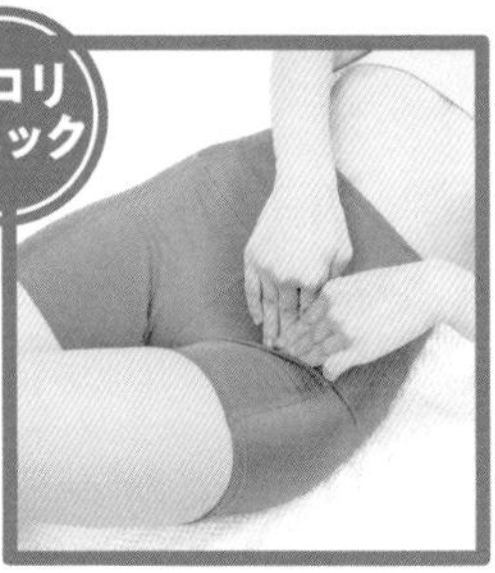

あお向けになりひざを立てる。脚の付け根にできる横シワの上を、端から端までまんべんなく、両手の指をグーッと強く押し込んでいく。痛みがあれば大腰筋・腸骨筋が緊張。

準備

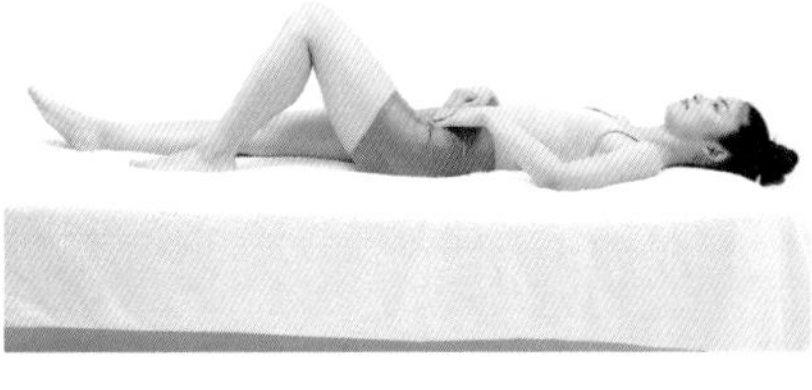

あおむけになり、左脚のひざを立てる。

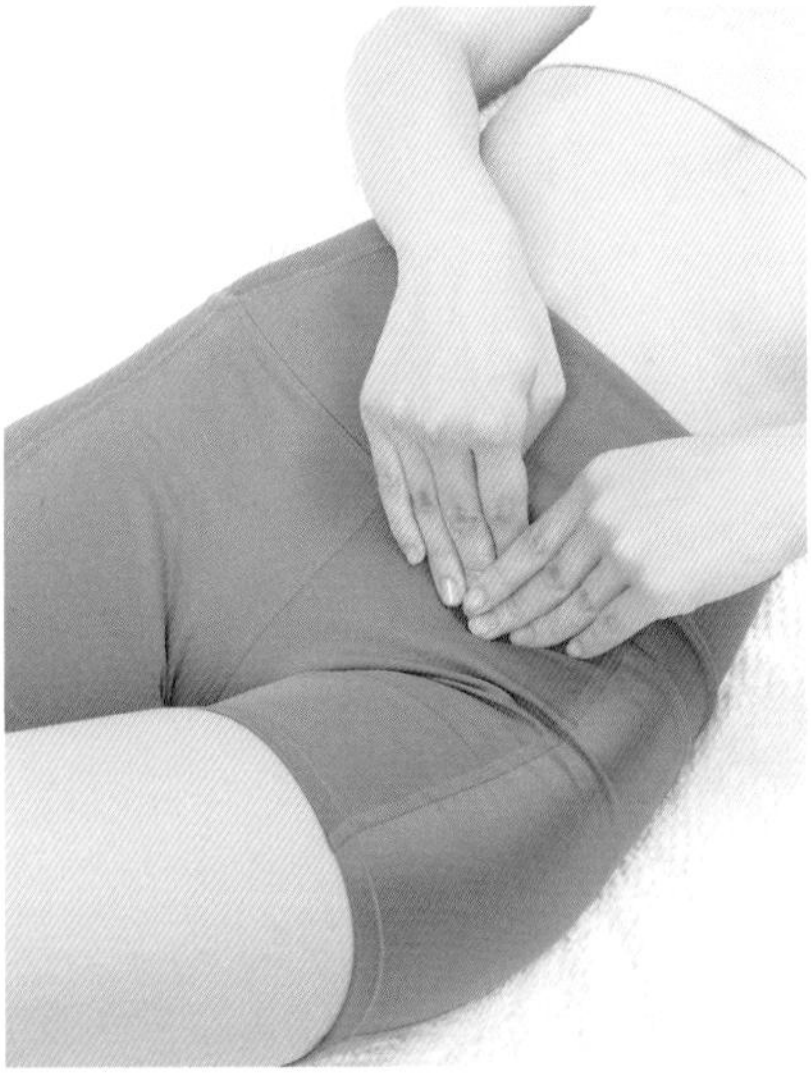

1 脚の付け根のやや上を3本指で強めに押さえる

脚の付け根（鼠径部）にできる横シワから3cm程度上に、両手の人差指から薬指をあてて、少し強めに押さえつける。

ペアでリセット

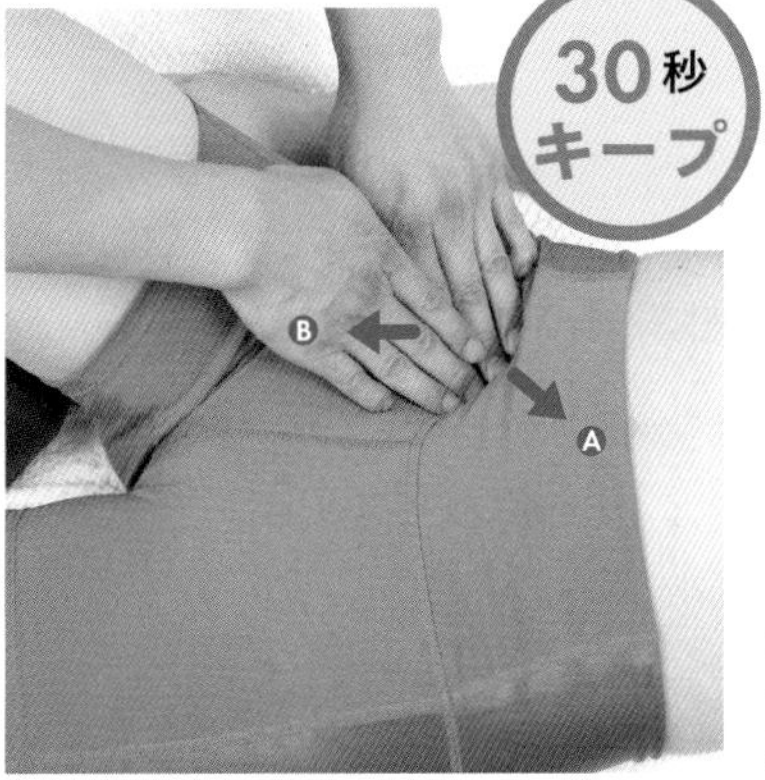

あお向けになった相手の脚の付け根よりも少し上を、両手の人差指から薬指でやや強く押さえる。そのままへその方向（Ⓐ）、続けて太ももの方向（Ⓑ）へ筋肉をスライドさせて各30秒キープ後、そのまま優しくゆらす。逆も同様に。

拡大

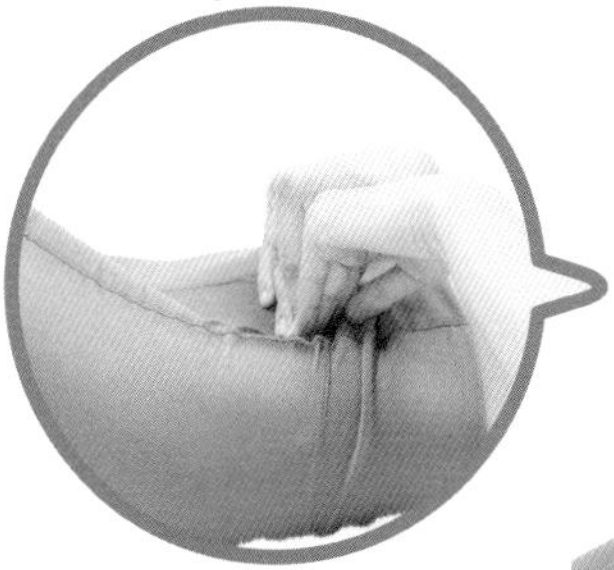

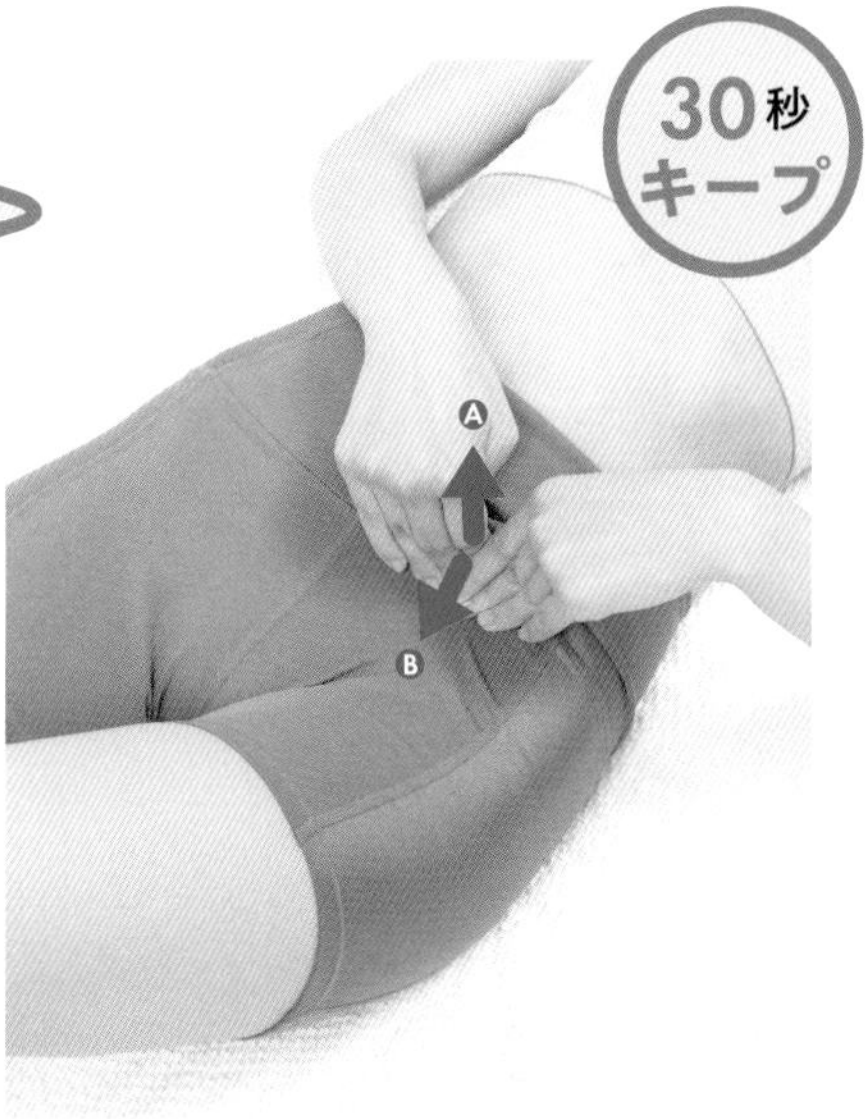

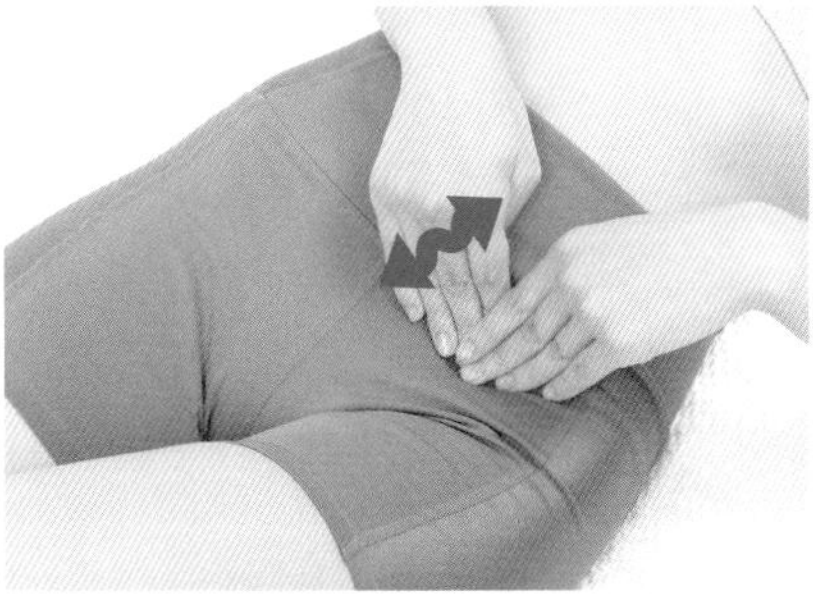

2 指先ですくい上げるように へその方向へ筋肉を寄せる

指先で筋肉を押したまま、へその方向へ（Ⓐ）筋肉をスライド。30秒キープ。続けて太ももの方向に（Ⓑ）もスライド。30秒キープ。

3 指の腹で10往復 上下に優しくゆらす

指の腹を優しく皮膚にあてて、10往復上下に優しくゆらす。逆側も同様に行う。

原因筋 2 大臀筋《だいでんきん》

大臀筋をリセットすると、隣接する腰背部の筋肉もゆるみ腰の痛みが消えていきます。たくさん歩いた日もゆるめましょう。

筋コリチェック

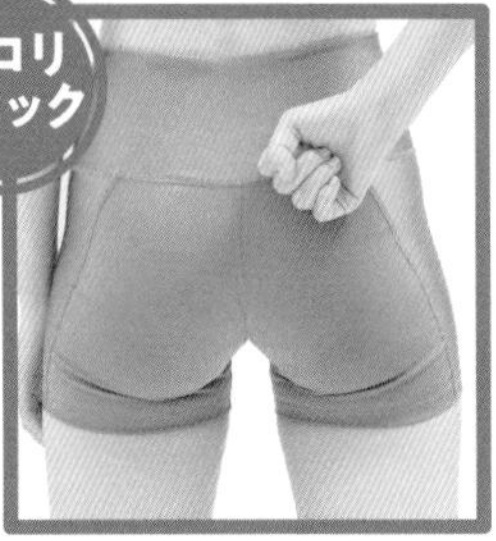

お尻の割れ目よりもななめ上、中央の骨（仙骨）の横あたりを、こぶしの関節で上から強く押して上下にグリグリと刺激。痛みがあれば大臀筋が緊張。左右行う。

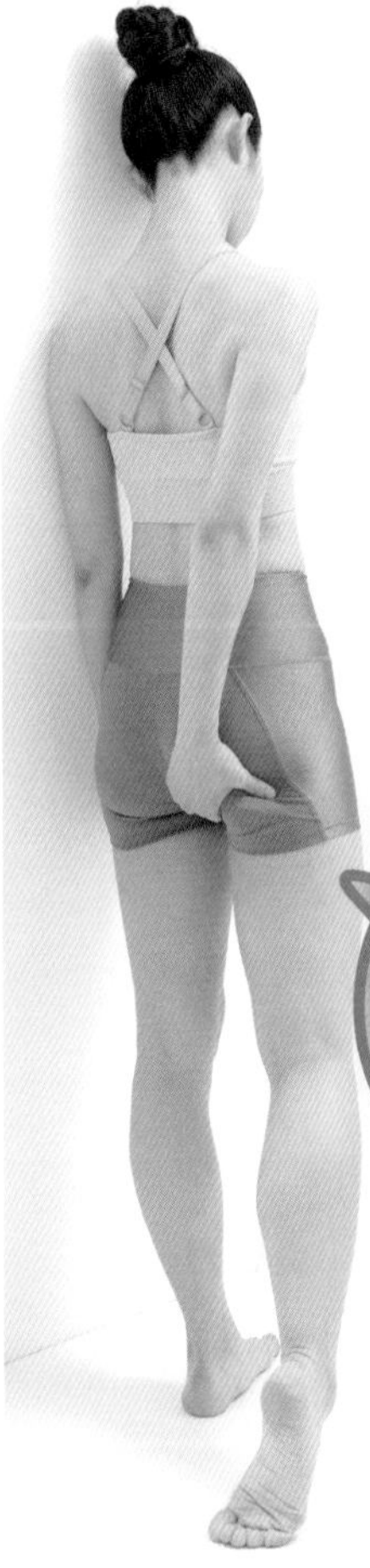

拡大

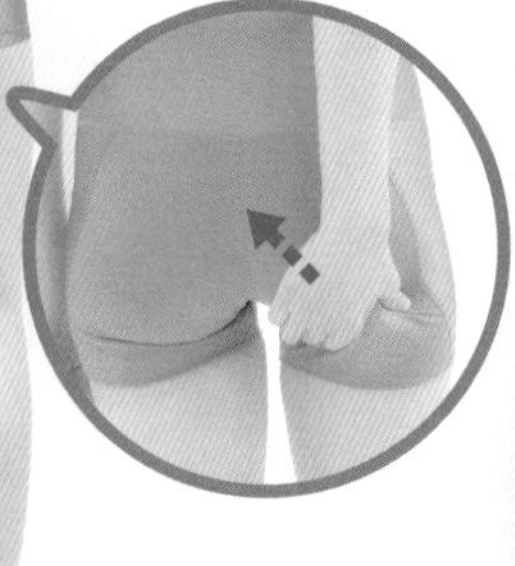

準備

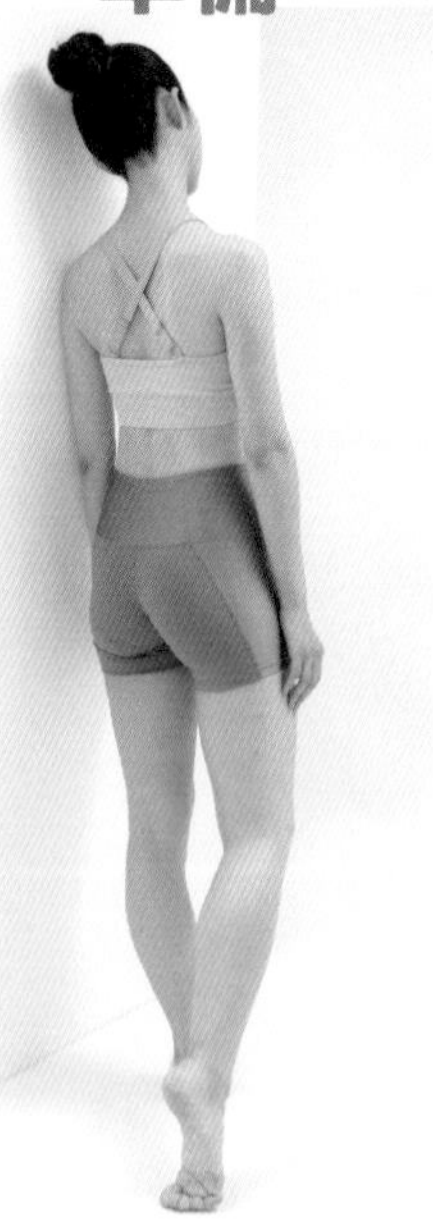

1 右手でお尻の下の筋肉を優しくつかむ

右手全体で右のお尻の下の肉を優しく包むようにつかみ、筋肉を骨から引きはがす（または浮かせる）イメージで持つ。

壁を左にして立ち、左肩を壁につけて寄りかかる。右脚は少し後ろに出し、ひざを軽く曲げ、つま先を曲げて爪を床につける。

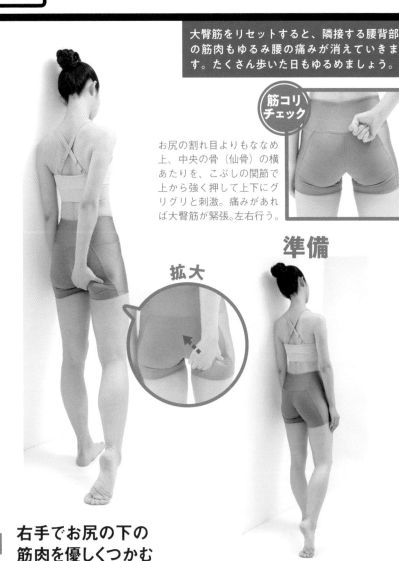

ペアでリセット

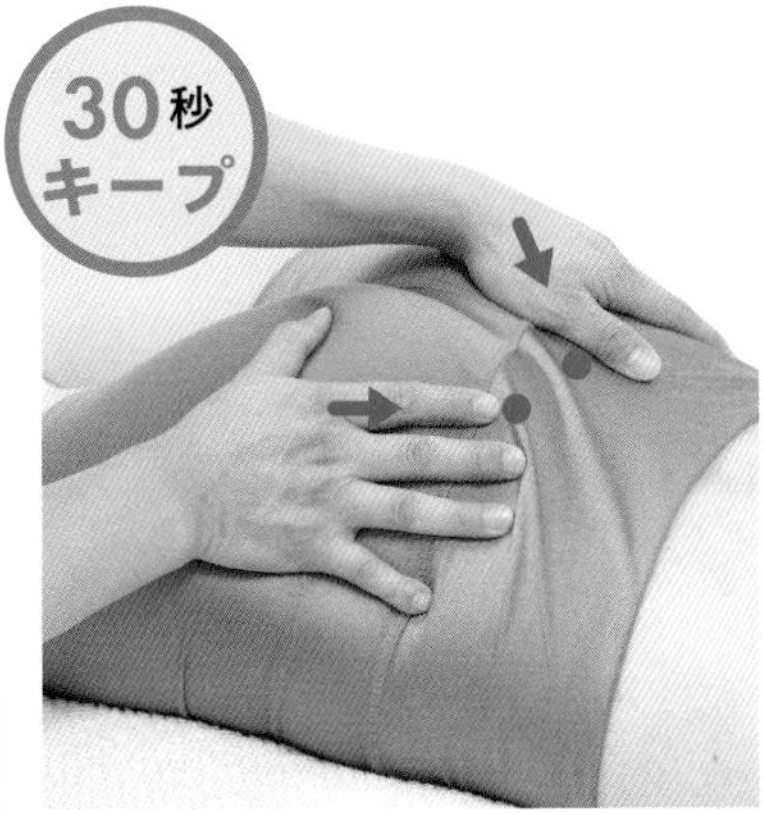

うつぶせになった相手のお尻を両手で優しく包む。お尻の割れ目の起点に向かい、両側から内側ななめ上へと筋肉をスライドさせて寄せる。30秒キープ後、優しくゆらす。

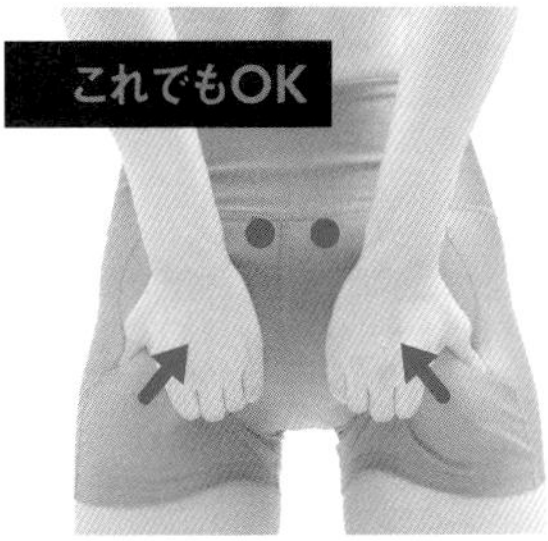

両手で同時にお尻の下の筋肉をつかみ、割れ目の上に向かって寄せる。30秒キープ後、上下にゆらす。時間がないときや壁がない場所でもできる。

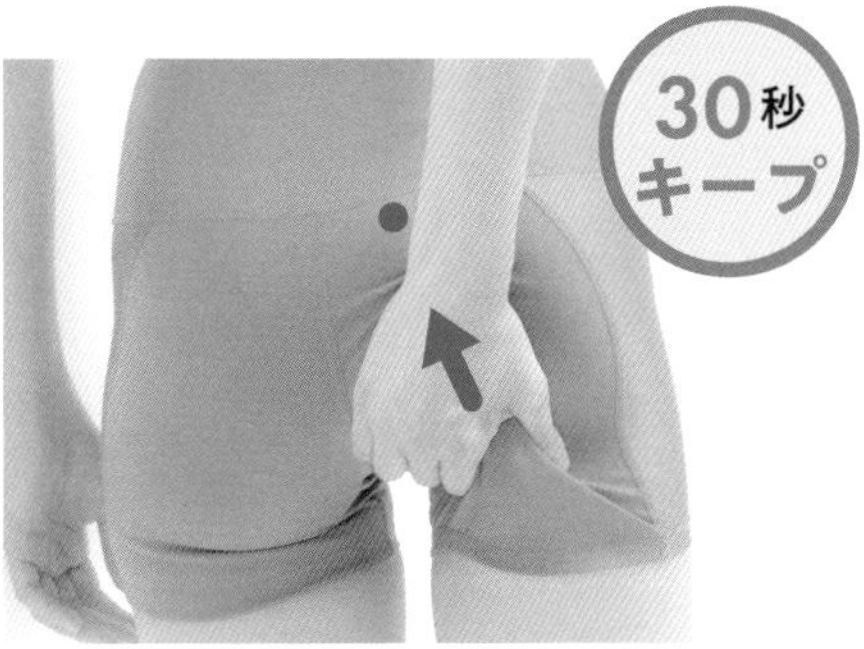

2 お尻の割れ目の上に向かって筋肉をスライド

お尻の割れ目の起点に向かって、つかんだ筋肉を内側ななめ上に向かってスライドさせて寄せる。30秒キープ。

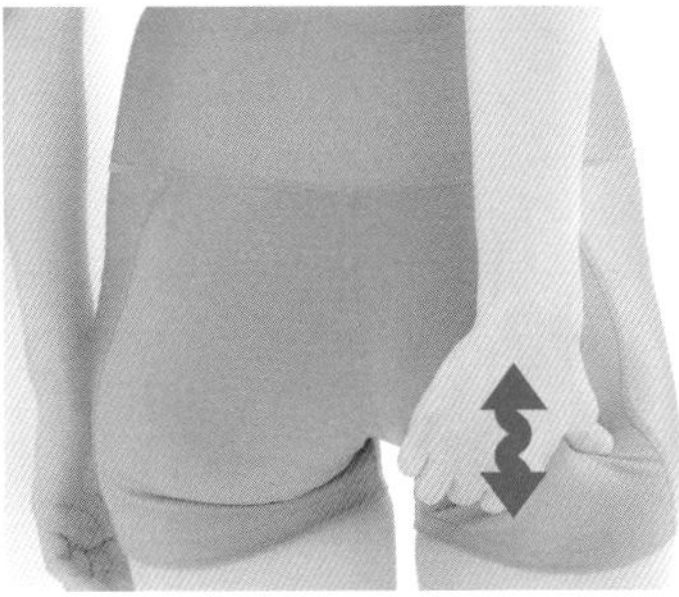

3 つかんだまま10往復上下に優しくゆらす

筋肉をつかんだまま、上下に優しく10往復ゆらす。1～3を逆側も同様に行う。

原因筋 3 中臀筋《ちゅうでんきん》・小臀筋《しょうでんきん》

現代人に多い前かがみの姿勢が、骨盤を後ろに傾けて中臀筋・小臀筋を固くします。姿勢が気になる人は意識してゆるめて。

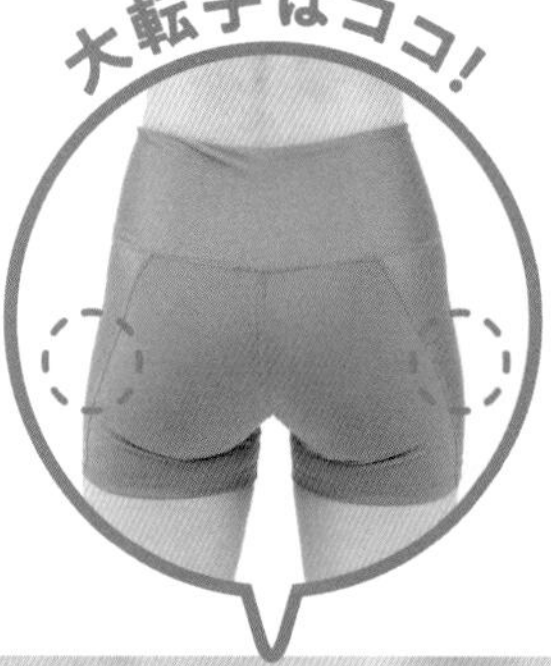

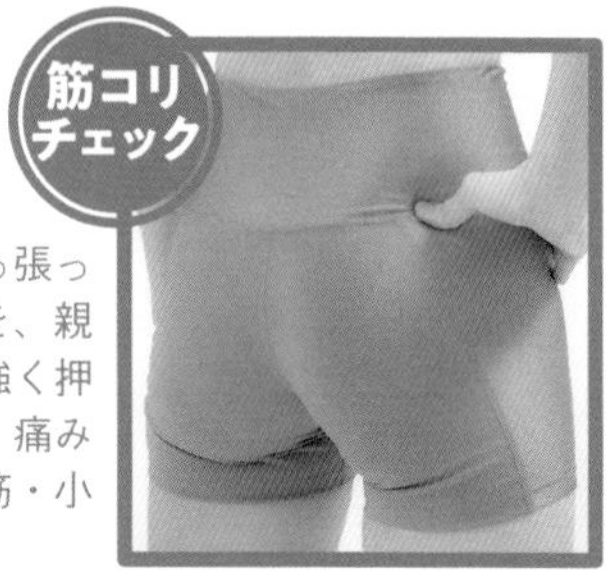

お尻の横の出っ張った骨のあたりを、親指をギュッと強く押し込んで刺激。痛みがあれば中臀筋・小臀筋が緊張。

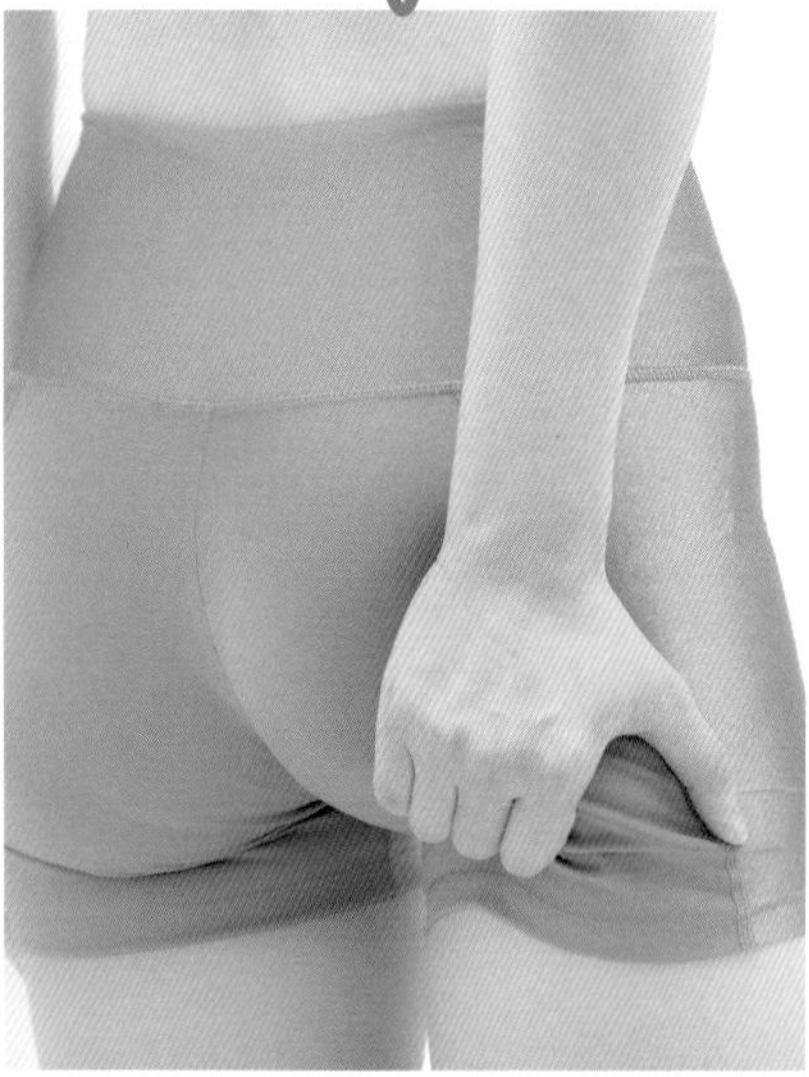

1 太もも横の出っ張りを右手で横から挟み持つ

右太ももの付け根外側にある出っ張った骨（大転子）の少し横のお尻を、右手で強めに挟み持つ。筋肉を骨から引きはがすイメージ。

準備

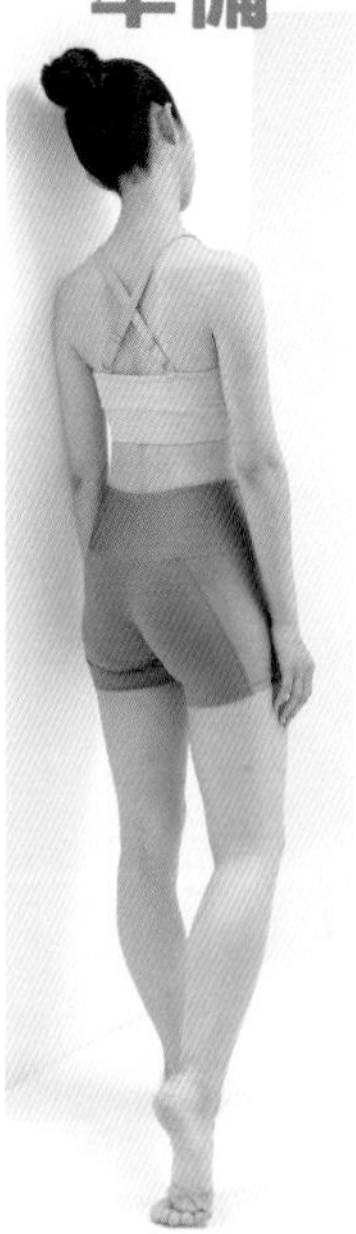

壁を左にして立ち、左肩を壁につけて寄りかかる。右脚は少し後ろに出し、ひざを軽く曲げ、つま先を曲げて爪を床につける。

ペアでリセット

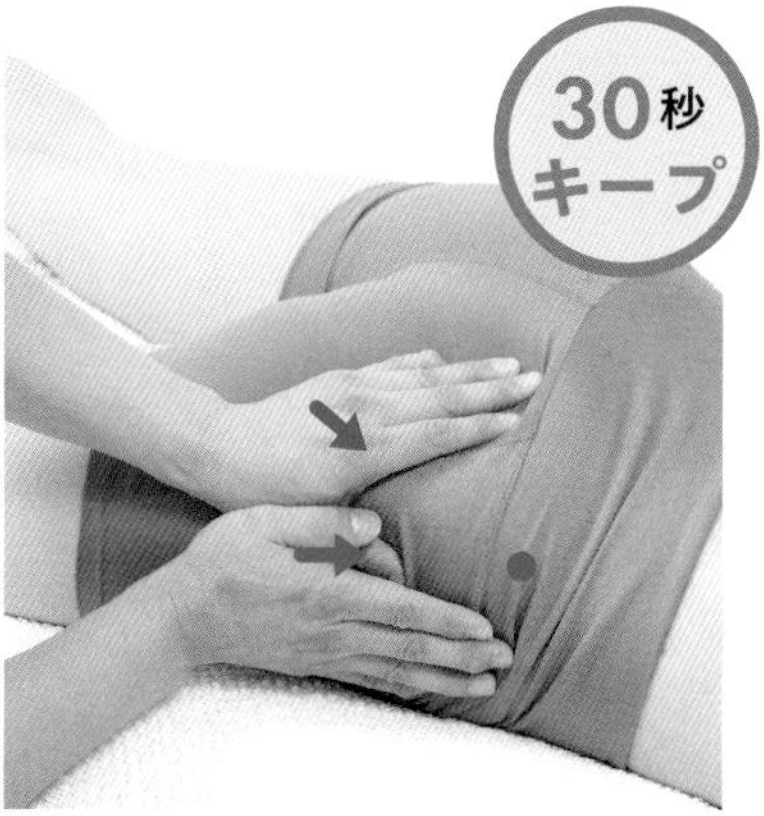

右手で、うつぶせになった相手の右側の大転子に添える。左手は右のお尻の側面の肉を手のひら全体で優しく包み、両手を同時にお尻の右側面上部に向かって筋肉をスライドさせて寄せる。30 秒キープ後、優しくゆらす。逆も同様に。

2 つかんだ筋肉を上に向かってスライド

つかんだ筋肉を上・やや外側に向かってスライドさせて寄せる。

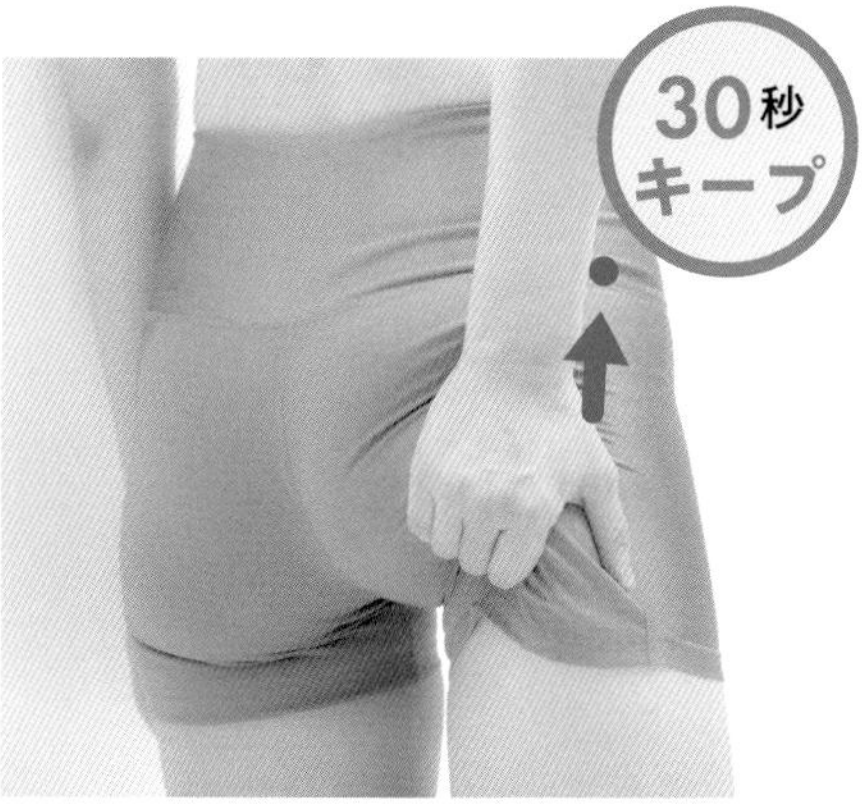

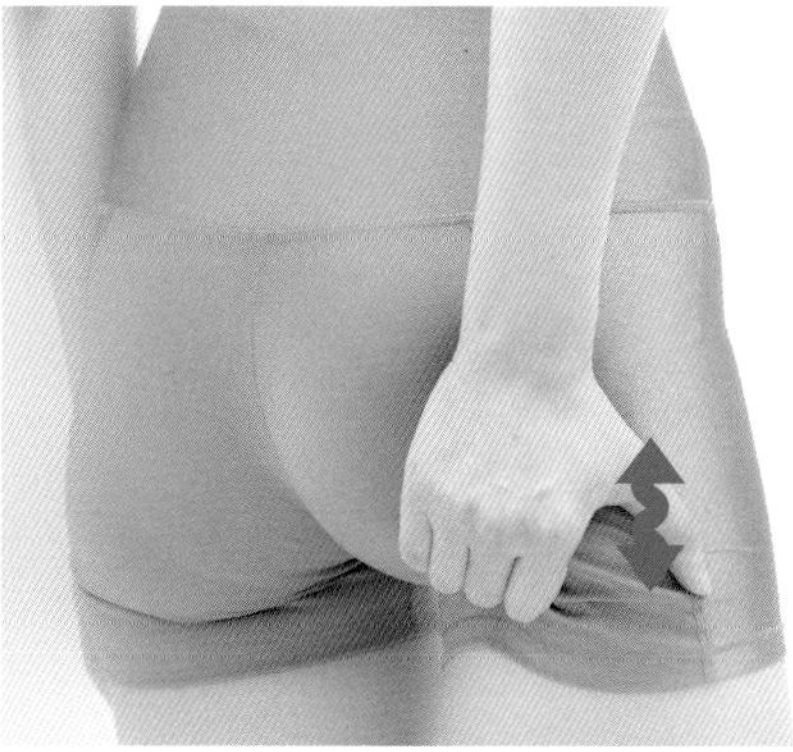

3 つかんだまま10往復上下に優しくゆらす

筋肉をつかんだまま、上下に優しく 10 往復ゆらす。1 ～ 3 を逆側も同様に行う。

股関節・ひざの痛み

痛いから歩かない、ではダメ
太ももリセットでひざを柔軟に

動かさないと動かなくなるのが筋肉の特性。股関節やひざが痛いと、動きたくなくなる方が多いですが、歩かなくなれば筋肉の硬直も痛みも悪化する一方。筋肉をリセットして、動きやすいひざを保つのが改善への第一歩です。

股関節・ひざの痛みも、姿勢の影響が大。猫背や前かがみの姿勢になると、体は自然に骨盤を後傾したりひざを少し曲げたりして、バランスをとろうとします。すると大腿《だいたい》四頭筋《しとうきん》や内転筋《ないてんきん》群、腸脛靭帯《ちょうけいじんたい》が硬直。結果、股関節やひざ周辺の筋肉が引っ張られて、痛みの引き金になります。

これは背中が丸くなったお年寄りだけでなく、猫背でお腹を前に突き出して立つ若い人も同じ現象が起きています。

まず、バランスをとろうと頑張りすぎている大腿四頭筋や内転筋をリセットしましょう。血流がよくなり、筋肉が伸びやかになります。また、太もも内側の内転筋が縮んでいる人は外側の腸脛靭帯も伸び切って固まっています。同時にゆるめてあげましょう。

最後に忘れてはいけないのがふくらはぎ（P68～を参照）のリセット。ひざが伸びるので、痛みの根本、悪姿勢の解消につながります。

その他、このリセットも効く！

- 腓腹筋・ヒラメ筋（P68～69）
- 足底筋膜（P72～73）
- 腸腰筋（P116～117）

悩みを解決! 股関節・ひざの痛み

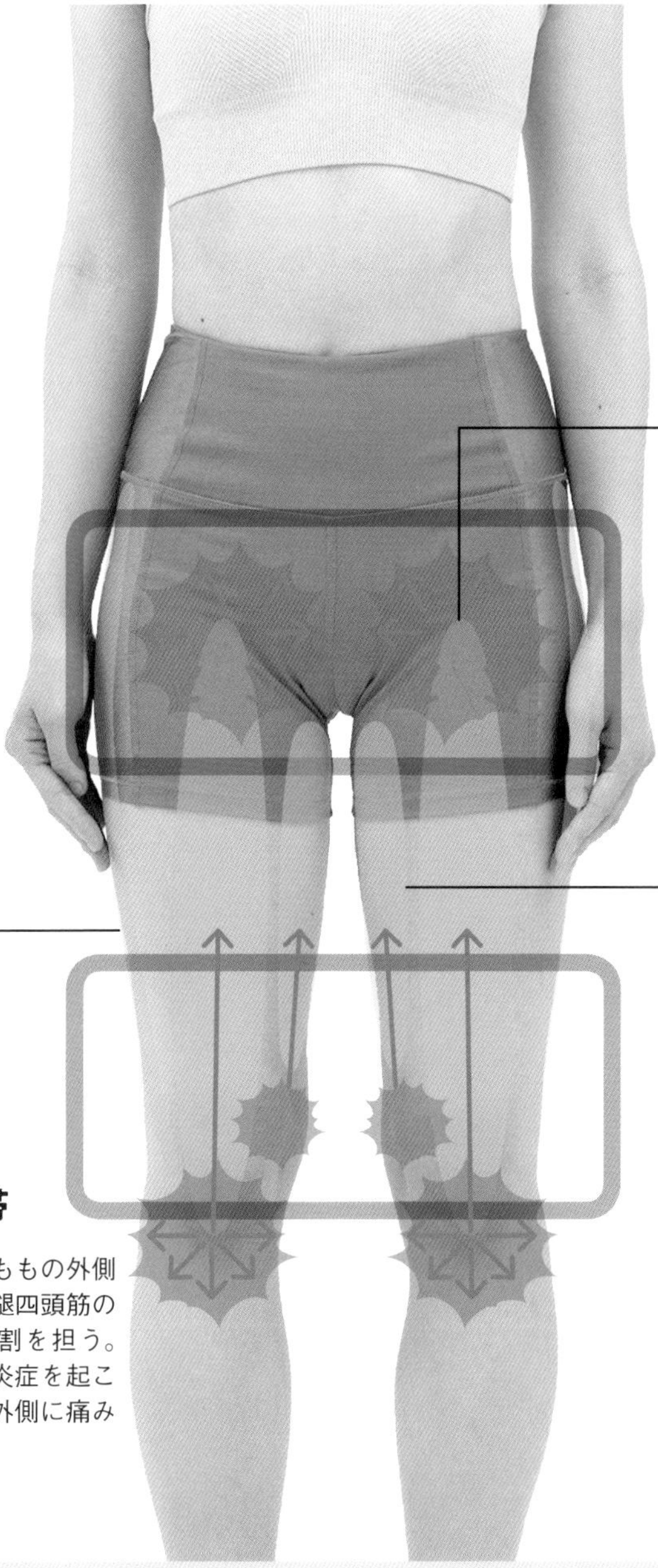

原因筋 1

大腿四頭筋

股関節からひざ関節につく太ももの前側の筋肉群。歩く、走る、立ち上がるなど、ひざを使うときに働く。骨盤の後傾やひざが曲がることで固まりやすい。

原因筋 2

内転筋群

恥骨から太ももの骨の内側につながる筋肉。太ももを引き上げるとき、ひざを閉じるときに使われるが、しっかり使えず固くなる人が多い。

原因筋 3

腸脛靭帯

ひざから太ももの外側につき、大腿四頭筋の補助的な役割を担う。走りすぎで炎症を起こすとひざの外側に痛みを感じる。

記号の意味 → 痛みの経路　緊張エリア　リセットポイント　筋肉のエリア

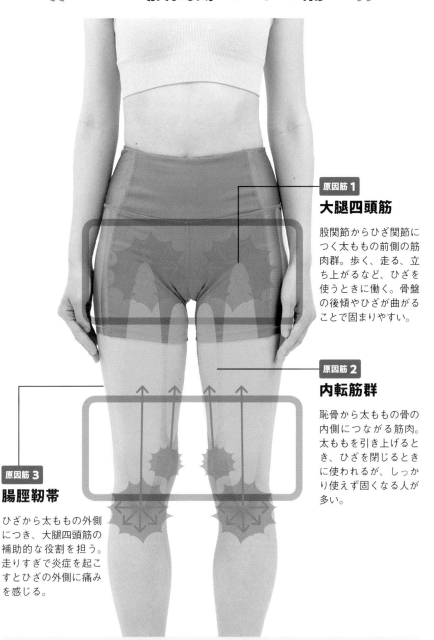

原因筋 1 大《だい》腿《たい》四《し》頭《とう》筋《きん》

腰が曲がった姿勢の方、座る時間の長い方は負担がかかりやすい筋肉です。炎症が起きないようリセットしましょう。

筋コリチェック

イスに座り、太ももを少し上げたときに浮いてくる脚の付け根あたりの前側の筋肉を、親指でギュッと強く押し込む(写真右)。続けて、ひざのおさらの下の真ん中を、親指で強く押して左右にグリグリと刺激（写真左）。いずれもコリコリ感と痛みがあれば大腿四頭筋が緊張。

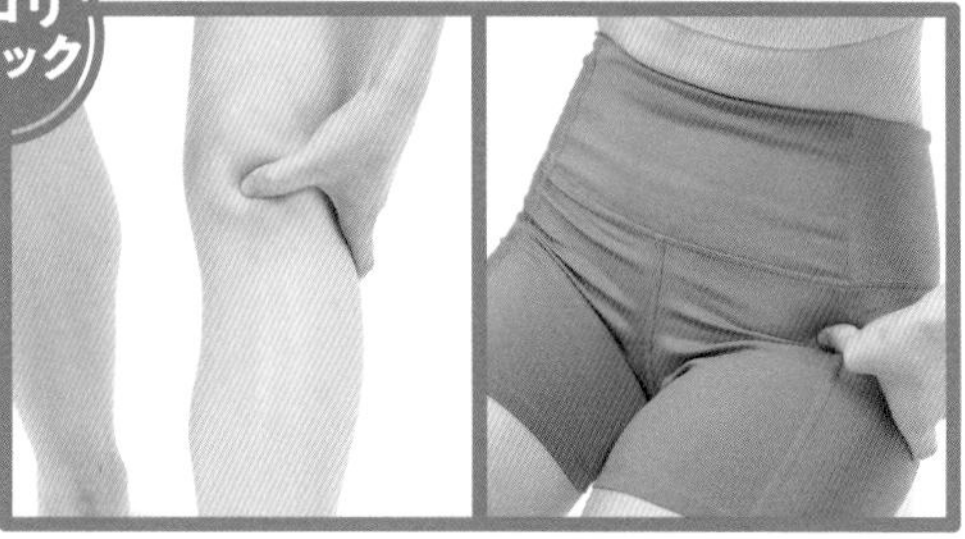

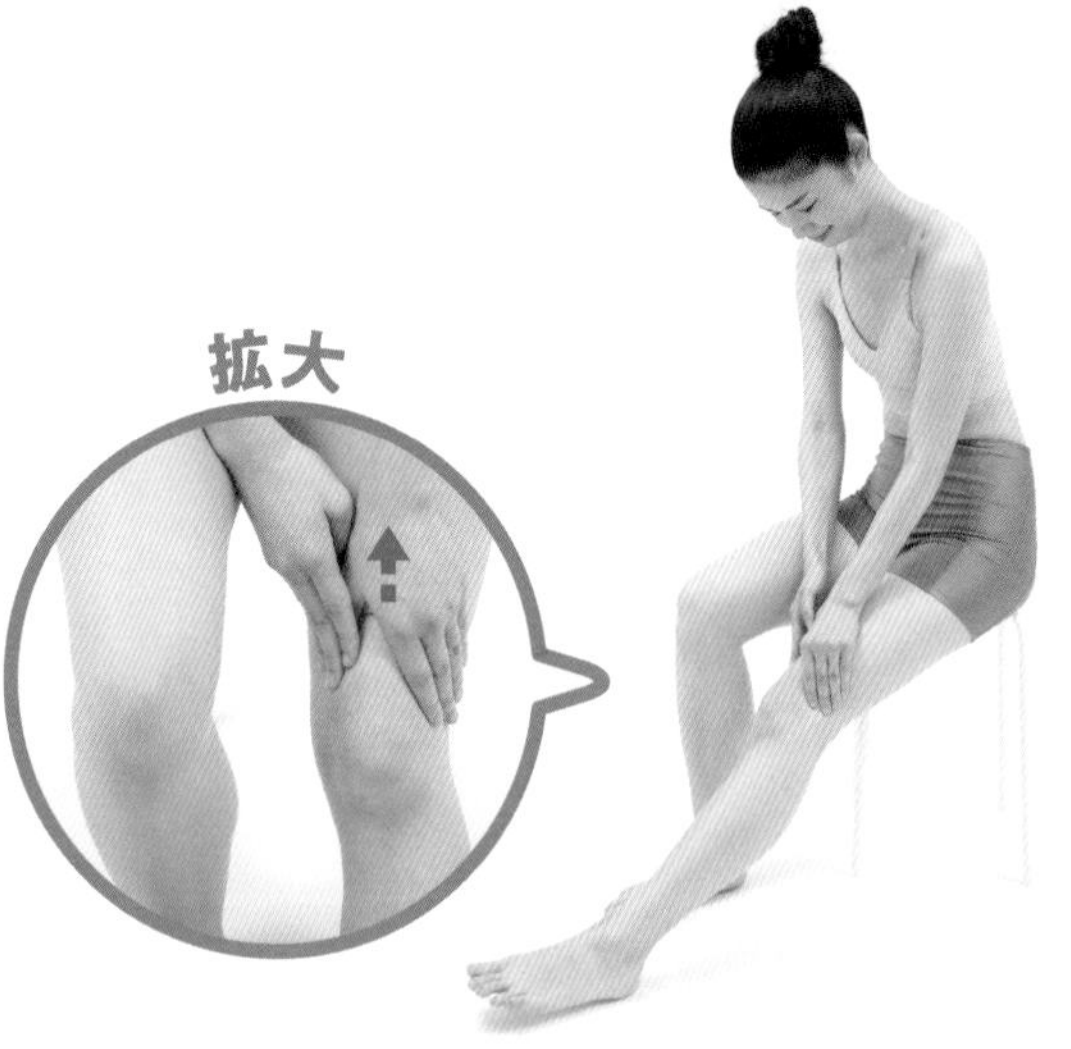

1 ひざ上を左右からつかみ骨からはがすように持つ

イスに座り、左脚を前に伸ばす。ひざ上約10cmの筋肉を左右から両手で優しくつかみ、骨から引きはがす（浮かせる）ように、挟み持つ。

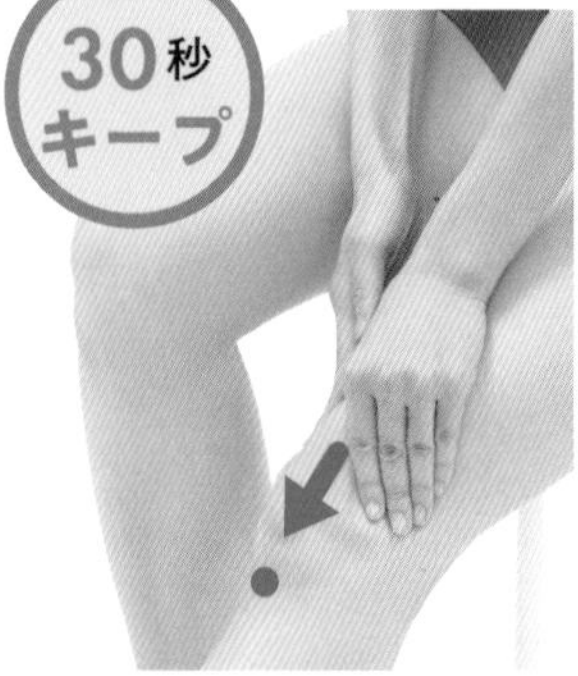

2 両手で挟んだ筋肉をひざに向かってスライド

筋肉を骨から引きはがすイメージでつかんだまま、ひざへ向けてスライド。

ペアでリセット

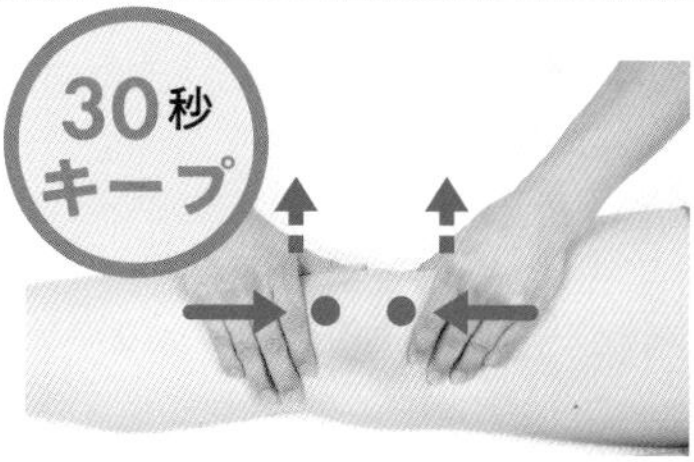

1

あお向けになった相手のひざの上下を、両手で優しくつかむ。筋肉を骨からはがす（浮かす）ように軽く持ち上げて、それぞれをひざ頭に向かってスライド。30秒キープ後、優しくゆらす。

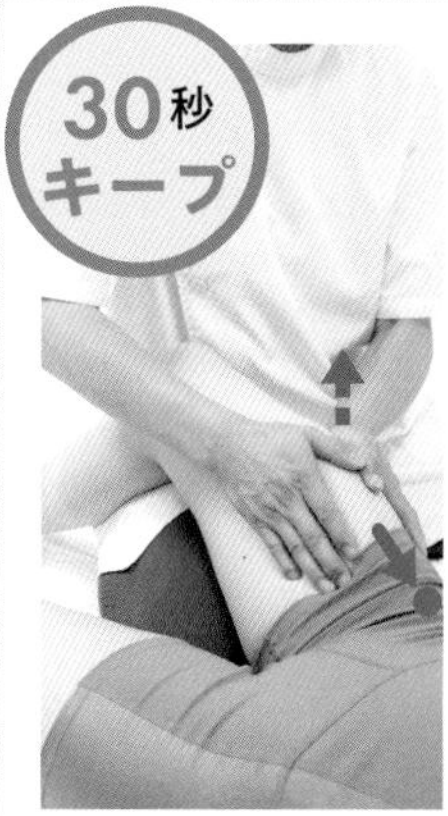

2

次に相手の太ももを自分の太ももの上にのせて筋肉をゆるめる。鼠径部の下、約10cmの筋肉を両手で挟み、筋肉を骨からはがす（浮かす）ように軽く持ち上げて、鼠径部へスライド。30秒キープ後、優しくゆらす。1～2を逆も同様に。

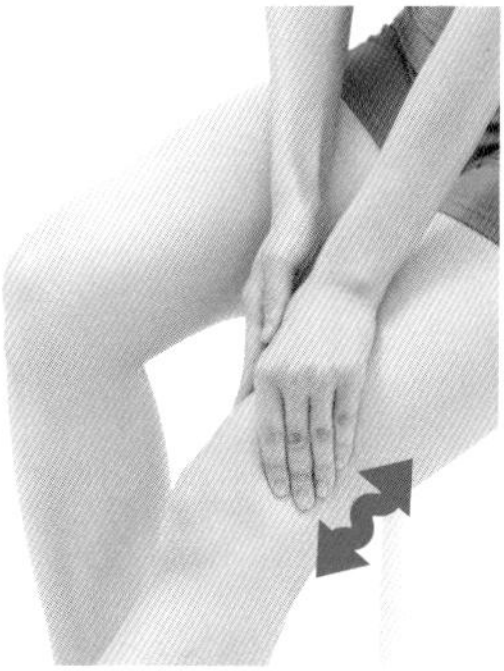

3 筋肉をつかんだまま10往復上下にゆらす

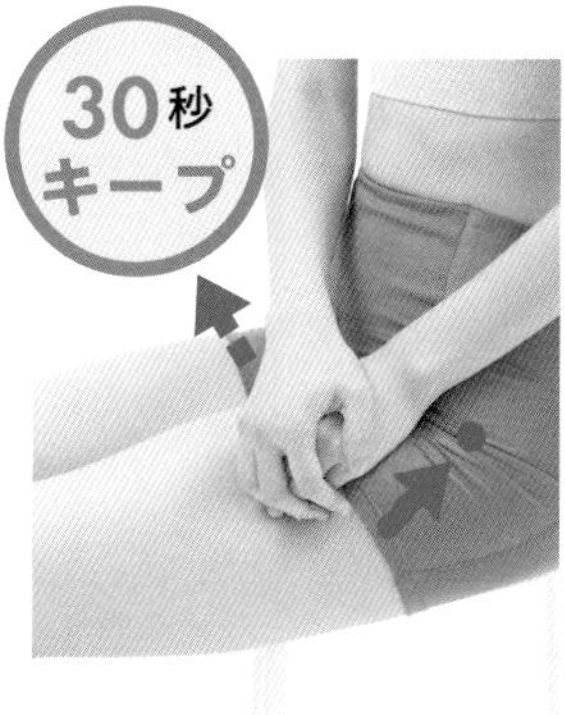

4 脚の付け根下の筋肉をつかみ脚の付け根に向けてスライド

続けて両手で脚の付け根（鼠径部）から10cm下の筋肉を左右から優しくつかみ、骨から引きはがす（浮かせる）ように挟み持つ。足の付け根に向けてスライド。

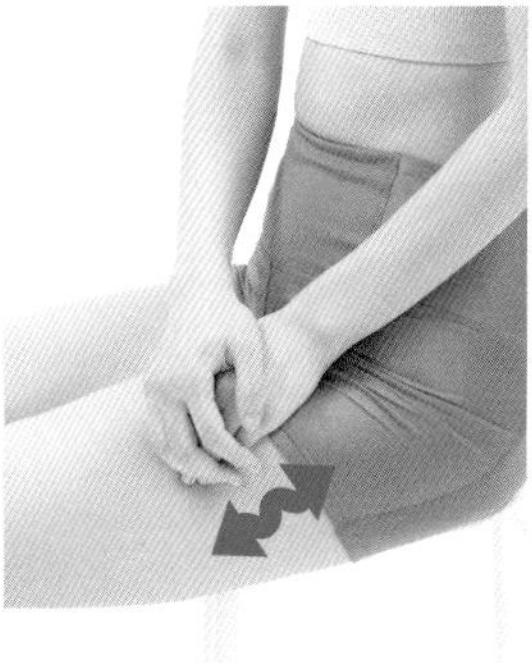

5 筋肉をつかんだまま10往復上下に優しくゆらす

筋肉をつかんだまま、上下に優しく10往復ゆらす。1～5を逆側も同様に行う。

原因筋 2 内《ない》転《てん》筋《きん》群《ぐん》

あまり使われないことで、弱くなりやすい筋肉です。特にO脚の方は、けいれんが起きるほど痛くなることもあるので、要注意。

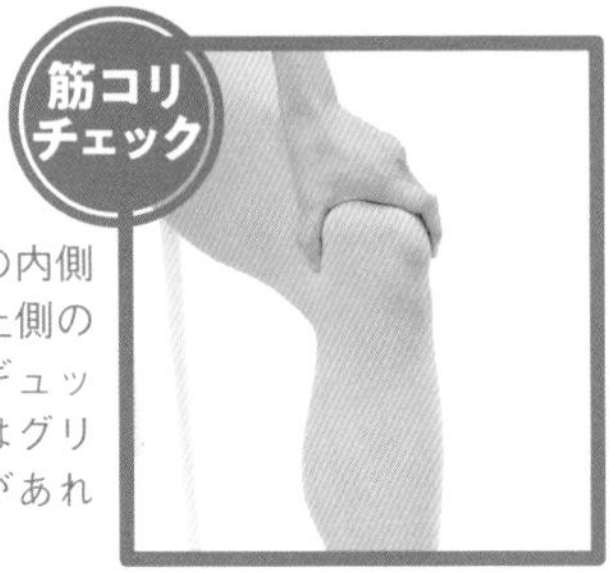

イスに座る。ひざの内側の出っ張った骨の上側のキワを親指で強くギュッと押し込む、またはグリグリと刺激。痛みがあれば内転筋群が緊張。

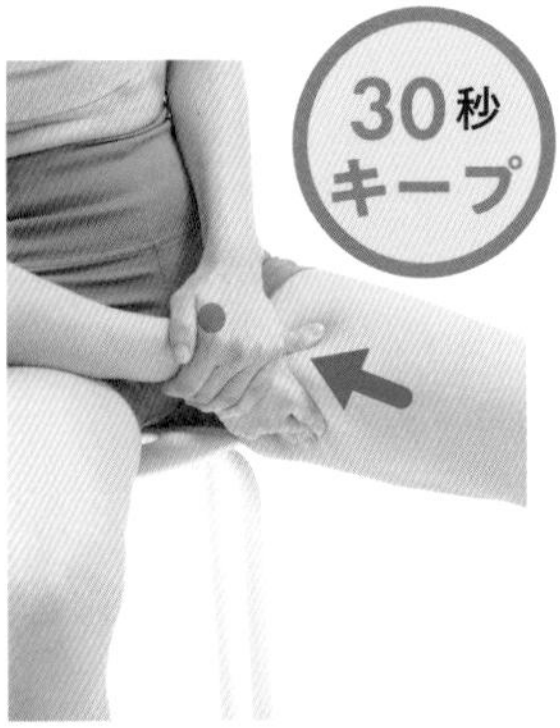

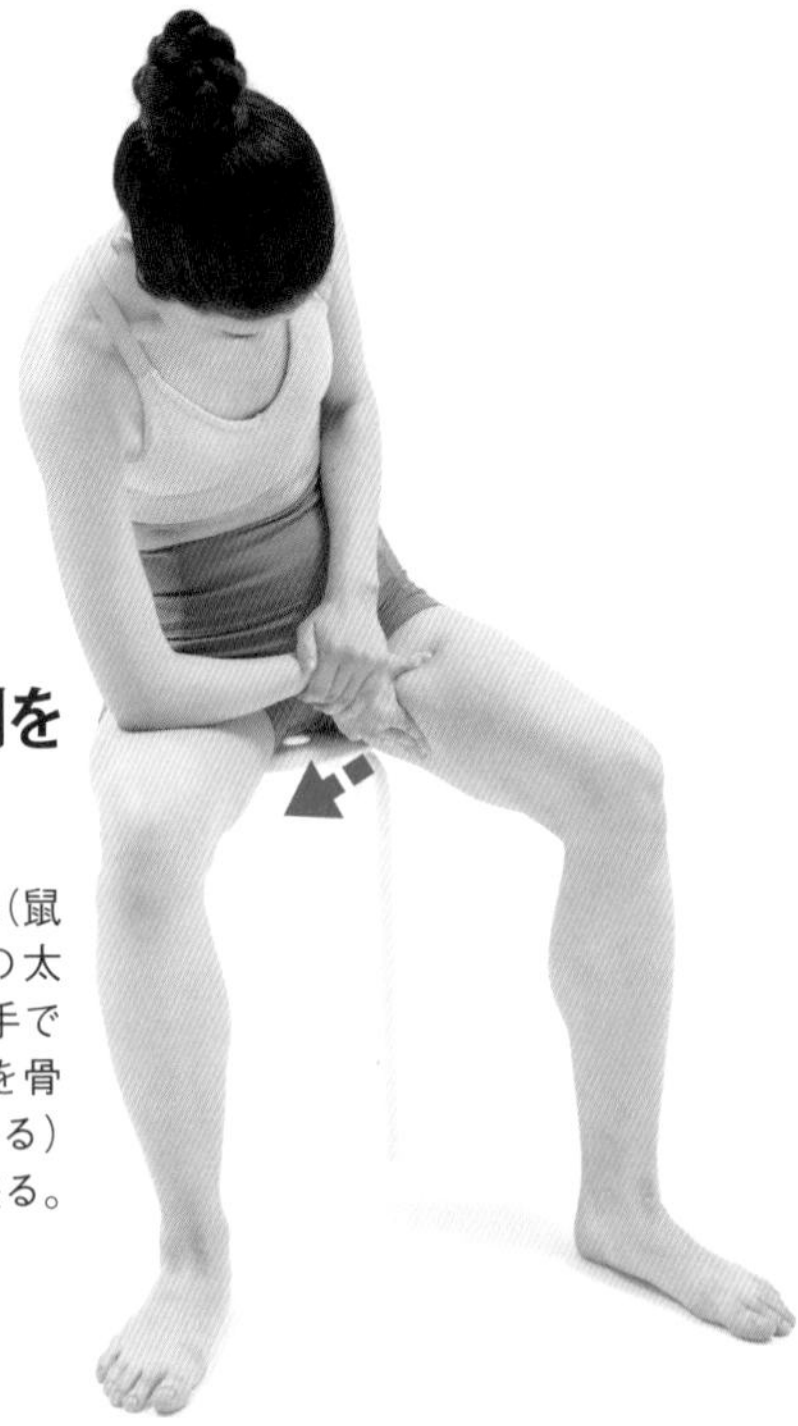

1 太ももの内側を挟み持つ

イスに座り、左脚の付け根（鼠径部）から約10cm下の太ももの内側の筋肉を、右手で上下から挟み持つ。筋肉を骨から引きはがす（浮かせる）ように、内側に少し引っ張る。

2 筋肉を骨からはがしながら脚の付け根のほうへスライド

筋肉を骨から引きはがすイメージでつかんだまま、脚の付け根（鼠径部）に向けてスライド。30秒キープ。

ペアでリセット

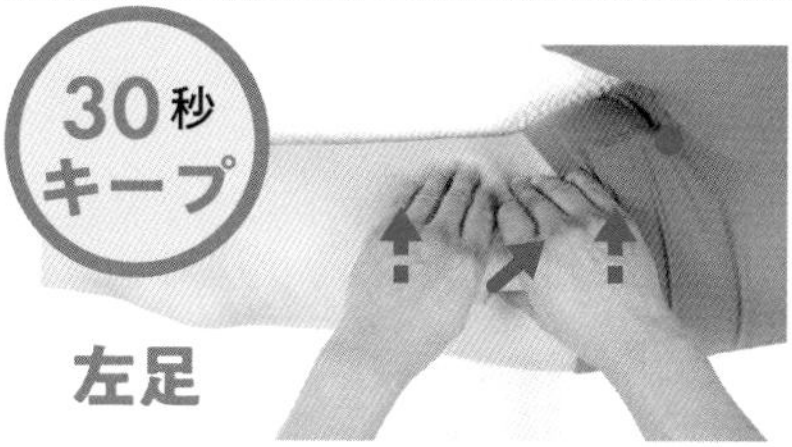

1 あお向けになった相手の太もも内側、脚の付け根から10cm下あたりを、両手で上下から挟み持つ。骨からはがすように軽く引っ張りながら、脚の付け根に向かって寄せ30秒キープ。そのまま優しくゆらす。

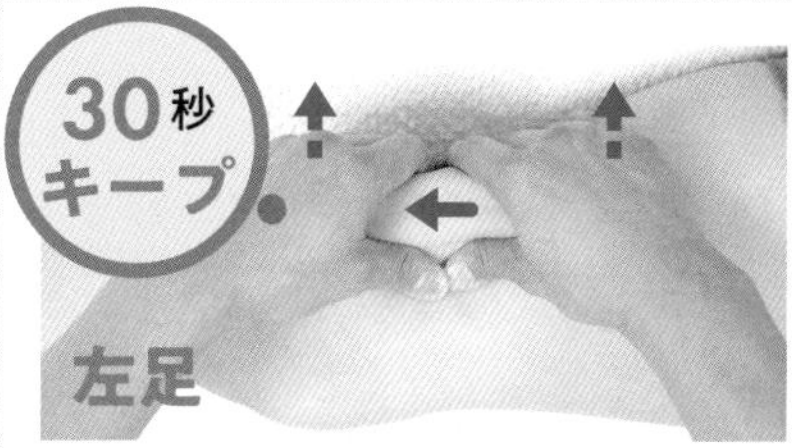

2 続いて太もも内側、ひざ上10cmのあたりで両手で上下から挟み持つ。骨からはがすイメージで軽く引っ張りながら、ひざの方向へスライドし、30秒キープ。そのまま、優しくゆらす。1～2を逆も同様に。

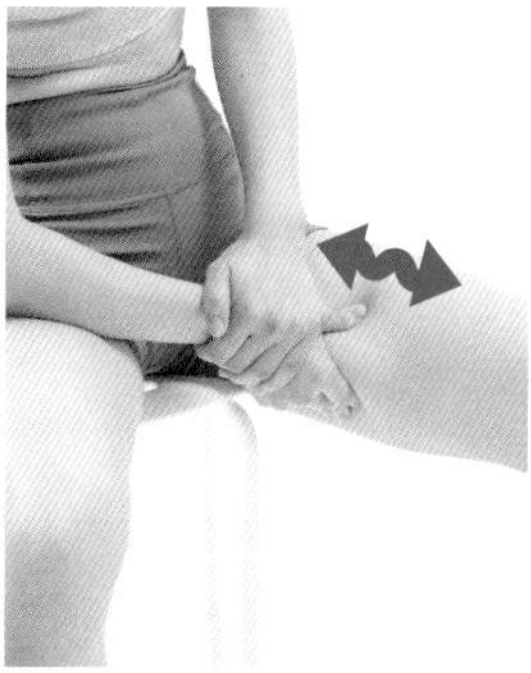

3 筋肉を つかんだまま 10往復 優しくゆらす

筋肉をつかんだまま、鼠径部とひざに向かって優しく10往復ゆらす。

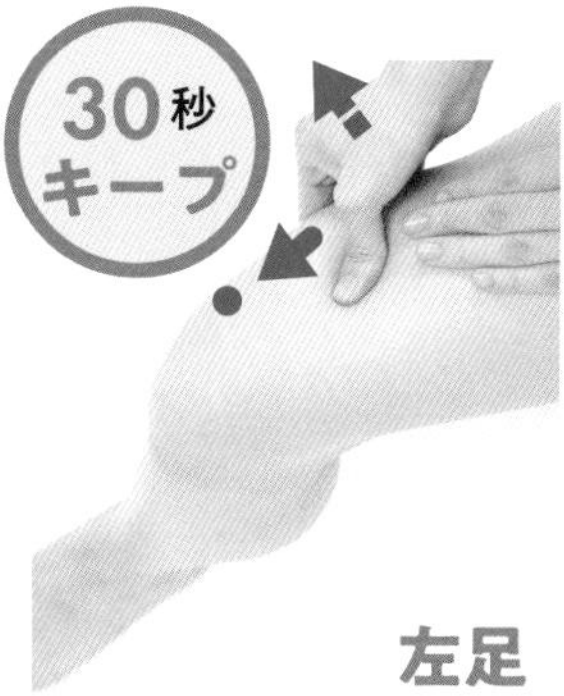

4 ひざ上を 挟み持ち ひざに向かって スライド

続けて右手で左ひざから10cm上の内側の筋肉を、上下から挟み持つ。筋肉を骨から引きはがす（浮かせる）ように内側に少し引っ張り、そのまま、ひざに向けてスライド。30秒キープ。

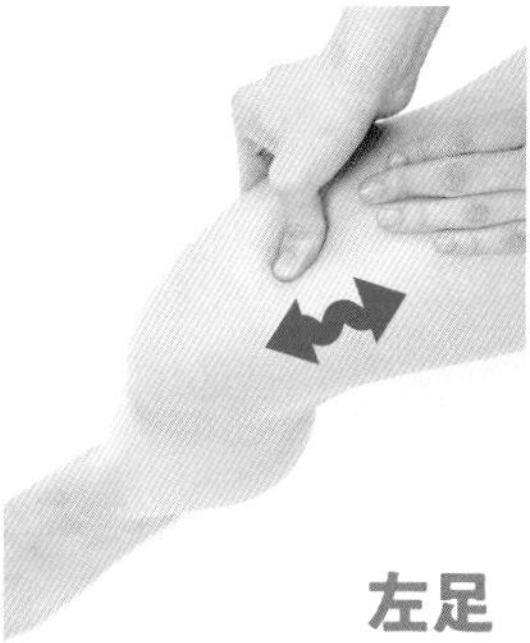

5 筋肉を つかんだまま 10往復上下に 優しくゆらす

筋肉をつかんだまま、太ももとひざに向かって優しく10往復ゆらす。1～5を逆側も同様に行う。

原因筋 3 腸脛靭帯《ちょうけいじんたい》

O脚の人やスポーツ選手、趣味でランニングをする人が固くなりやすく、ひざ痛の引き金に。固くなると腰痛の原因にもなります。

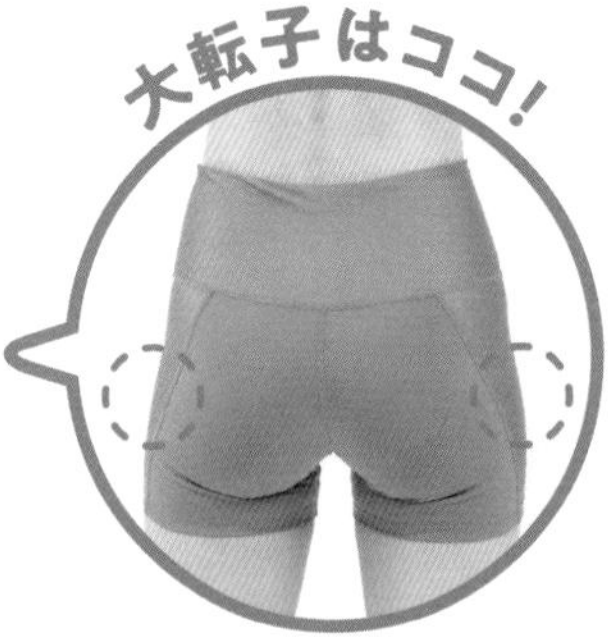

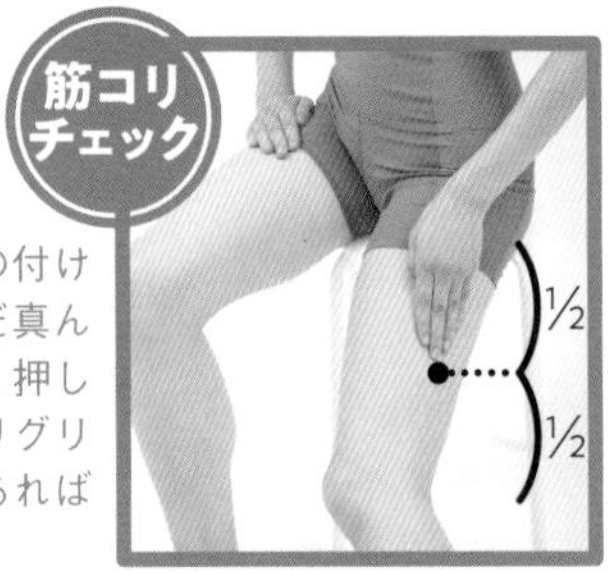

太もも外側の脚の付け根とひざを結んだ真ん中あたりを、強く押して上下左右にグリグリと刺激。痛みがあれば腸脛靭帯が緊張。

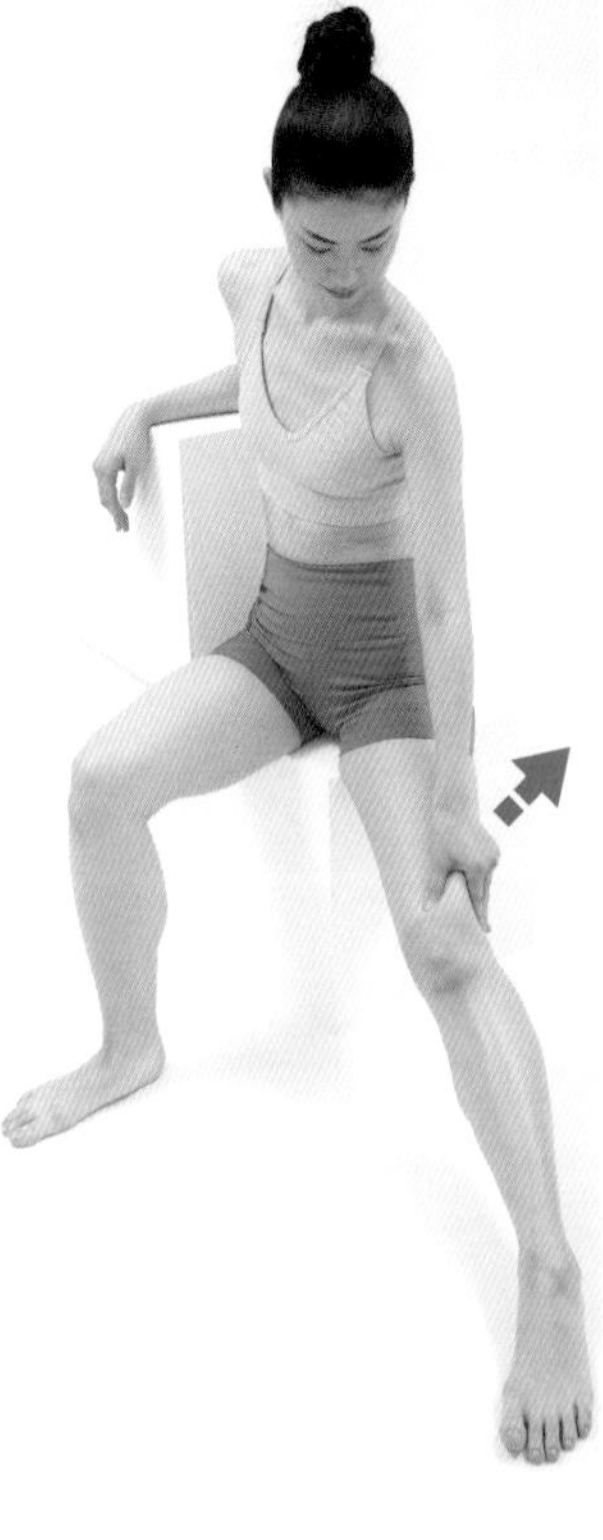

1 ひざ上の外側を骨からはがすように挟み持つ

イスに座り、左脚を横に伸ばす。左手でひざの約10cm上の外側の筋肉を上下から挟み持つ。つかんだ筋肉を骨から引きはがす（浮かせる）ように、外側に軽く引っ張る。

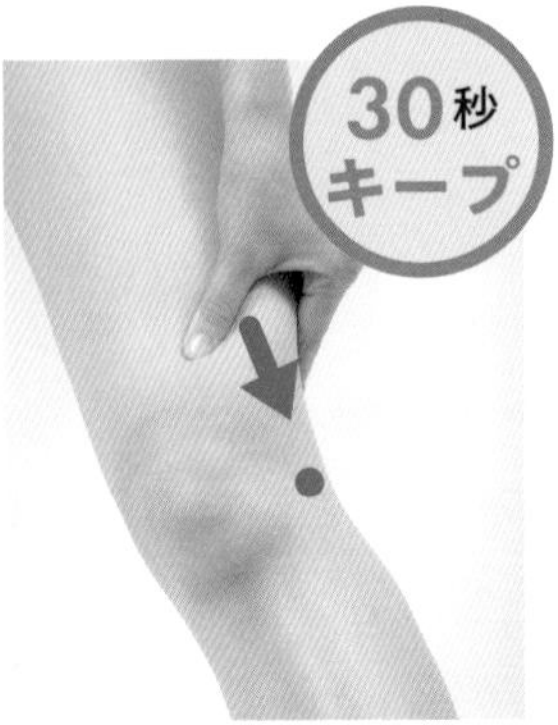

2 挟み持った筋肉をひざ方向へスライド

筋肉を骨から引きはがすイメージでつかんだまま、ひざへ向かってスライド。

ペアでリセット

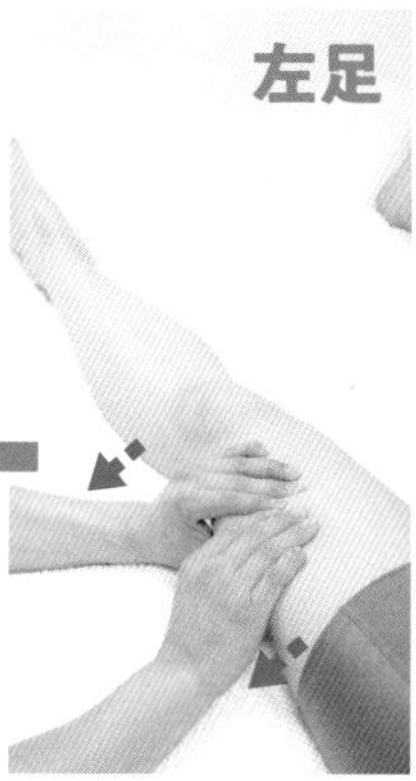

1

あお向けになった相手の太もも外側、脚の付け根の出っ張った骨（大転子）から10cm下のあたりを両手で上下から挟み持つ。骨からはがすイメージで軽く外側に引っ張る。

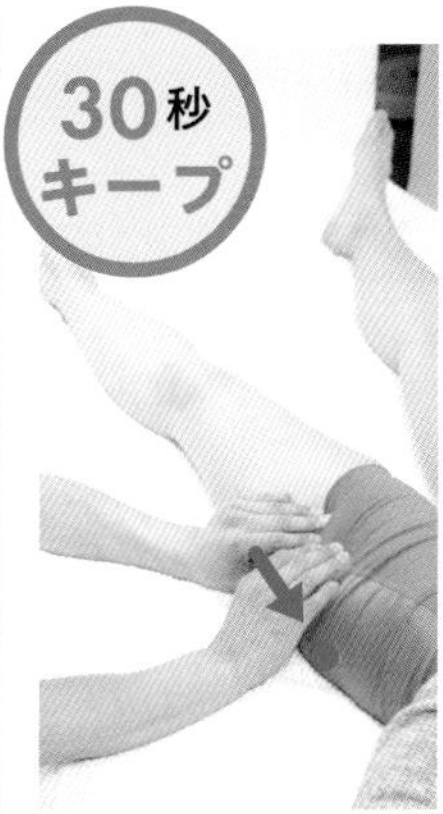

2

そのまま、大転子に向かって筋肉をスライドして寄せる。30秒キープ後、そのまま優しくゆらす。1〜2を逆も同様に。

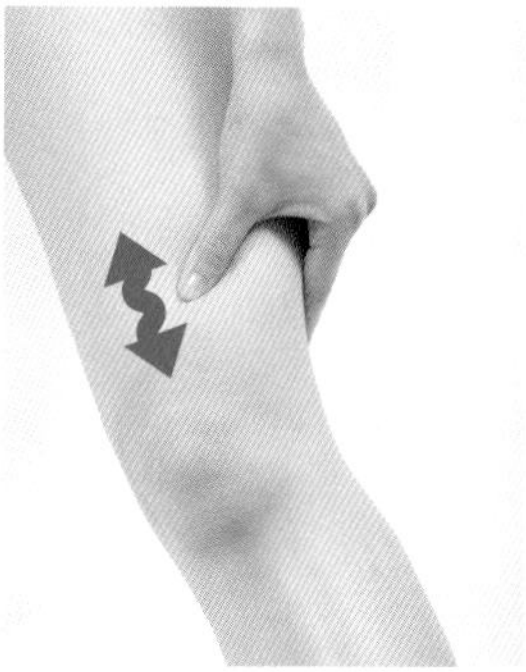

3 筋肉をつかんだまま10往復上下に優しくゆらす

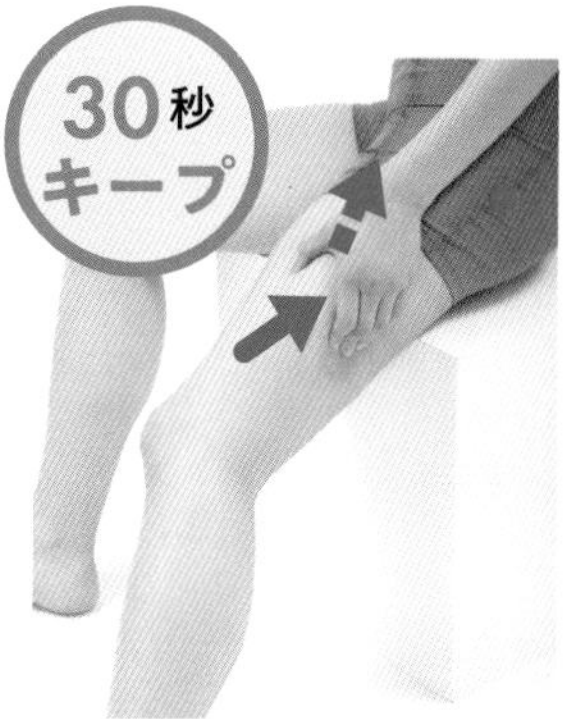

4 太もも外側を挟み持ち大転子に向けてスライド

続けて左手で脚の付け根の横に出っ張った骨（大転子）から10cm下の筋肉を上下から挟み持つ。つかんだ筋肉を骨から引きはがすように、外側に軽く引っ張り、大転子へ向かってスライド。30秒キープ。

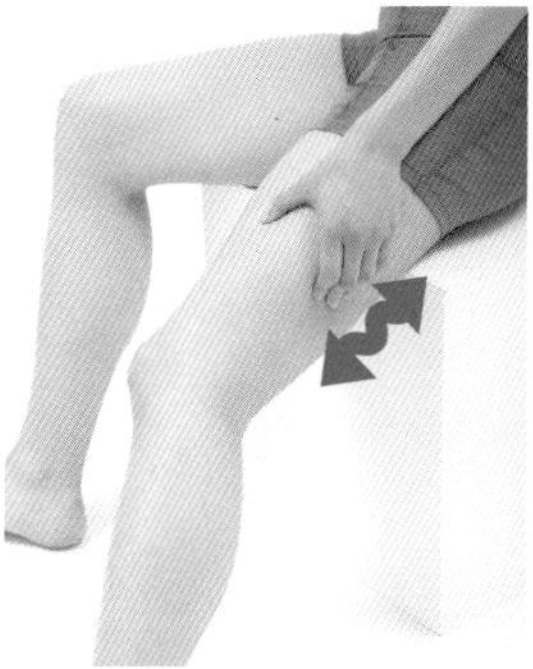

5 筋肉をつかんだまま10往復上下に優しくゆらす

筋肉をつかんだまま、上下に優しく10往復ゆらす。1〜5を逆側も同様に行う。

手の冷え・痛み

手のひらをゆるめると
指の痛み＆冷えが解消！

冷えやしびれの原因はさまざまですが、多くの場合は指の使いすぎ・使わなすぎが原因。代表的な例でいうとピアノの先生や演奏者などは使いすぎで、手元の作業を避ける人は使わなすぎで、どちらも手のトラブルを起こします。

この障害は男性よりも女性に多くみられます。なぜなら、腱が弱く、血管が細く、筋肉量が少ないため。無理にビンのふたをひねったりするなど、ちょっとしたことで指の靭帯を傷つけます。すると、炎症が起きて指の腱と腱の間が硬直。神経と血管を圧迫し、血のめぐりが悪くなって、冷えたりしびれたりします。

マッスルリセッティングで指をゆるめると、その場で痛みがラクになるだけでなく、徐々に元気な血管に生まれ変わります。筋肉をゆるめると血液がドバっと流れ「もっと隅々まで毛細血管を伸ばそう！」と血管がどんどん発達するからです。血流が増えて筋肉が温まり、冷えも軽減。血液にのって体の隅々まで栄養や酸素が届くので、神経系の痛みもよくなるでしょう。

電車やバスの移動時にこっそり行ったり、湯船の中で全身を温めながら、ほぐしたりしましょう。

その他、このリセットも効く！

• 斜角筋（P86〜87）　• 上腕二頭筋（P92〜93）

悩みを解決! 手の冷え・痛み

原因筋 2 指の屈筋群

指を動かす筋肉群と指の内側の骨につく腱鞘（腱を包む滑液包）。使いすぎても使わなすぎても固くなり特に加齢によって指が伸ばせなくなる人が多い。

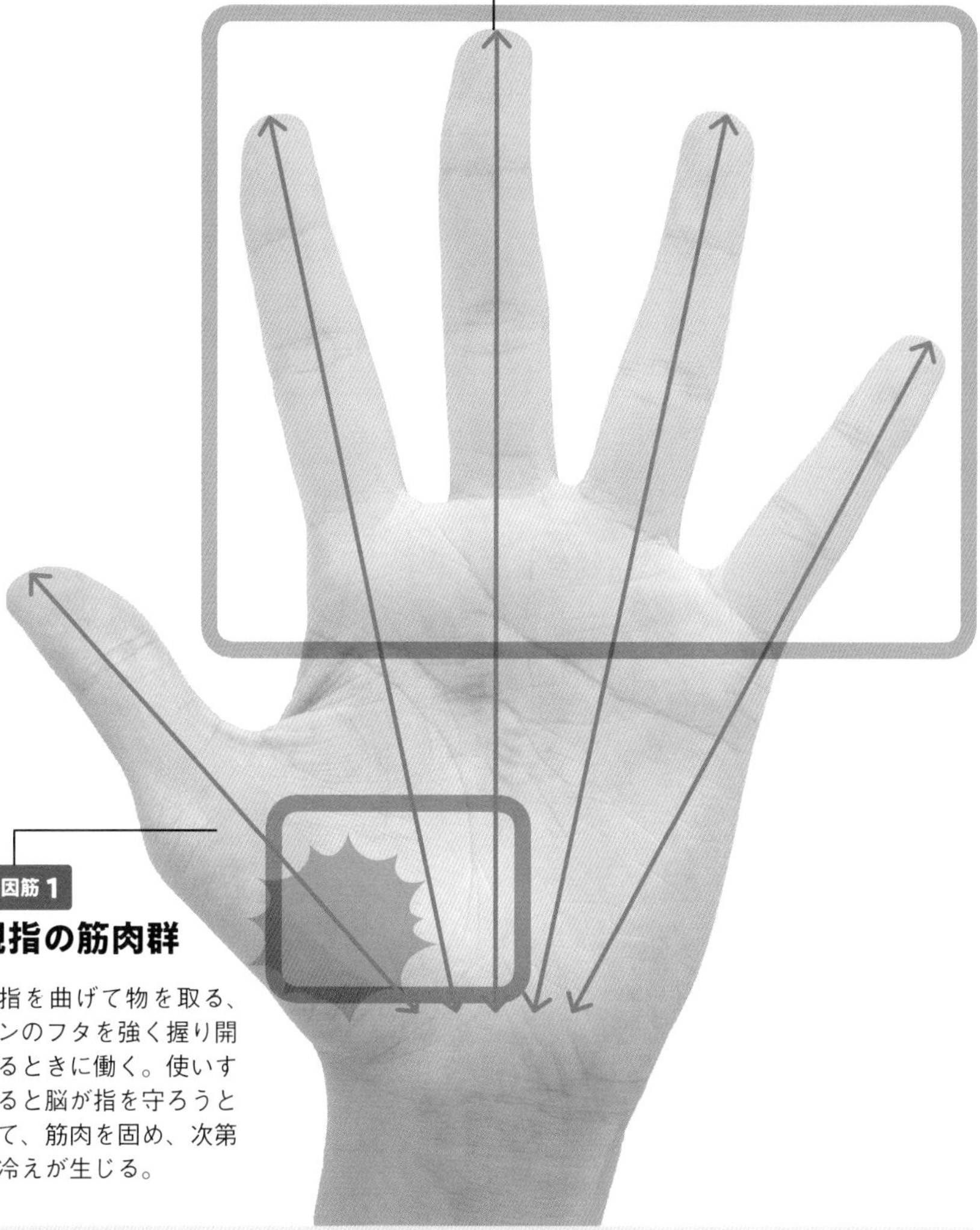

原因筋 1 親指の筋肉群

親指を曲げて物を取る、ビンのフタを強く握り開けるときに働く。使いすぎると脳が指を守ろうとして、筋肉を固め、次第に冷えが生じる。

記号の意味　痛みの経路　緊張エリア　リセットポイント　筋肉のエリア

原因筋 1 親指の筋肉群《きんにくぐん》

物を強くつかむときに活躍する親指の筋肉群は、パワーが必要なときに活躍するぶん、負担も大。しっかりゆるめてあげましょう。

筋コリチェック

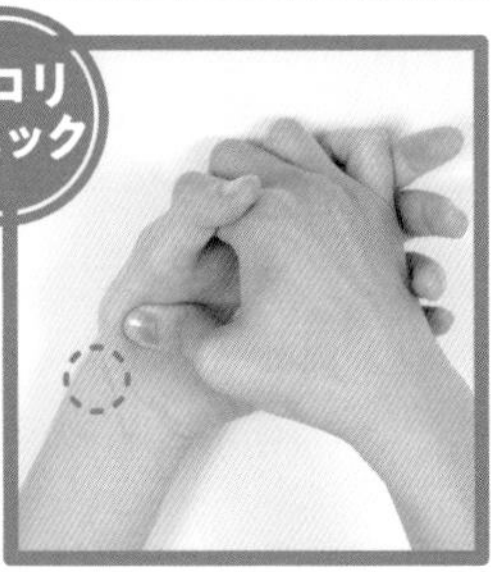

親指下の盛り上がった部分の頂点(右手親指で押さえた所)と、手首との境目（点線部）の２カ所を、上から強くギュッと押し込む。痛みがあれば親指の筋肉群が緊張。

30秒キープ

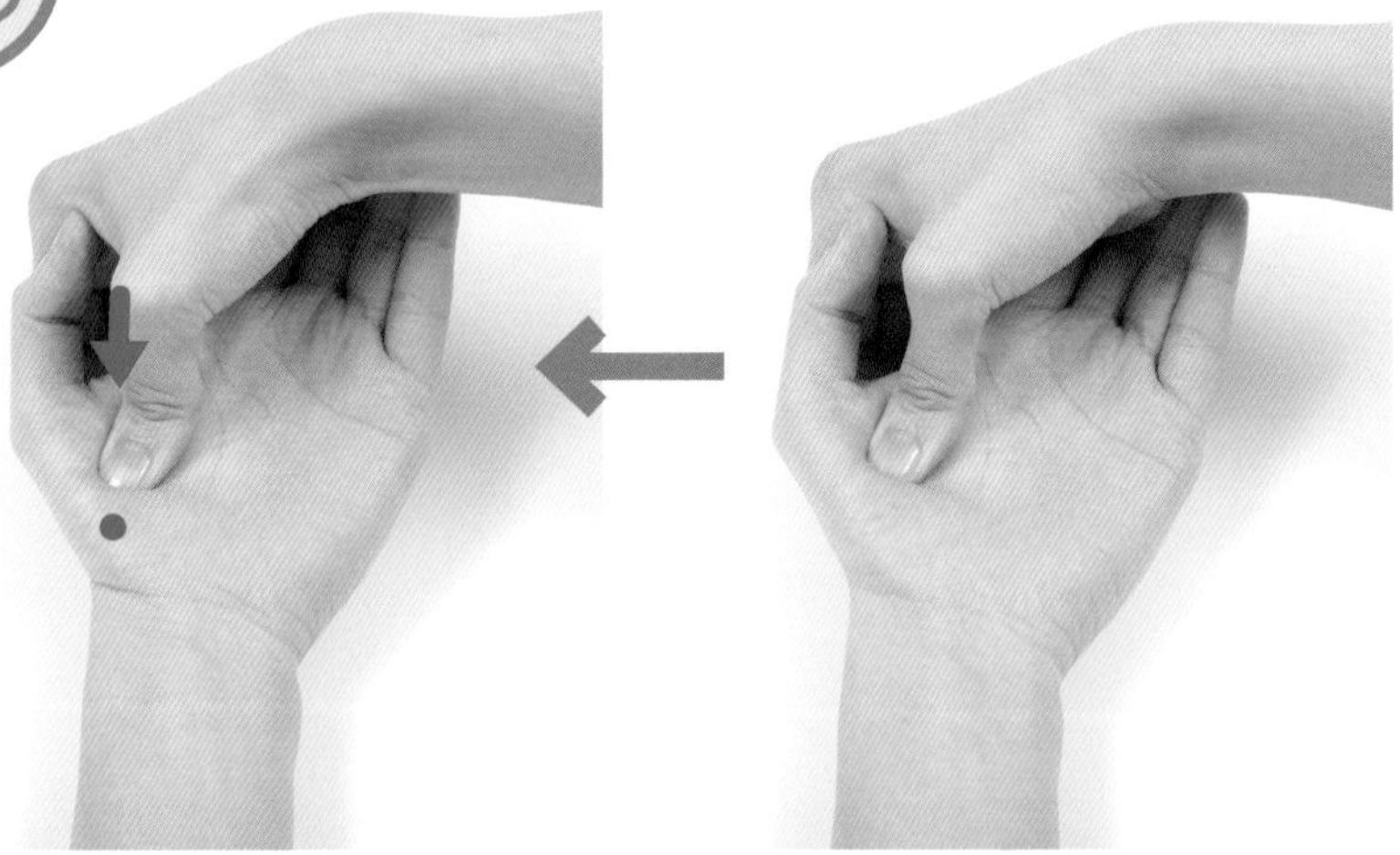

1 左手母指球《ぼしきゅう》を右の親指で押さえる

左手をテーブルに置き、手のひらを上にする。右手の親指で左手親指の母指球（盛り上がった部分）の頂点の筋肉を軽く押さえる。

2 親指の付け根方向へ母指球をスライド

軽く押さえたまま、筋肉を親指の付け根に向かってスライドして、寄せる。30秒キープ。

ペアでリセット

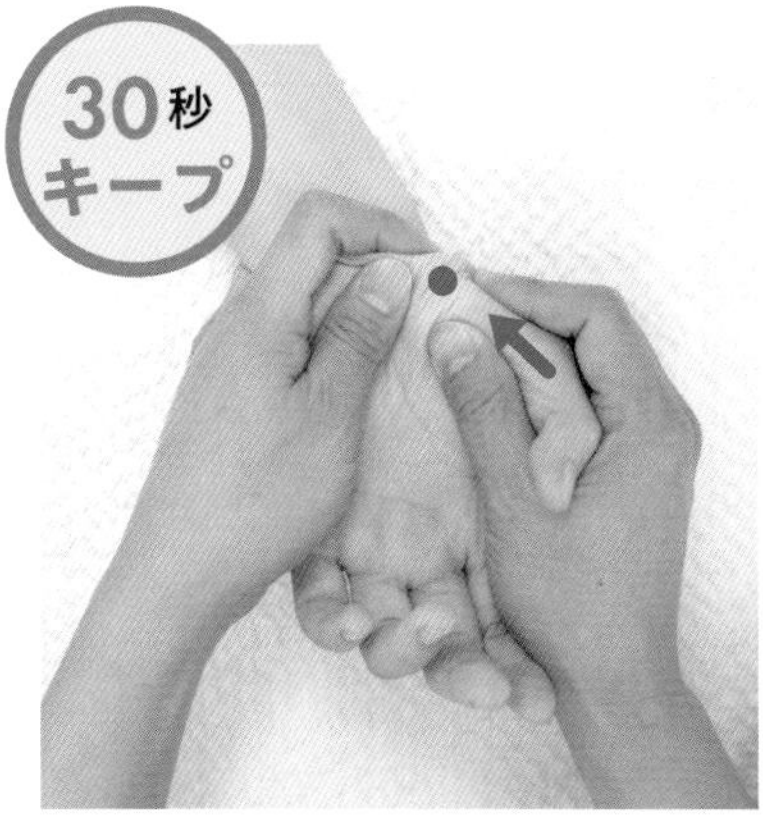

左手で相手の手首を固定。右親指で相手の親指の母指球を軽く押さえ、他の四本指で相手の手の甲を支える。母指球の筋肉を骨から引きはがすように持ち上げ、手首に向かってスライドさせる。30秒キープ後、そのまま優しくゆらす。逆も同様に。

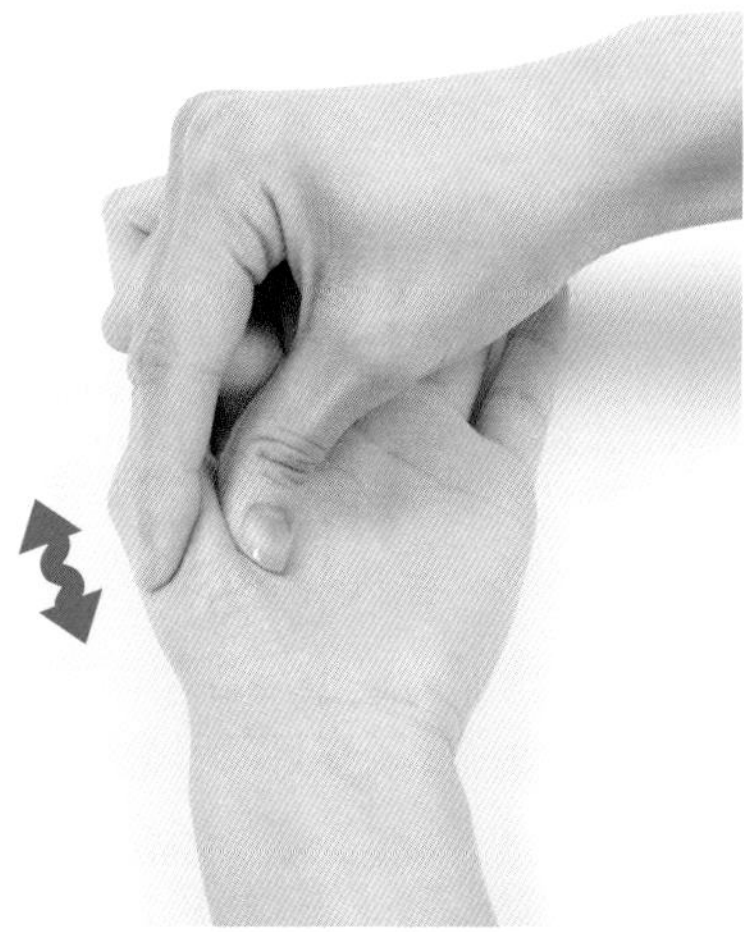

3 親指の腹で母指球を10往復優しくゆらす

母指球を親指と人差指で軽く挟み持ち、上下に10往復優しくゆらす。1～3を逆側も同様に行う。

原因筋 2 指の屈筋群

自律神経や女性ホルモンのバランスが崩れると痛みが出やすい傾向が。手が冷える人、しびれを感じる人もまめにリセットを。

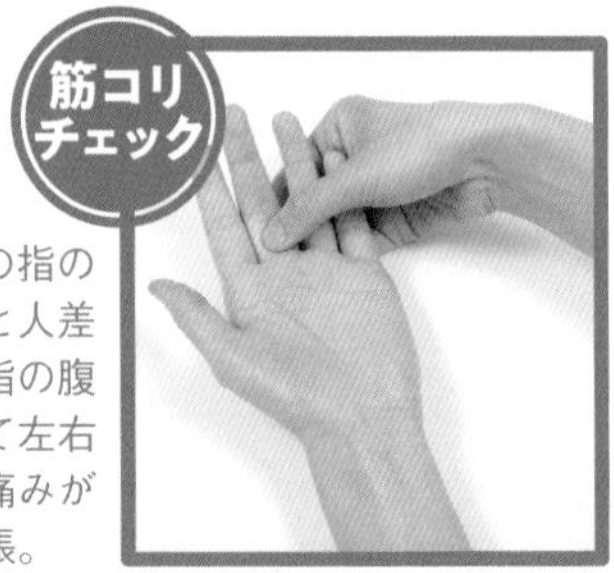

人差指から薬指までの指の節を１つずつ、親指と人差指で上下から挟み、指の腹側を親指で強く押して左右にグリグリと刺激。痛みがある指の屈筋群が緊張。

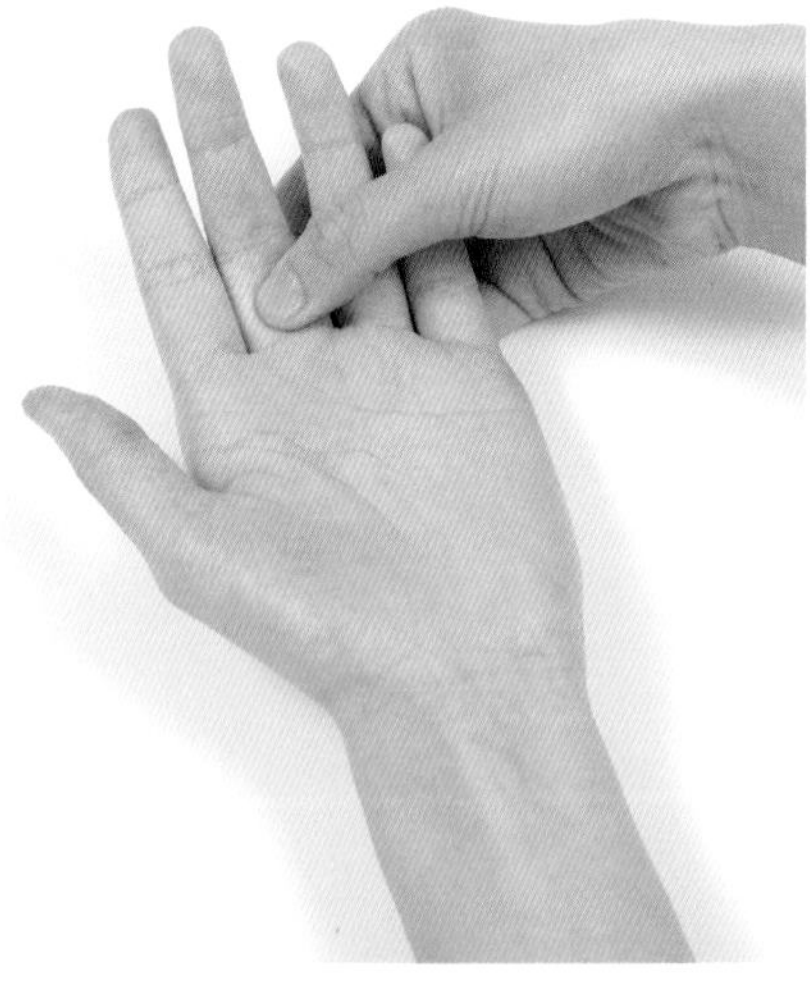

1 指の節を上下から優しく挟み持つ

左手をテーブルに置き、手のひらを上にする。指の腹側の筋肉を右手親指の腹で軽く押さえる。

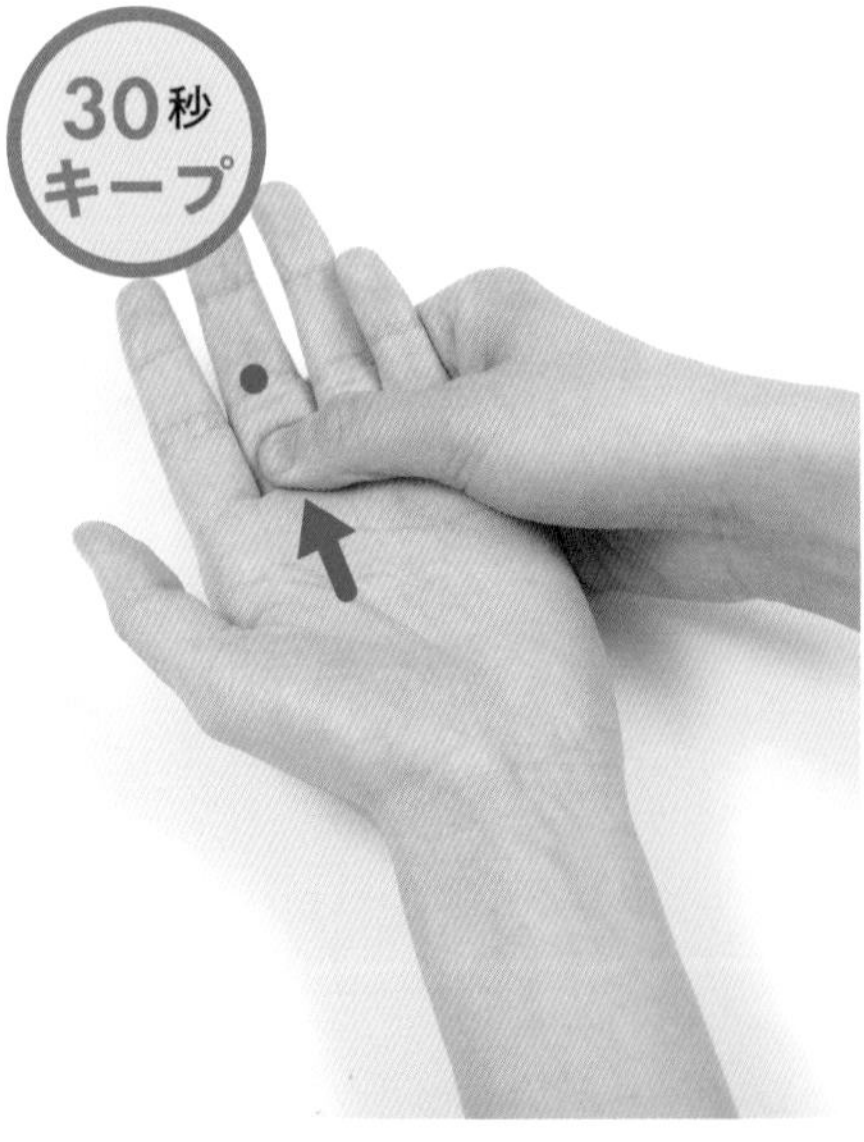

2 上に向かって節の腹をスライド

押さえた筋肉を上に向かってスライドし、寄せる。30秒キープ。

ペアでリセット

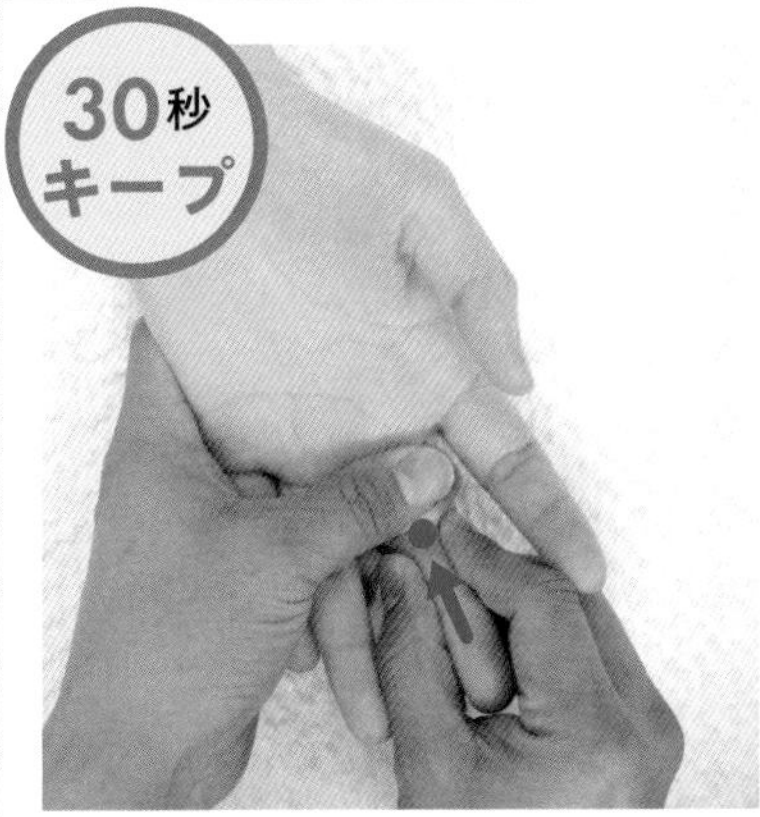

左手で相手の左手の甲を支え、右手の親指と人差指で、相手の指の手のひら側の筋肉を左右から挟み持つ。人差指から薬指までの指の節を１つずつ、それぞれ手のひらに向かってスライドさせる。30秒キープ後、そのまま優しくゆらす。逆側も同様に。

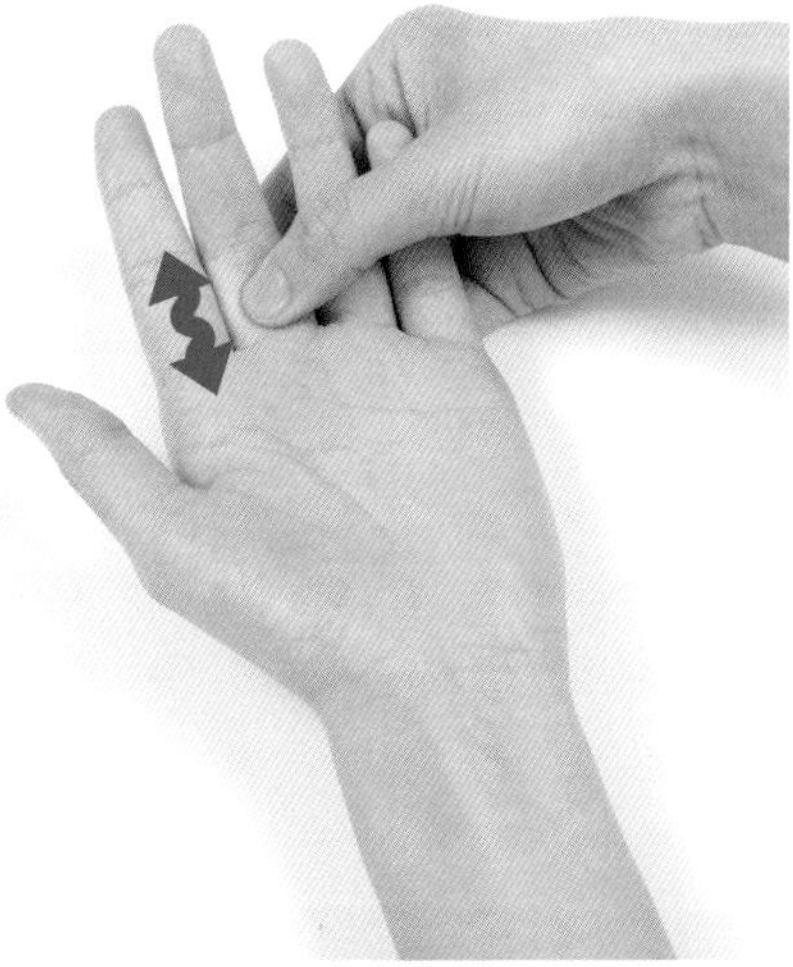

3 親指の腹で節を10往復優しくゆらす

親指の腹で、10往復優しくゆらす。1～3を逆側も同様に行う。人差指から薬指までの指の節を１つずつ行う。

ゴルフひじ・テニスひじ

痛みを和らげ予防にも◎
プレイした日のルーティンに！

スポーツが趣味の人にはお馴染みの腕の障害、「ゴルフひじ」「テニスひじ」。ゴルフひじは利き腕のひじの内側を、テニスひじは利き腕のひじの外側に痛みを感じます。

ゴルフひじは、ボールにインパクトする際、飛距離を伸ばそうとクラブを握る手に力が入りすぎるのが原因の一つ。地面を叩いた衝撃で炎症を起こす人もいます。

本来、ボールは腕の力で無理矢理飛ばすのではなく、体の回旋力を使うのが正解。つまりゴルフひじは、回旋力をうまく使えない人がなりやすいです。

テニスひじは、上腕の伸筋を酷使するのが主な原因です。例えばバックハンドで打ち返す瞬間、ボールに押し込まれる力が腕に強くかかると、脳がひじを痛めないように、「痛み」を感じさせます。筋力が弱い傾向にある女性のほうが痛めやすいので要注意。ボールに追いつくのに精いっぱいで、両手でグリップを握れず打ち返すときが危険です。

痛くなったときだけでなく、予防のためプレイした日は必ずリセットを。上腕二頭筋長頭腱と上腕三頭筋も一緒にゆるめると、ひじを痛めるリスクも下がります。

その他、このリセットも効く！

• 上腕二頭筋（P92〜93）　• 上腕三頭筋（P110〜111）

悩みを解決! ゴルフひじ・テニスひじ

原因1

前腕屈筋群

上腕骨内側から手、指につく筋肉群。腕を振り下ろす、手前に引く動作や、強く握るときなどで働く。パソコンのマウス操作でも使われる。

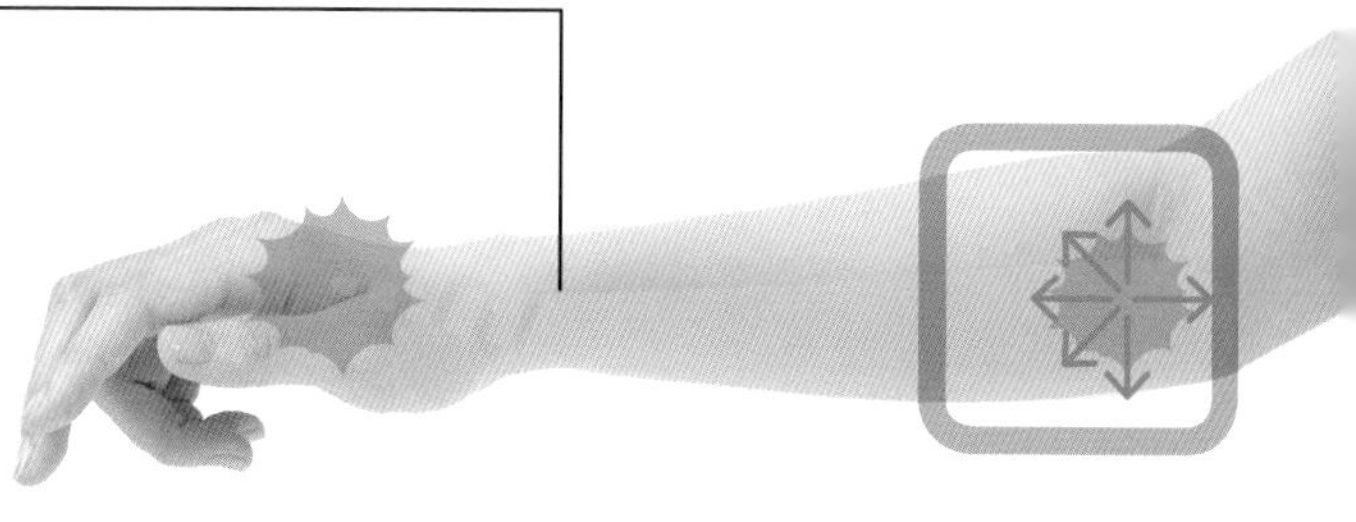

原因2

前腕伸筋群

上腕骨外側から手、指につく筋肉群。手首を曲げる・そらす、ワイパーのように左右に曲げるときに働く。タイピング時やこねる作業でも使われる。

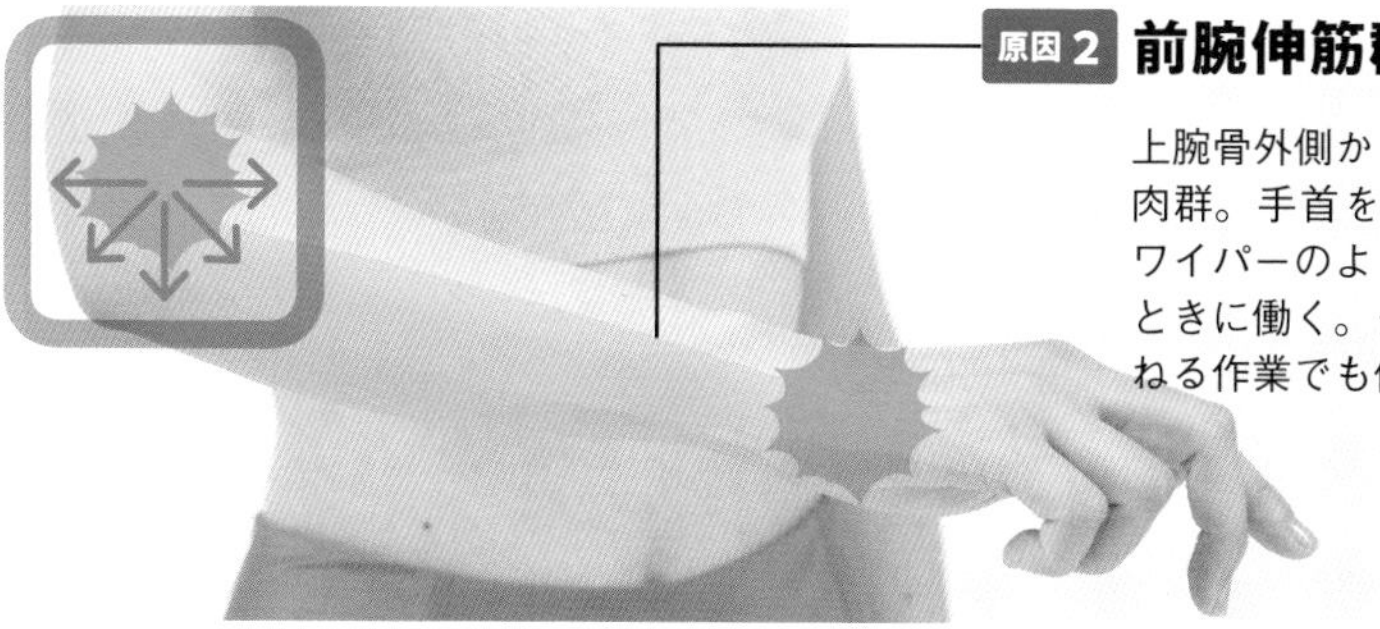

記号の意味 → 痛みの経路　緊張エリア　リセットポイント　筋肉のエリア

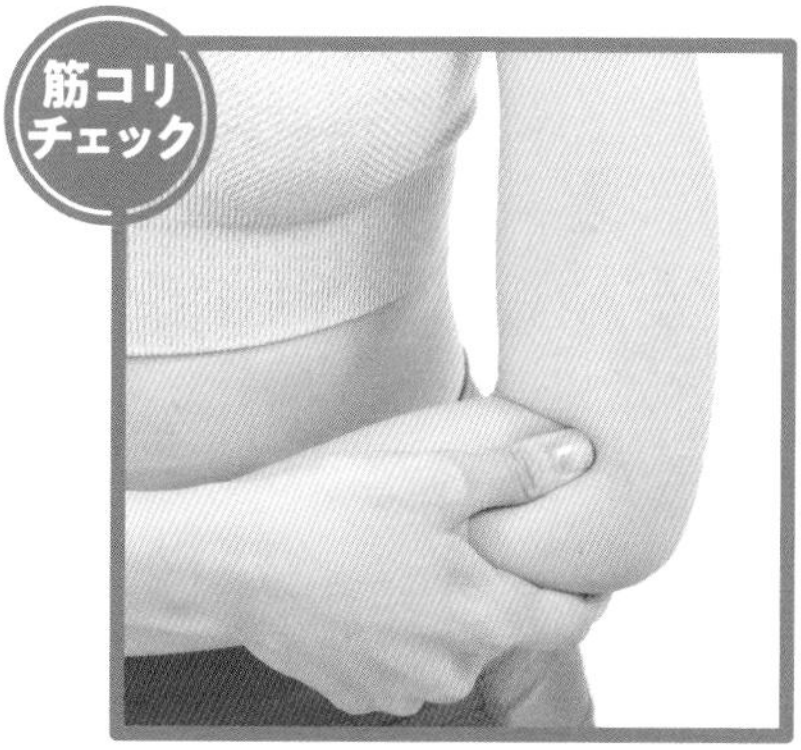

腕を曲げると出っ張るひじ外側の骨と骨の回りを強くギュッと押し込み、コリコリと痛いところ（前腕伸筋群）。

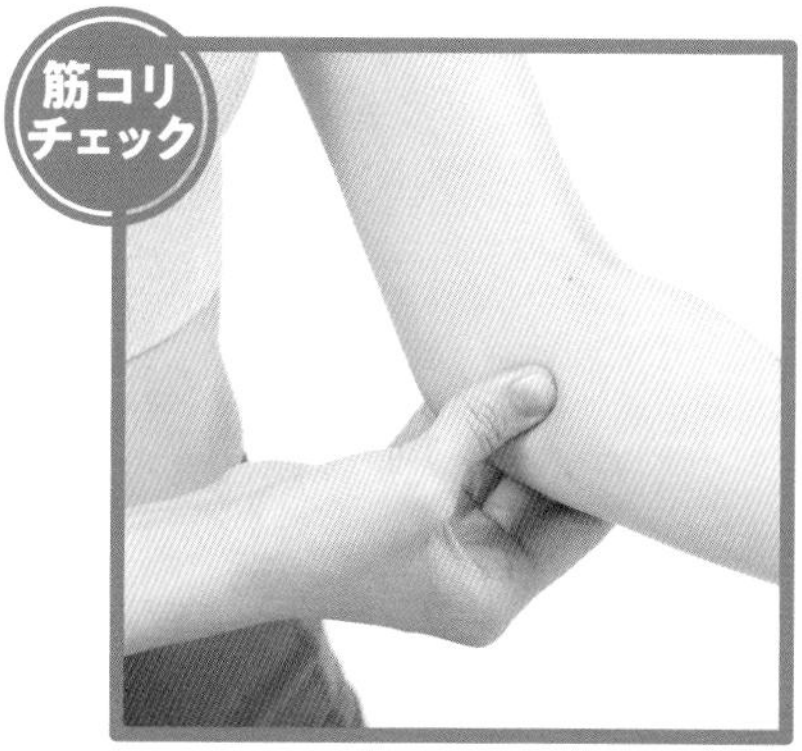

ひじ内側にある出っ張った骨と骨の周りを強くギュッと押し込み、コリコリと痛いところ（前腕屈筋群）。

ゴルフひじ・テニスひじ

原因筋 1

前《ぜん》腕《わん》屈《くっ》筋《きん》群《ぐん》

マウスを使いすぎる人も時々、手を休めてゆるめたい筋肉。前腕にカバンをかけて持つ人もリセットすると疲れがとれます。

ペアでリセット

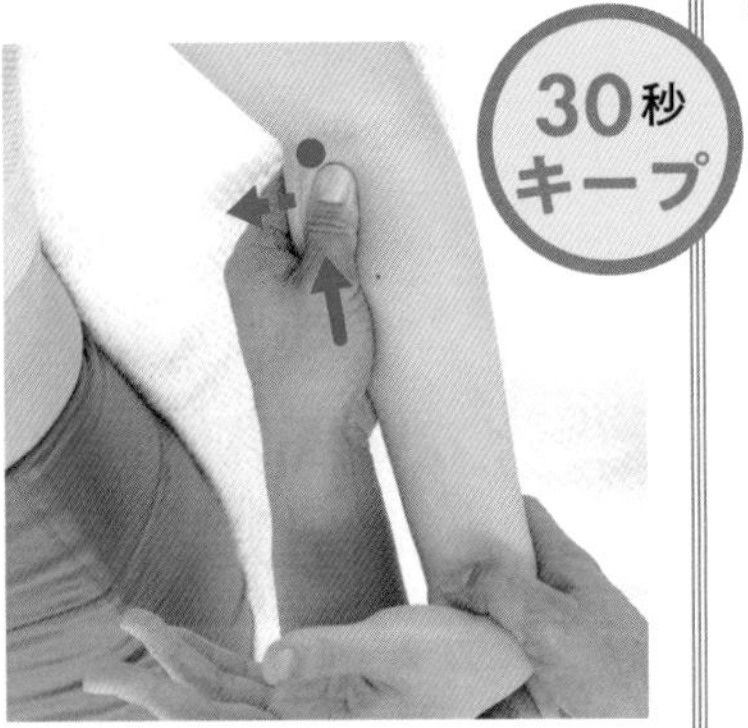

あお向けになった相手の腕を一方の手で手首を支える。もう一方の手でひじ下を優しく内側からつかみ、ひじに向けてスライドし30秒キープ。そのまま、優しくゆらす。

準備

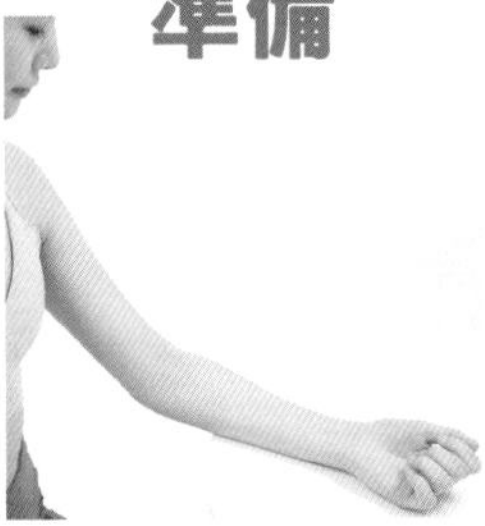

テーブルを前にしてイスに座り、左腕をテーブルに置く。ひじの内側から手のひらを上に向けて。

1 ひじ下の内側を優しく挟み持つ

左手のひじ内側から3cm程度手首よりの位置に右手の親指の腹をつける。人差指から小指は下側にあてて、上下からそっと挟み持つ。

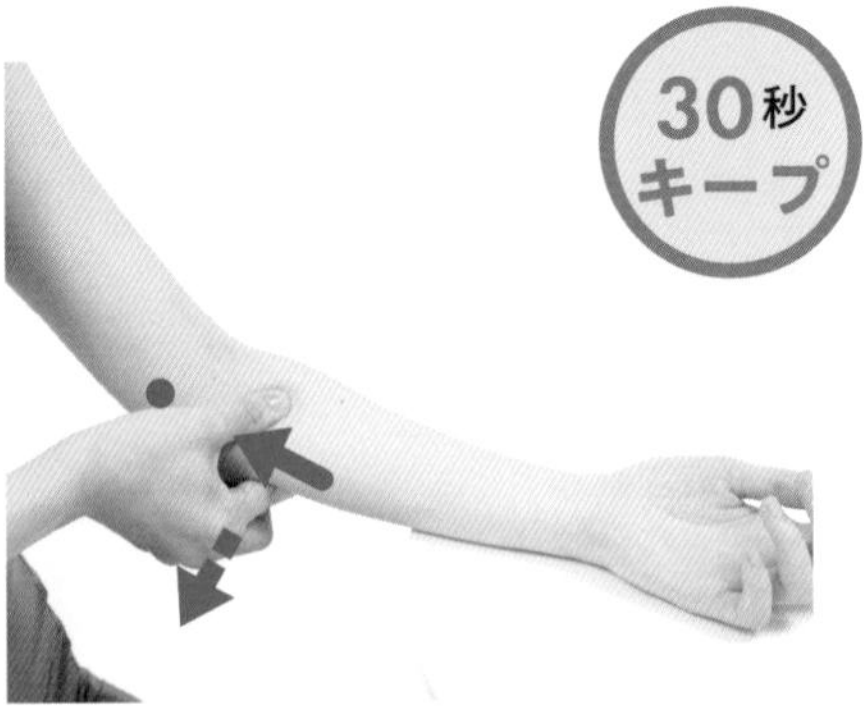

2 挟んだ筋肉をひじ方向へ寄せる

腕の内側の筋肉を骨から引きはがすように持ち、ひじに向かって寄せる。30秒キープ。

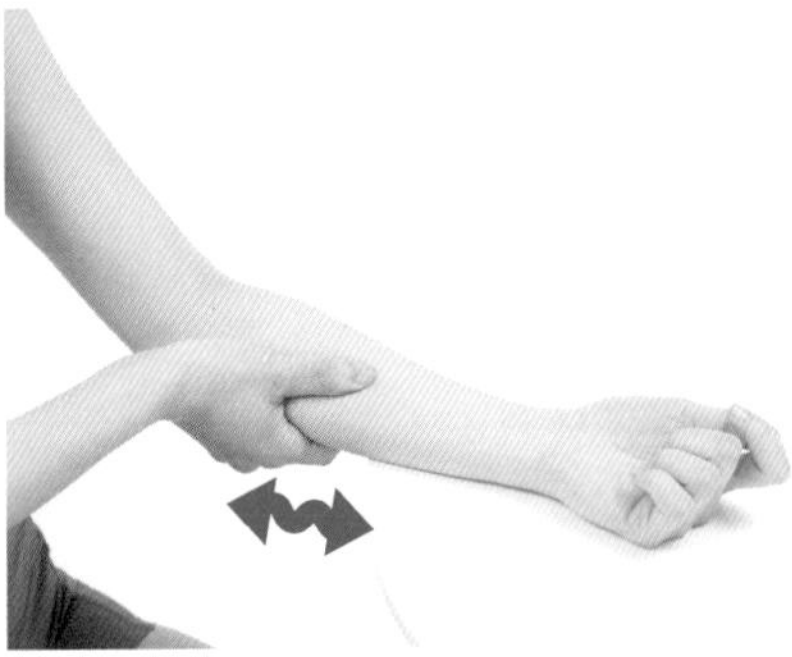

3 内側の筋肉を10往復優しくゆらす

1～3を逆側も同様に行う。

ゴルフひじ・テニスひじ

原因筋 2 前腕伸筋群《ぜんわんしんきんぐん》

ドアのカギを回すとき、腕にピリッと痛みが走る人はこの筋肉が固くなっている可能性大。筋肉をゆるめてリセットを！

ペアでリセット

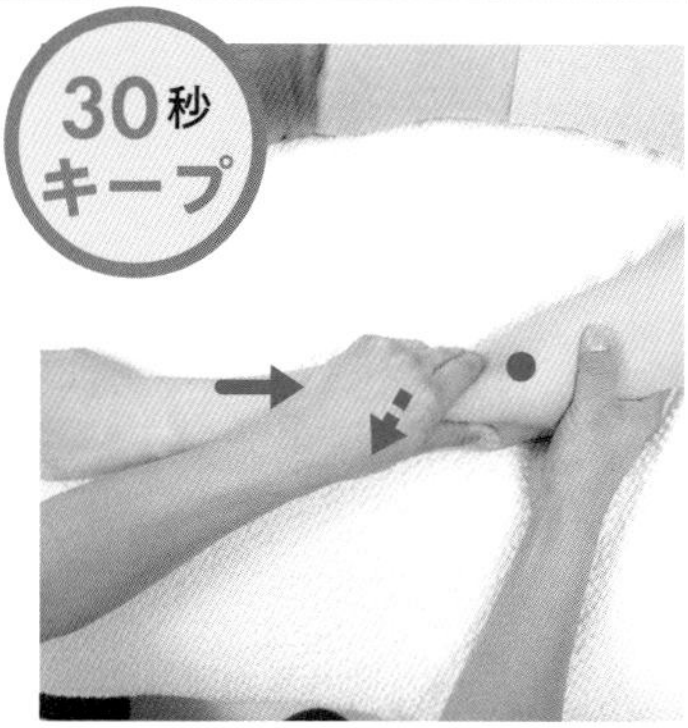

あお向けになった相手の腕のひじの上下を、両手で優しく外側からつかむ。ひじ下をつかんだ手をひじに向けてスライドし、30秒キープ。そのまま、優しくゆらす。

準備

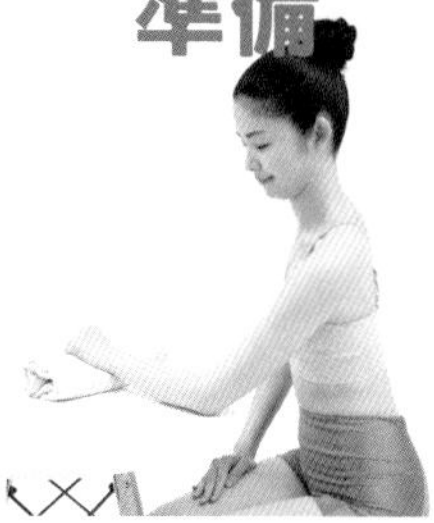

テーブルを前にしてイスに座り、左腕を手のひらからひじの内側を下に向けてテーブルに置き、手首の下あたりに丸めたタオルを挟んで手の位置を上げる。

1 ひじ下の外側を優しく挟み持つ

左手のひじ外側から3cmほど手首よりの位置で親指は腕の内側につけて、筋肉を骨から引きはがすようにそっと挟み持つ。

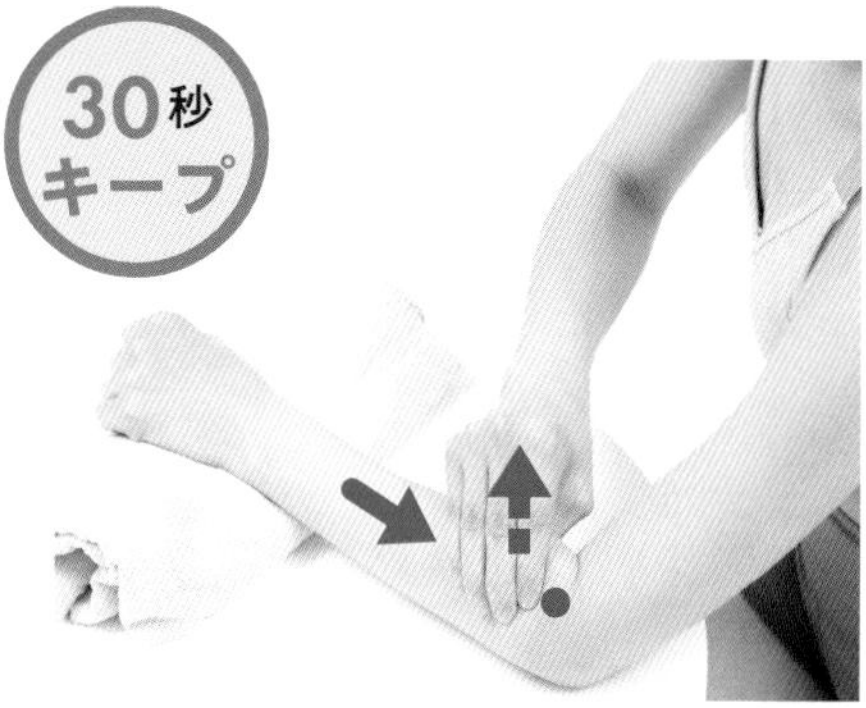

2 挟み持った筋肉をひじ方向へ寄せる

挟み持った筋肉を骨から引きはがすように持ち上げ、ひじに向かって寄せる。30秒キープ。

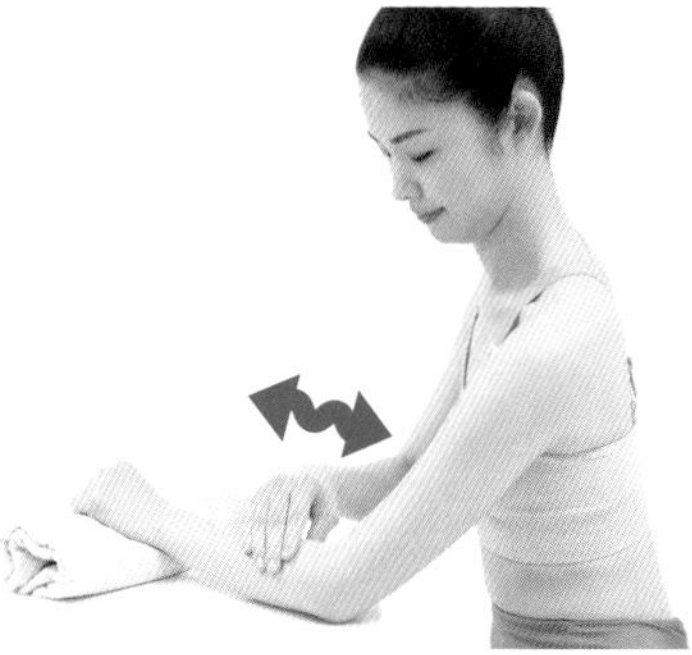

3 筋肉を挟み持ったまま10往復優しくゆらす

1～3を逆側も同様に行う。

便秘・月経痛

毎日、毎月をスッキリと！
子宮疾患の予防にもおすすめ

腸や子宮の働きについての脳からの指令は、脊髄を通って伝達されます。

例えば脊髄損傷の方が便秘や膀胱炎になりやすいのは、神経の損傷により、排便・排尿のコントロールができなくなるためです。ですから、腰回りの筋肉がカチコチになると、血流が悪くなり、神経の伝達機能が衰えて、内臓の働きに悪影響を与えます。実は東洋医学でも「大腸兪《だいちょうゆ》」「腎兪《じんゆ》」といった腸や子宮に対応するツボは、すべて背中側にあるのです。

便秘や月経痛に悩む方は、腰方《ようほう》形筋《けいきん》をリセットして、正常な状態に戻していきましょう。合わせて骨盤回りにある腸腰筋もリセットすると効果的。尿もれや失禁に悩んでいる方にもおすすめです。

また、腰方形筋は腰痛にも非常に関係の強い筋肉です。腰痛で悩んでいる方も、筋コリチェックで痛みを感じたら、リセットしましょう。

悩みを解決! 便秘・月経痛

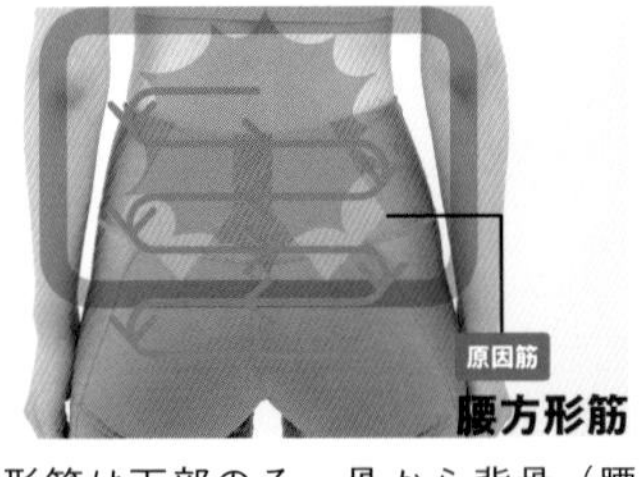

腰方形筋は下部のろっ骨から背骨（腰椎）、骨盤（腸骨）につながる筋肉。臀部の筋肉をサポートする働きがある。

記号の意味　→ 痛みの経路　緊張エリア　リセットポイント　筋肉のエリア

その他、このリセットも効く!

- 腸腰筋（P116〜117）

原因筋

腰方形筋《ようほうけいきん》

ゆるめると骨盤の安定にもつながります。また、腰痛の方もぜひ、筋コリチェックを。痛みを感じたらリセットしましょう。

ペアでリセット

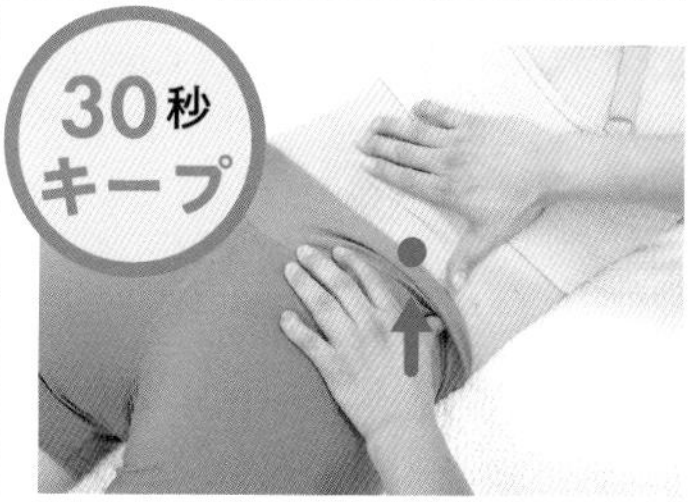

うつぶせになった相手の腰に、左手はお尻の上部、右手は腰に手のひらを密着。お尻の上部の筋肉を上に寄せる。30秒キープ後、そのまま優しくゆらす。逆も同様に。

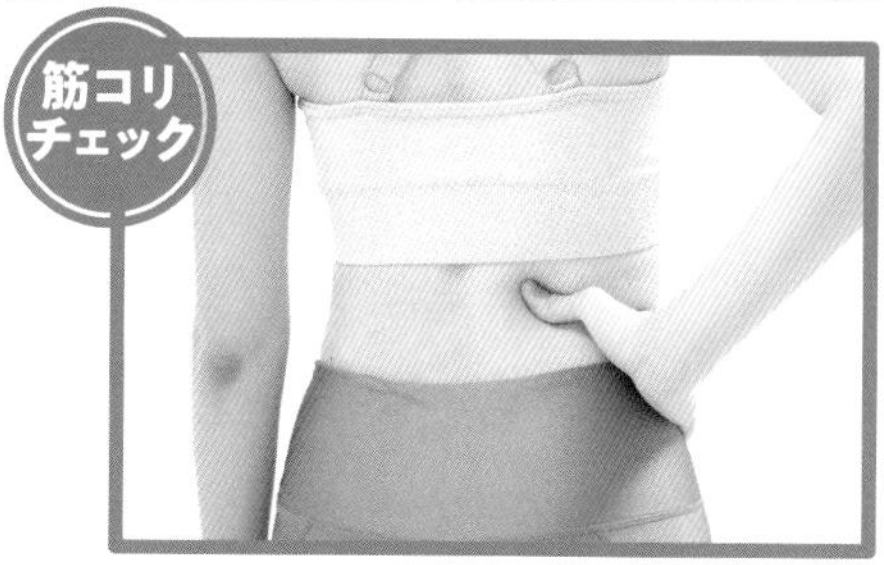

親指を背中側、その他の指を腹側につけて胴体を前後から挟み持つ。いちばん下のろっ骨の骨に人差指が添うように手の位置を調整し、背中側の親指を強くギュッと押し込む。痛みがあれば腰方形筋が緊張。

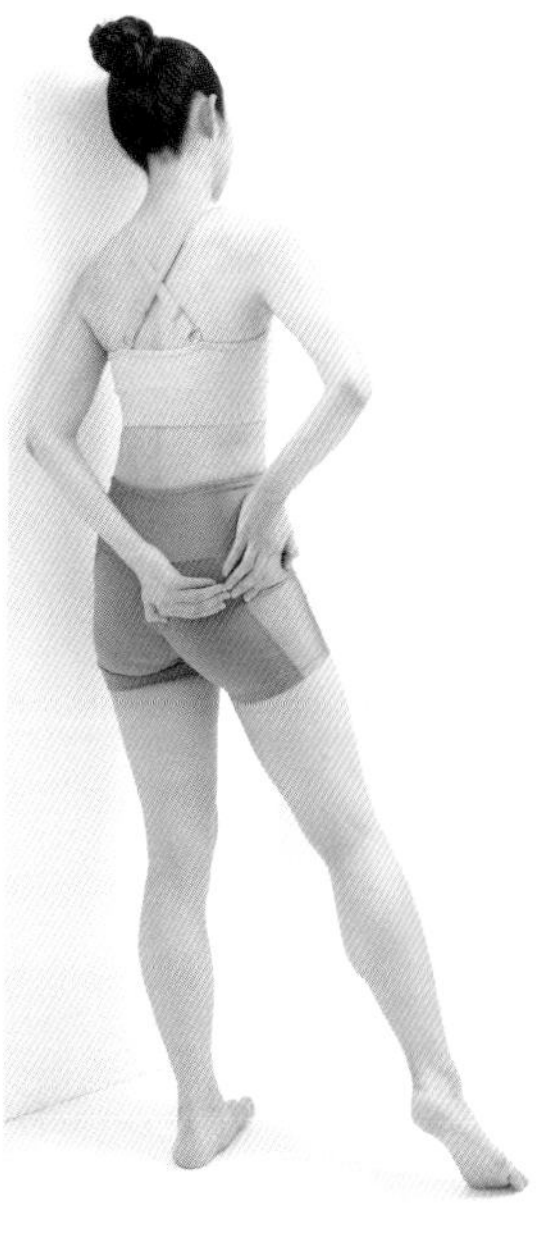

1 右のお尻の外側を下から軽くつかむ

壁を左にして立ち、左肩で壁に寄りかかる。右脚はなため後ろに出し、かかとを上げる。右のお尻のいちばん高い位置の外側に両手をあてて、お尻の肉を下から軽く包む。

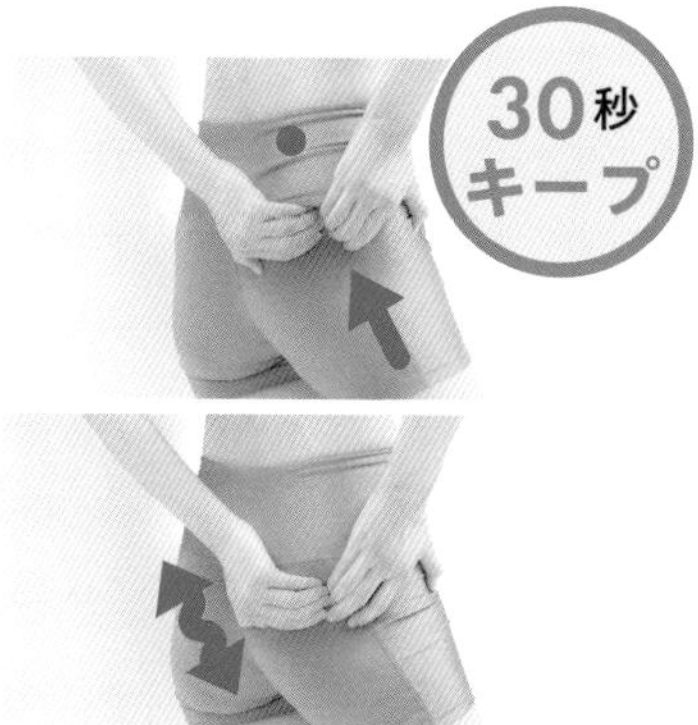

2 両手でお尻の筋肉を腰の中心へスライド

両手で包んだお尻の筋肉を、腰の中心に向かって内側ななめ上に向かってスライドさせて寄せる。30秒キープ。その後、両手で上下に優しく10往復ゆらす。1～2を逆側も同様に行う。

転倒防止

親指をしっかり開いて
自信を持って歩行できる脚に

母《ぼ》趾《し》外《がい》転《てん》筋《きん》は足の親指の横側にあり、指を開く役割があります。指が開けば、しっかりと地面を足で捉えて歩けるので、転倒のリスクが低くなりますが、固いと指が開かないため、足元がおぼつかなくなります。

母趾外転筋は、足に合わない形の靴に指を押し込めたり、加齢により筋力が低下したりすることで、小指側に曲がり固くなります。ひどくなると人差指の上に親指が乗ってしまうほど、足先が縮んでしまう人もいるのです。

何もないところでつまずくようになったら要注意。たとえ家の中でも、つまずいた拍子に転倒し、骨折する大事故につながります。

転倒防止のためにも、母趾外転筋をゆるめましょう。なるべく、リセット5の足裏（P72～参照）と一緒に行ってください。

母趾外転筋が弱くなったサインの1つが外反母趾や偏平足。特に外反母趾の人は筋コリチェックをすると、10人中10人が「痛い」と訴えます。

悩みを解決! 転倒防止

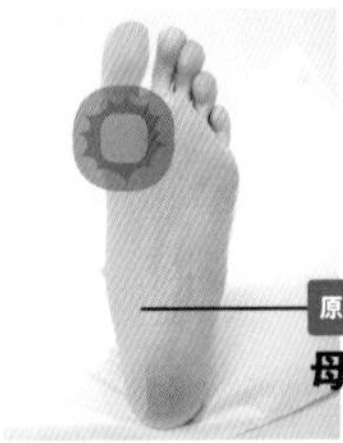

かかとから親指の外側につながる筋肉。親指を広げるときに働く。弱くなると外反母趾や偏平足の原因になる。

記号の意味 痛みの経路　緊張エリア　リセットポイント　筋肉のエリア

その他、このリセットも効く!

- 指の屈筋群・足底筋膜（P72～73）

原因筋

母《ぼ》趾《し》外《がい》転《てん》筋《きん》

ふらつきや外反母趾の予防にも◎。今症状のない方も1日の終わりに、リセット5の足裏と一緒にケアするのをおすすめします。

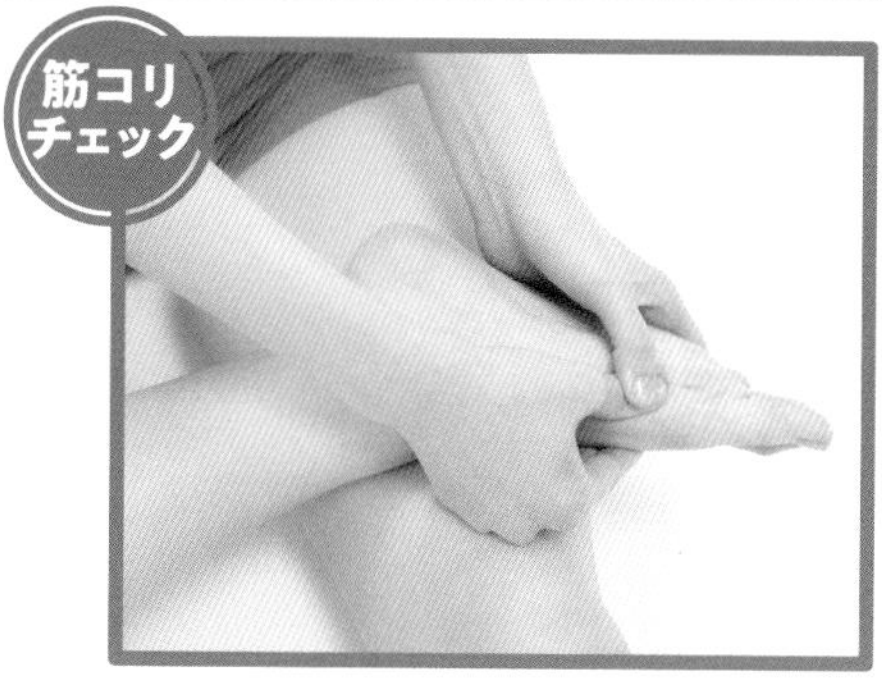

足の親指下の側面、いちばん出っ張っている骨のキワを両手の親指で強くギュッと押し込む。痛みがあれば母指外転筋が緊張。

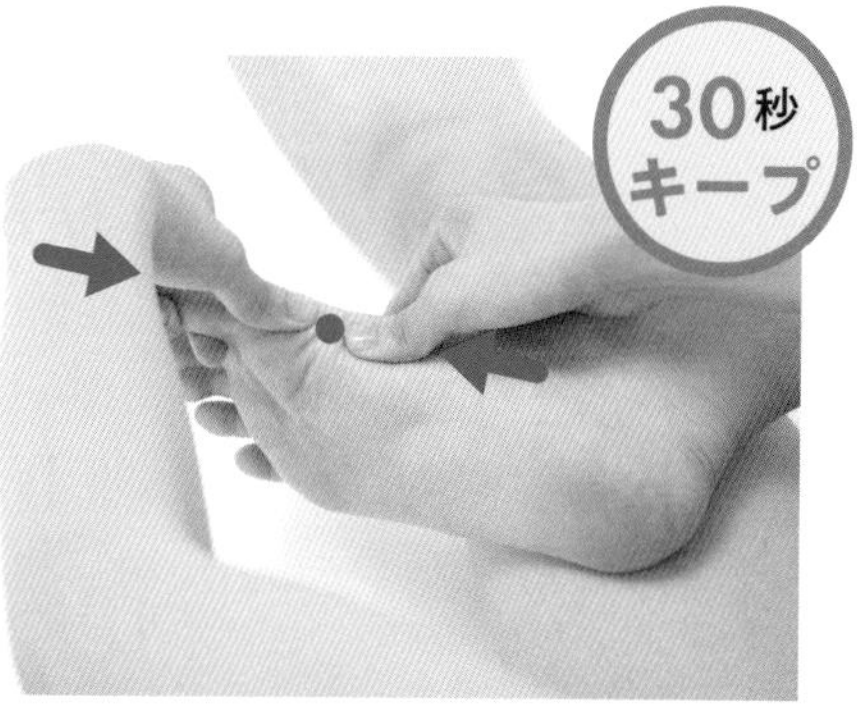

1 骨の上下を押さえた親指を互いに寄せる

左手人差指を右足の親指と人差指の間に差し込み、親指の腹でチェックポイントの骨の上側のキワを押さえる。右手の親指は骨の下あたりにつける。左手で足の親指を外側に折り、親指で押さえた筋肉を左右から真ん中に寄せる。30秒キープ。

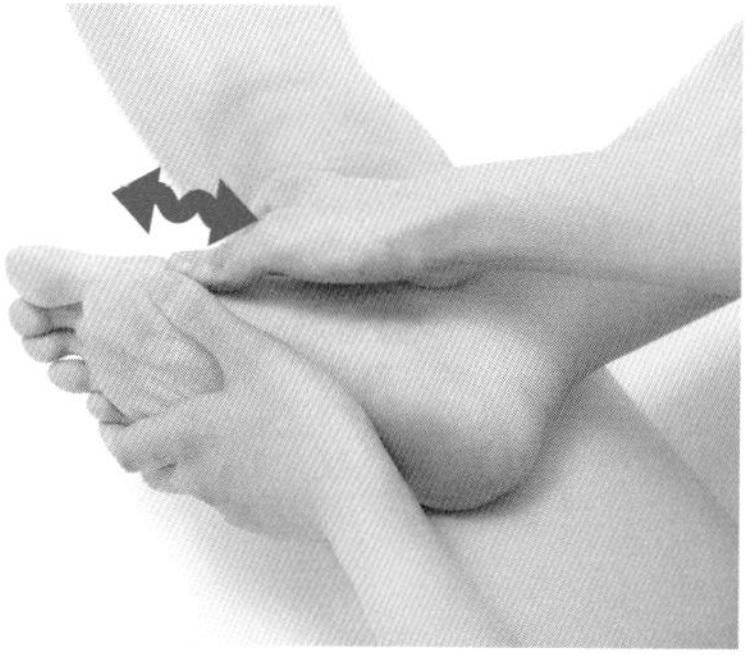

2 上下に10往復 親指の腹でさする

側面の骨の下に両手の親指の腹を当てて、上下に10往復、優しくゆらす。1～3を逆側も同様に行う。

ペアでリセット

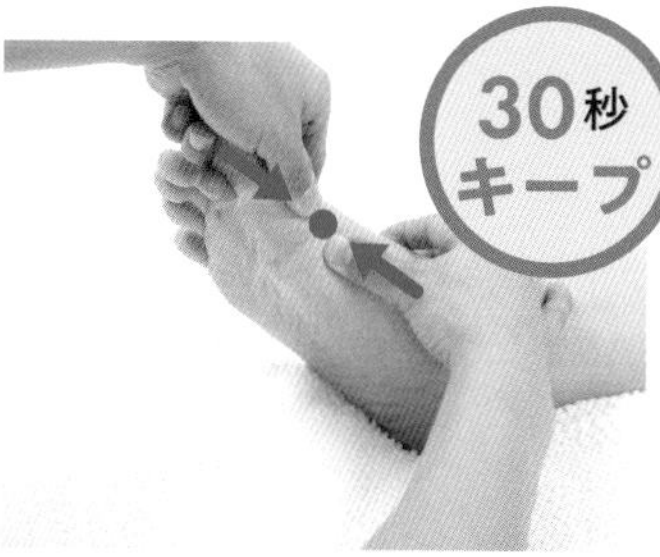

両手の親指を足の親指側の側面に置く。骨から筋肉を引きはがすように押し上げ、両親指を寄せる。30秒キープ。逆も同様に。

エイジング

首～側頭部の筋肉をゆるめて シワ&たるみ知らずの美肌に

たるみやしわ、むくみの要因は大きく2つあります。1つは筋肉の衰え。長年、引力によって下に引っ張られることで、筋肉の弾力がなくなり、目、頬、口とすべてが下がってしまいます。

もう1つは、筋肉が固くなり起こる血行不良。老廃物が滞留して顔がむくみ、重さで顔の肉が下がったり、肌の若々しさが失われたりします。

首や顔の筋肉をまめにゆるめると、血液やリンパの流れがよくなります。すると、みるみる肌色がよくなるうえ、老廃物が押し流されて、首からフェイスラインまでがスッキリ。さらに新しい酸素や栄養素が行きわたり、筋肉の弾力も復活。リフトアップできるのです。

ポイントは、首から上に向かってリセットすること。顔だけいくらマッサージしても、首が詰まっていてはめぐりは改善されません。首は特に筋肉が固くなりやすいので、首の広頸筋《こうけいきん》、胸鎖乳突筋《きょうさにゅうとつきん》をゆるめるだけでもリフトアップする方はたくさんいます。

ここで紹介する3カ所の筋肉をきちんとゆるめてあげると、即座に首や顔がポカポカ温かくなり、肌の透明度がアップします。

その他、このリセットも効く!

• 僧帽筋(P56～57、P60～61)　• 斜角筋(P86～87)　• 帽状腱膜(P102～103)

悩みを解決! エイジング

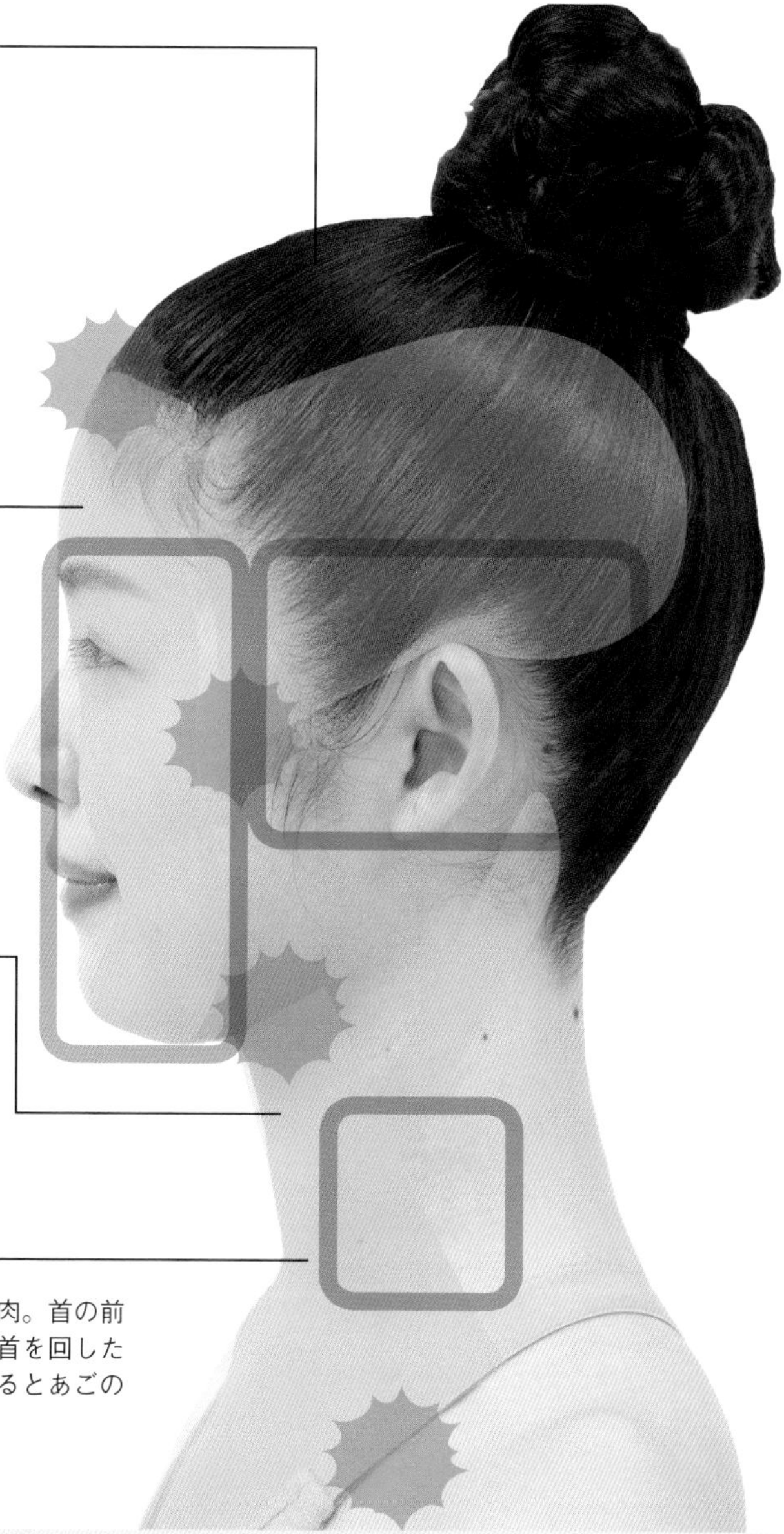

原因筋 3

側頭筋

あご関節から頭蓋骨の側頭部に広がる筋肉。噛むことにも関与しているため食いしばりの影響で固くなりやすく、怖い表情になる。

原因筋 2

顔面筋

表情を作る表層にある顔の筋肉。加齢による筋力の衰えや引力の影響によって下がると、ほうれい線や口角が下がる原因になる。

原因筋 1

広頸筋

あごの骨から胸部の上部までと、広範囲に広がる首の筋肉。固くなると、口角が下がったり、首やデコルテがたるんだりと見た目老化につながる。

胸鎖乳突筋

後頭部と鎖骨をつなぐ筋肉。首の前で頭の重さを支えたり、首を回したりする際に働く。固くなるとあごのたるみを引き起こす。

記号の意味 → 痛みの経路 緊張エリア リセットポイント 筋肉のエリア

エイジング

原因筋 1

広《こう》頸《けい》筋《きん》、胸《きょう》鎖《さ》乳《にゅう》突《とつ》筋《きん》

洗顔や肌のお手入れ時に続けて行い、毎日の習慣に。顔のむくみやくすみ、たるみの改善はもちろん、首元もスッキリします。

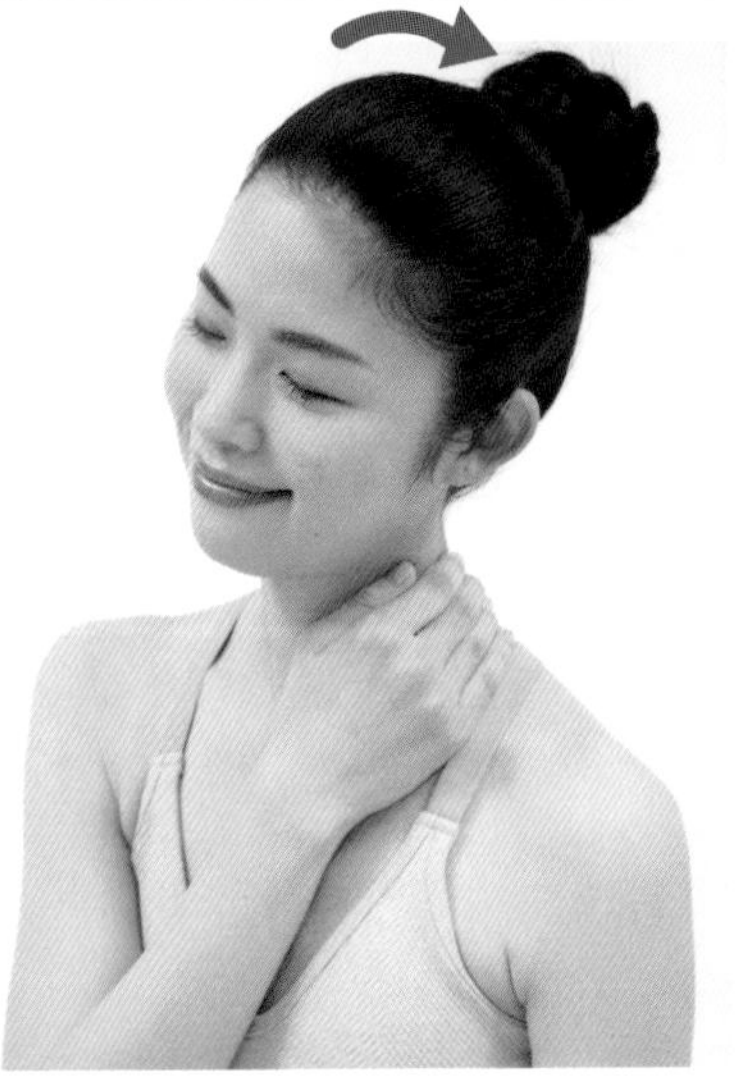

1 頭を少し左に傾け 右手を首に添える

イスに座り、頭を少し左に傾ける。首の左側を包み込むように右手全体を密着させる。

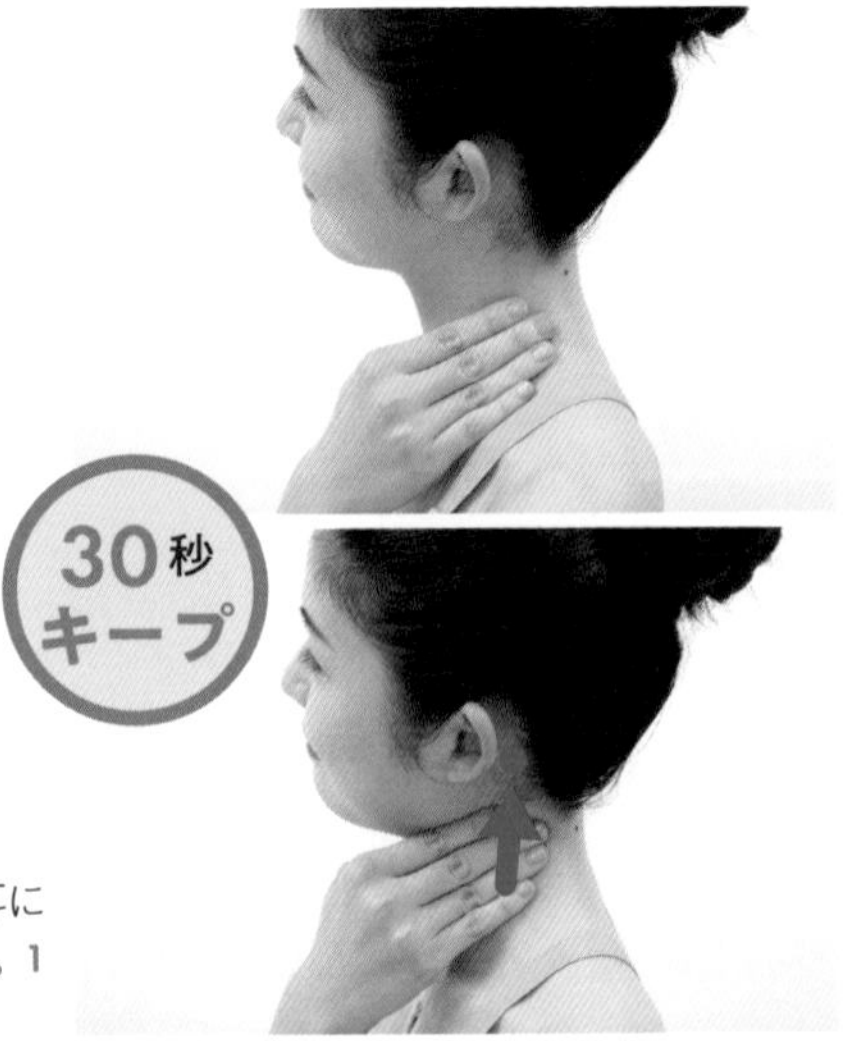

2 右手全体で 首の筋肉をスライド

右手全体で首の筋肉をそっと押さえながら、耳に向かってスライドして寄せる。30秒キープ。1～2を逆側も同様に行う。

エイジング

原因筋 3 側頭筋《そくとうきん》

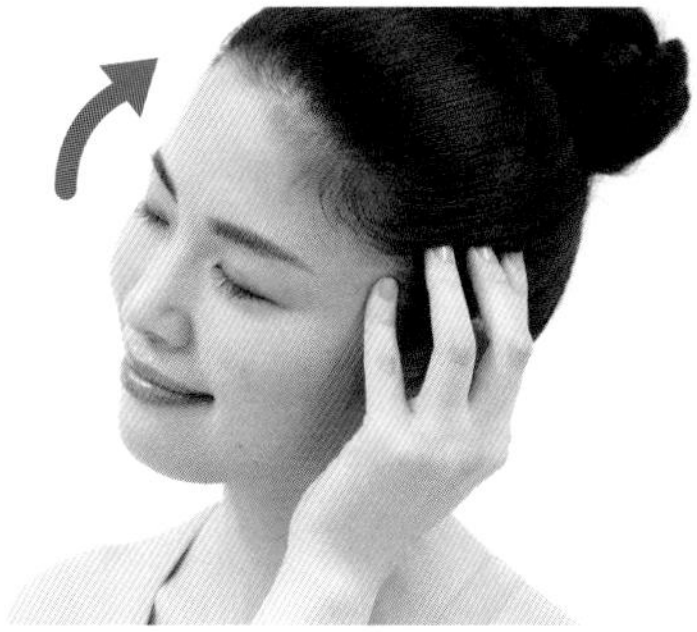

1 人差指から小指を耳の上につける

頭を左に少し傾ける。左手の人差指から小指を耳の上側頭部に置く。親指は耳の後ろ、自然な位置で軽く押さえる。

30秒キープ

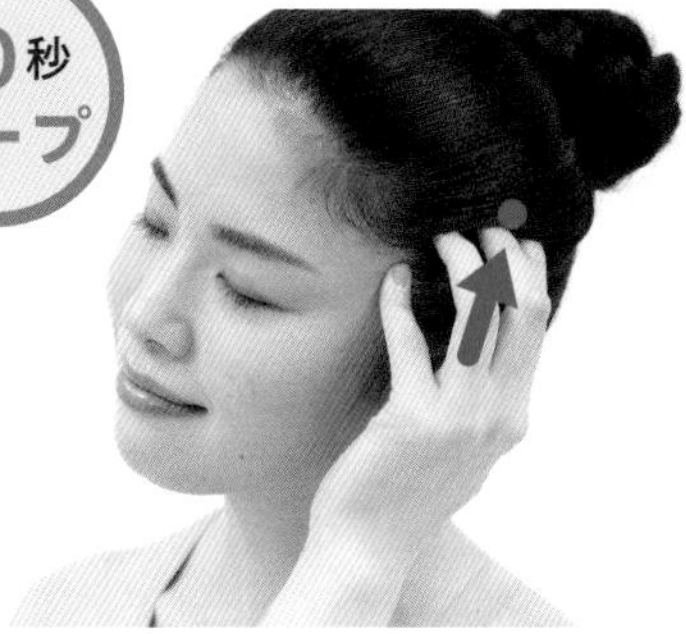

2 指の腹で耳上の筋肉を頭頂に向かってスライド

人差指から小指の腹で、頭皮を頭頂部に向かってスライドさせて寄せる。30秒キープ。スライドさせる際、頭蓋骨を押すのではなく、頭皮をふわっと持ち上げるイメージで行う。続けて頭皮を指の腹で10往復、上下に優しくゆらす。1～2を逆側も同様に行う。

エイジング

原因筋 2 顔面筋《がんめんきん》

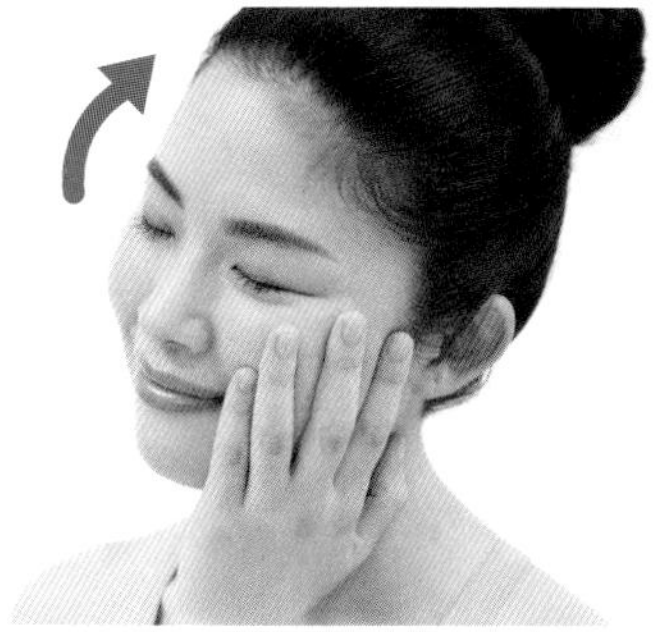

1 三本の指で顔筋を優しく挟む

頭を軽く左に傾ける。左手は人差指から薬指までの指を少し開き、全体を顔の左側に密着。三本の指を互いに寄せ合い、筋肉をそっと挟む。

30秒キープ

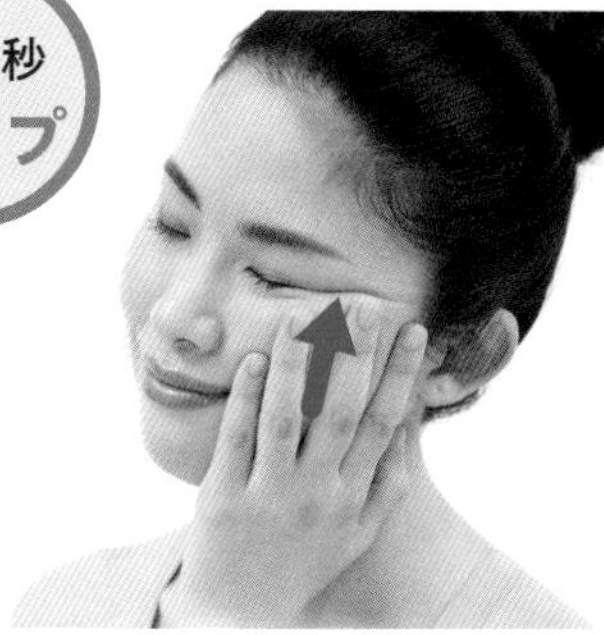

2 ほほの筋肉を上にスライド

左手全体でほほの筋肉をそっと支えながら、上に向かってスライドして寄せる。30秒キープしたら、指でほほを挟んだまま、上下に優しく10往復ゆらす。1～2を逆側も同様に行う。

COLUMN 4

眼精疲労もスッキリ こめかみのマッスルリセッティング

目が疲れたり、それにともなう頭痛が起きたりしたときに、こめかみをくるくると刺激するのは理にかなっています。目の疲れも血流の低下が原因。血行不良によって目に関わる筋肉が緊張し、それが眼精疲労や頭痛として現れるので、こめかみあたりの筋肉をゆるめるとラクになるのです。

マッスルリセッティングなら30秒ゆるめるだけで、目の疲れ、かすみ、重たい感じや目の疲れによる頭痛もスッキリします。また、美容面での効果もバツグン。むくみがとれて目がパッチリ開き、目のまわりのくすみやクマも薄くなります。仕事中はもちろん、朝のお化粧前やランチタイム、仕事後のお出かけ前などにも、ぜひ取り入れてくださいね！

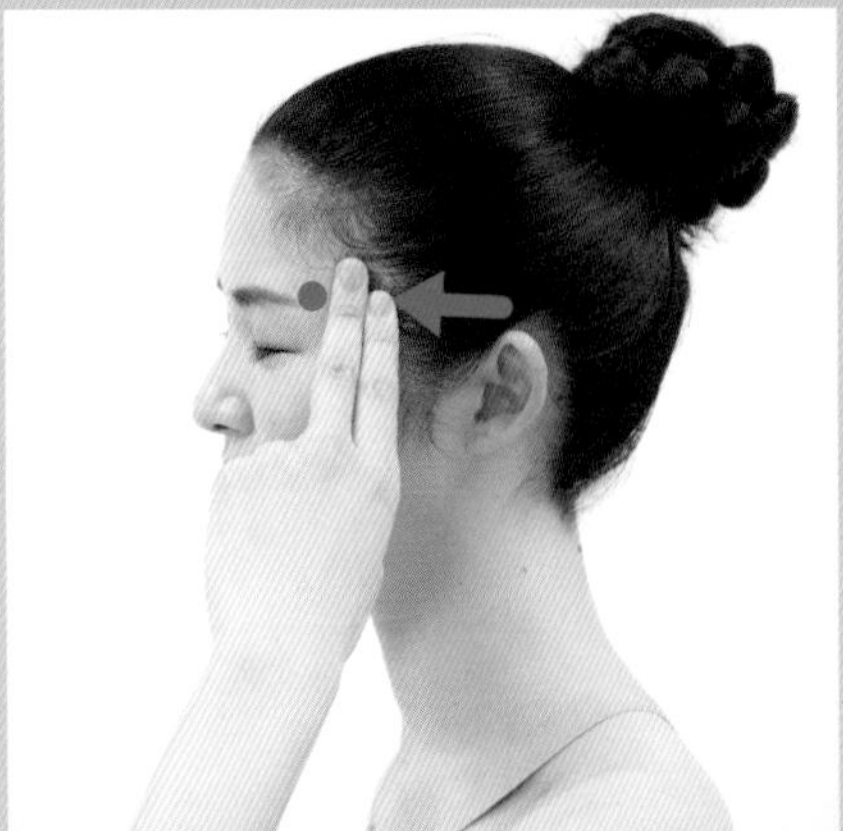

人差指と中指の指の腹を、こめかみにふわっと優しく密着させる。そのまま眉尻の方向へ２～３ミリ動かすイメージで寄せて 30 秒キープ。そのまま左右に 10 回優しくゆらす。

付録

痛みが消えた！
元気になった！

マッスルリセッティングで変わった私の人生

つらい痛みや長年の不調に苦しみ、黄さんのもとを訪れて元気になった方々はたくさんいます。実際にマッスルリセッティングの奇跡に遭遇した皆さんに、お話をうかがいました。

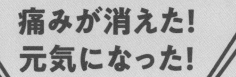

重度の"首下がり症"だったのが…
1回の施術で姿勢がシャキッと改善

主婦　石井美恵子さん（74歳）

証言者　姪の苅部美代子さん

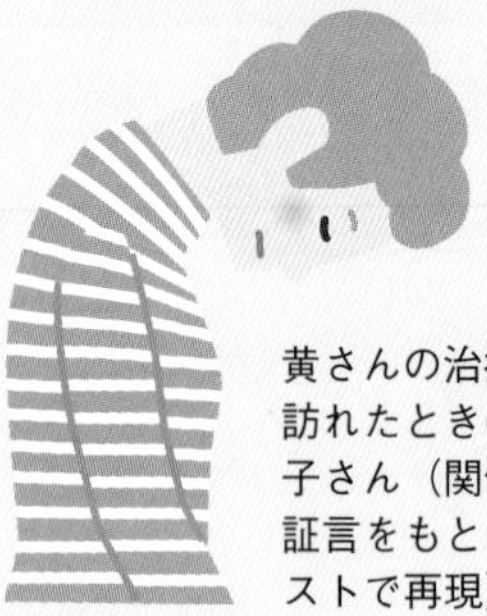

黄さんの治療院を訪れたときの美恵子さん（関係者の証言をもとにイラストで再現）。

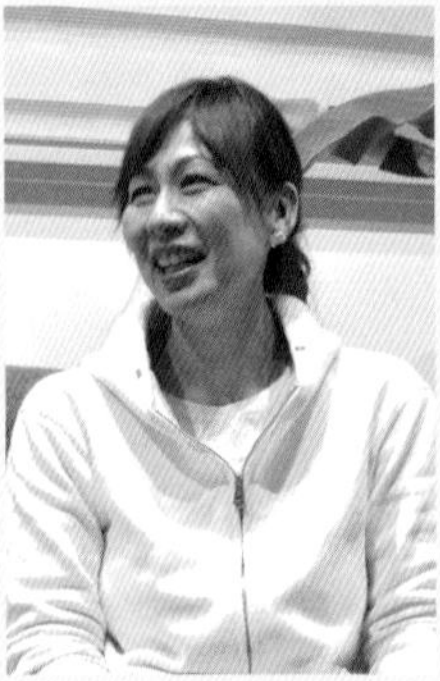

首下がり症の叔母と黄先生をつなぎ、証言をしてくれた姪の苅部美代子さん。

叔母の「首下がり症」の症状が急激に悪化したのは、老々介護で見ていた叔父が亡くなったときでした。一気に頭の位置がガーンと下がり、本当に床しか見えていない状態に。姿かたちもすっかり変わってしまい、叔父の葬儀に来ていた親戚さえ、叔母だと気づけなかったほどです。道を歩けば人や物にぶつかるので、体中アザだらけでした。

　叔母を医者や理学療法士に診てもらったり、首のコルセットをオーダーメイドしたりしたものの、全く症状は軽くなりませんでした。そのうち、「体のあちこちが痛い」と、だんだん外出も嫌がるようになり、"このままでは、叔母は歩けなくなってしまう。そうなったら、施設に預けるしかないかな…"と考えるようになりました。

　そんなとき、以前からの知人だった黄先生に叔母のことを話したところ、「1回、連れてきてくれませんか？」とのこ

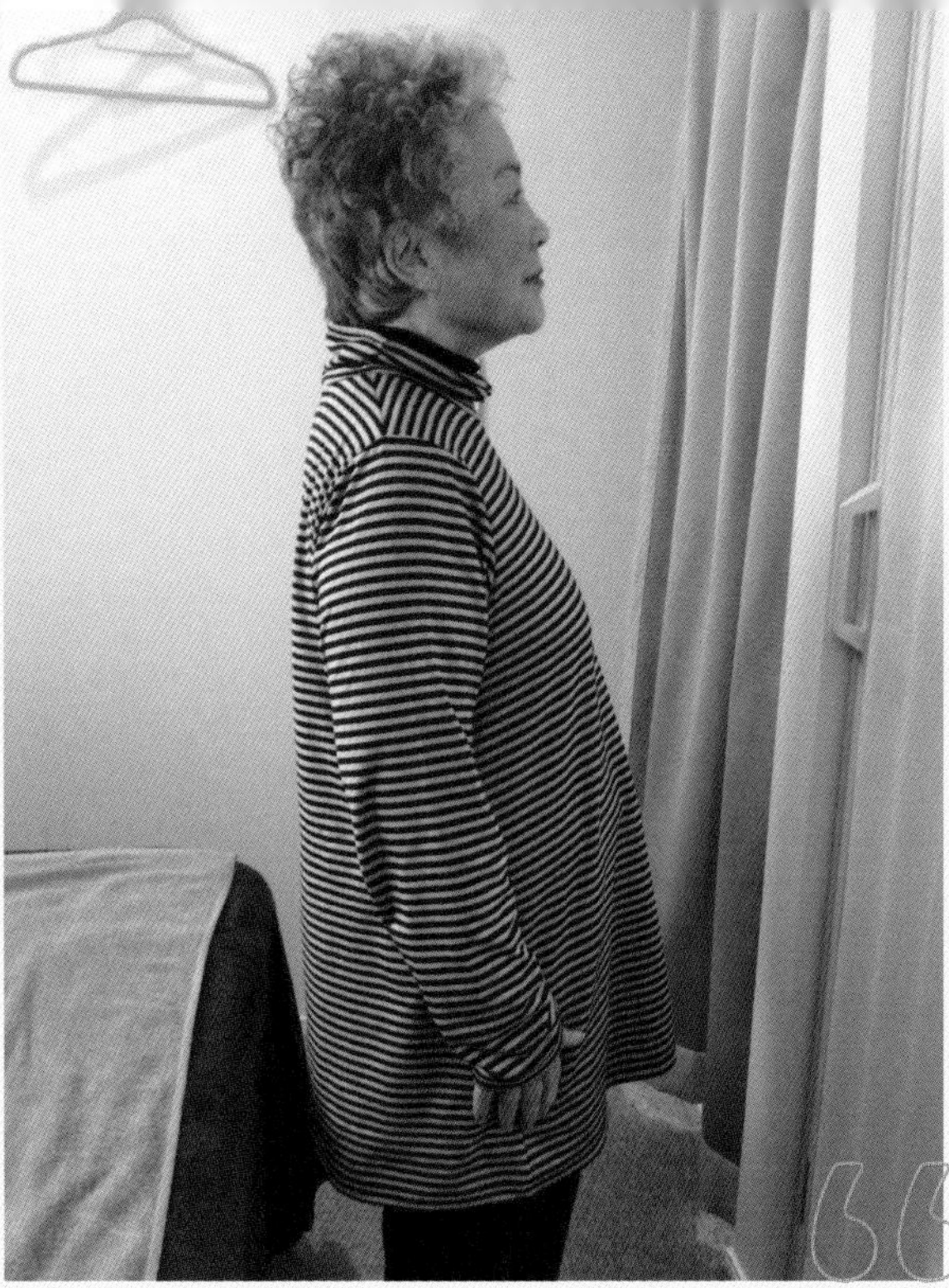

マッスルリセッティングを家でも続けていたら全身動くようになりました

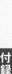

と。叔母を連れて伺うと、たった1回の施術で、なんと背すじがシャキッと元に戻ったんです。一瞬にして人の形が変わったのですから、これは本当にすごい、と思いました。

病院やマッサージ通いをしていたときは、どこに行っても先生たちに「年だから仕方がないね」と言われていた叔母。でも黄先生は最初から、「大丈夫、まだ全然若いよ！」とニコニコと励まし、元気づけてくれました。

叔母はそれがとてもうれしく感じたのでしょう、「筋肉は本人次第で動くようになる」という言葉を受けて、自分でもマッスルリセッティングでケアするようになりました。気持ちがいいことは、すすめられなくても自分からやるようになるんですよね。1〜2年で、動かなかった部位も少しずつ動かせるようになりました。

枕の位置を変えるだけで、めまいを起こすほど体が悪かった叔母は、たとえ治療でも他人に触られることに不安を感じていたようです。それが今では、「私は黄（ファン）先生のファンなの」と冗談にひっかけて「黄先生なら安心」「黄先生の治療は気持ちがいい」と言います。

初めて診てもらったときから3年。叔母は今も一人暮らしで、元気に生活をしていますよ。

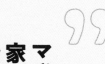

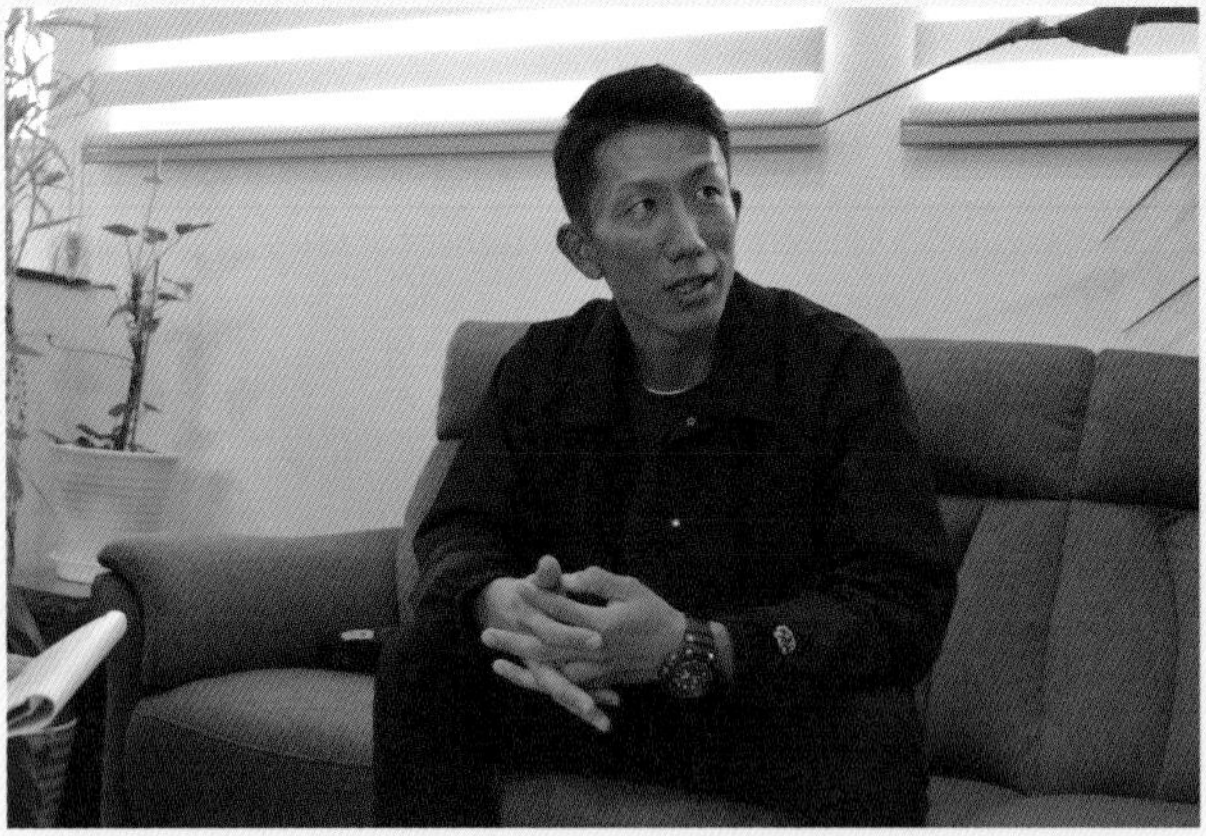

首を痛めて心身ともボロボロだったのが…

数分でウソのように痛みが消えた

公務員　北村尚史さん（32歳）

　2年前、トレーニングのはずみで首をグキッとひねりました。心配だったので整形外科で診察を受け、MRIやCTを撮りましたが、結果は「異常なし」。しかし、自分自身は常に首がずれているような感覚があり、だるさも治まらない。整体、整骨にも通いましたが、症状はいっこうに改善しませんでした。同じ時期、仕事と子育て、大きな災害が重なり、元気だったら乗り越えられることにもしんどさを感じるように。それだけでなく、強い想いをもってやっていた仕事にもやりがいを感じなくなり、生きているかもわからないぐらい元気がなくなりました。「以前の自分に戻りたい」と、もがけばもがくほどつらくなり、毎日、「これは本当の自分の姿ではない」という葛藤に苦しみました。

　〝このままでは仕事をやめなければならない〟と思い始めたころ、黄先生を知っていた妻から「1回診てもらったら？」とすすめられました。地元では評判の先生でしたが、半年〜1年は通う覚悟で訪ねたところ、1回の施術でスーッと痛みが消えた。それまで霞がかかっていたような視界が明るくクリアになり、「うわっ！」と思いました。

　ハードな訓練を伴う仕事をしているため、元気なときでも訓練後は体がだるくなっていたのですが、治療後はそれさえも感じず、これはいよいよすごいなと思い

付録

痛みやコリを感じたら筋肉を温めてゆるめるその大切さを知りました

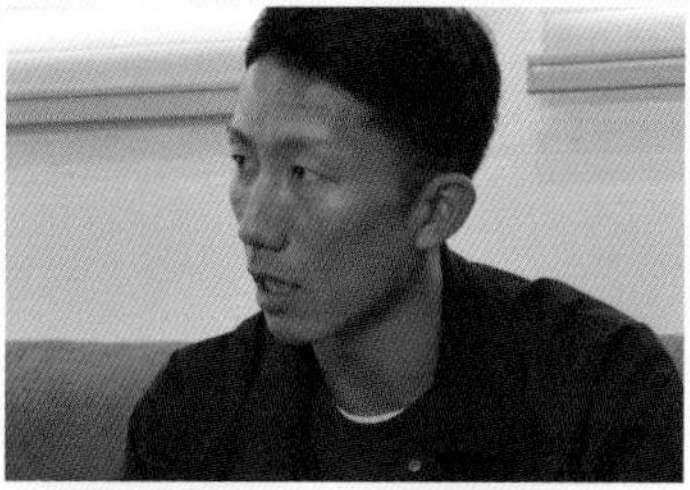

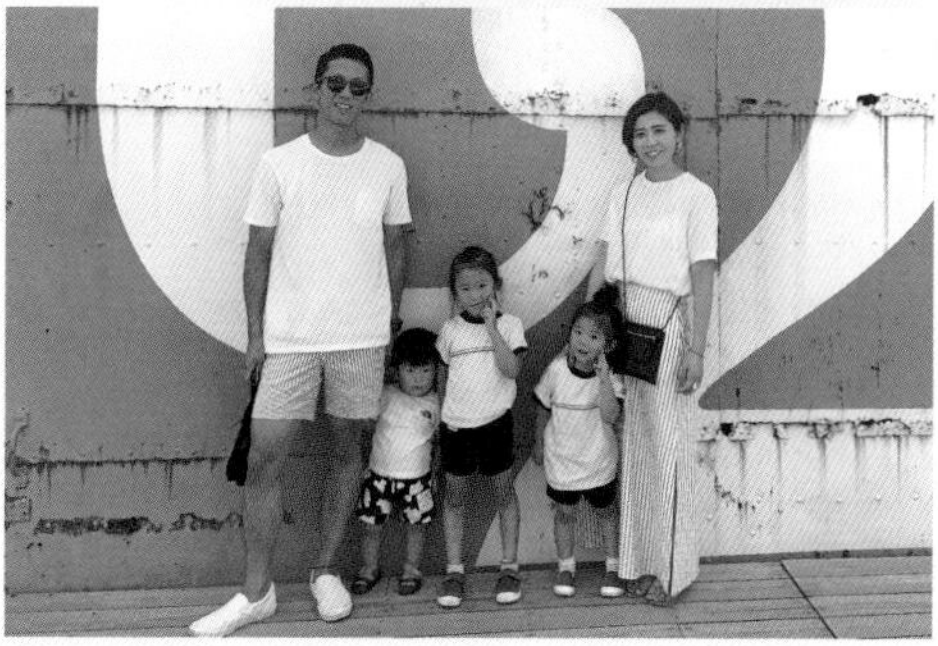

痛みが消えたことで自分らしさを取り戻したという北村さん。パパに笑顔が増えれば、家族にも笑顔が増えていく。

ました。1週間後の次の予約の日まで、一切痛みが出なかったんですよ。まさか一発でよくなるとは想像していませんでしたが、完全によくなるまで黄先生のところに通おう、と心が決まりました。

今では首はすっかりよくなりました。メンタル面も持ち直し、なぜだろうと不思議に思っていたのですが、先生に「首の筋肉が整うと自律神経も整うからですよ。それに心と体は影響しあっていますから」と言われて納得。しんどい日々を乗り越えられたのは家族や仕事仲間の支えも大きかったのですが、黄先生には治していただいて本当に感謝しています。

昔は、こったらもめばいいと思っていましたが、今はしっかり温め、筋肉をいい状態に戻すことを大事にしています。疲れやコリを感じたら先生に教えていただいたマッスルリセッティングでほぐし、あとは自分へのごほうびに月1回、先生に体を整えてもらっています。

つらい日々を送るなかで、自分はこの先どうあるべきかをすごく考えましたし、自分が楽しめていないと人生は楽しくないとしみじみ感じました。この経験は私を成長させてくれましたし、自分のなかに1本、芯ができたと感じています。まさにケガの功名です。

ぎっくり腰に苦しんだ日々から…

スポーツも楽しめる体に大変身

ホテルマン　西亀康宏さん（37歳）

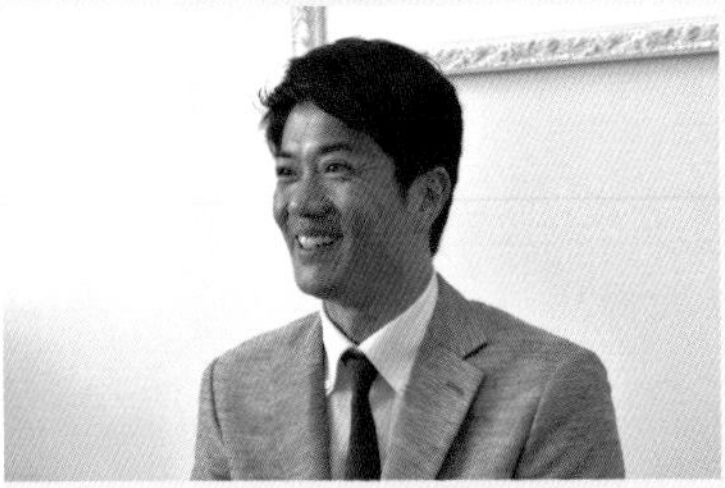

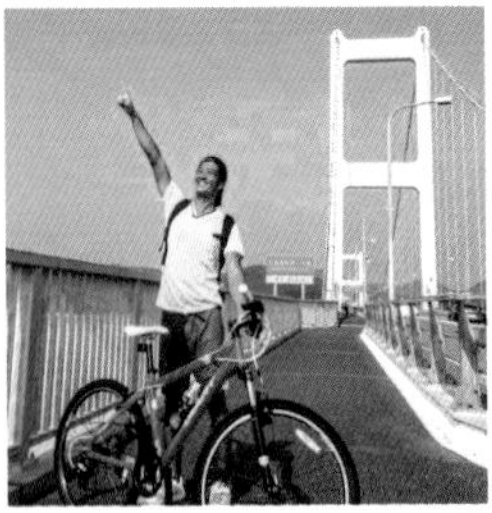

腰痛が消えてから、趣味も仕事も精力的に取り組むようになった、と西亀さん。休日はロードバイクでの遠出が楽しみに。

29歳から3回もぎっくり腰になり、慢性的な腰痛持ちになりました。しゃがんだり立ったりするだけで激痛が走るので、仕事のパフォーマンスも低下。しかし、ホテルマンという仕事柄、痛みを顔に出せず、とてもつらかった。また、常に痛みとぎっくり腰を再発する怖さで、思うように体を動かせず、大好きだったスポーツもまったく楽しくない。結局、運動もしなくなり、休みの日はひたすら動画サイトなどを見て過ごすだけ。仕事と家を往復するだけの生活になり、精神面でもだんだんと落ち込みがひどくなりました。

あまりにもつらかったので、ある日、ホテル内にあった治療院の黄先生に相談し、施術していただきました。すると、数分間の施術で、すっかり痛みがなくなったのです！　しかも体が固くて全くできなかった前屈もラクラクできるようになり、本当に驚きました。

黄先生と出会って体を整える意識が高まり、腰や太ももの裏側を中心にマッスルリセッティングでゆるめることが習慣になりました。運動する意欲や自信も取り戻し、腰痛で諦めていたロードバイクの趣味も始め、今では月間２００㎞は走っています。ライフスタイルが劇的に変わり、仕事もイキイキとできるようになり、以前の自分では考えられないほど充実した毎日を送っています。

しゃがめないほどのひざの痛みが…

1回の施術ですっかり解消

中学生　安達康晴くん（13歳）
証言者　母親の雅恵さん

「ひざが痛くてしゃがめない」。野球部でキャッチャーをやっている息子がそう訴えたとき、すでに正座ができないほど深刻な痛みが出ていました。すぐに整形外科で診察してもらうと、左ひざ膝蓋靭《しつがいじん》帯炎《たいえん》と診断。１カ月ほどリハビリに通ったものの状態は全くよくならず、義理の父の紹介で黄先生に診てもらいました。

実は私自身が病院勤めなので、「整体」に対しては懐疑的でしたが、黄先生に1回施術してもらっただけで、息子が「もう痛くない！」と言うのです。これには、本当にビックリしました。

「康晴くんは脚の筋肉が突っ張って固くなっているので、毎日ゆるめてあげたほうがいいですよ」と黄先生。その日から私と主人は先生に教わったマッスルリセッティングで、子どものふくらはぎや太ももの筋肉をゆるめたりさすったりを続けました。当時はベンチからも外され、野球へのヤル気をなくしていたのですが、１カ月後には息子のひざはすっかりよくなり、チームにも復帰。今はレギュラーとして楽しく続けています。

子どもも優しい黄先生が大好き。治療のときは中国の話を聞くことをいつも楽しみにしています。今では子どもだけでなく、ときどき私も一緒に、黄先生に体を整えていただいています。黄先生と出会えて、本当によかったなと思います。

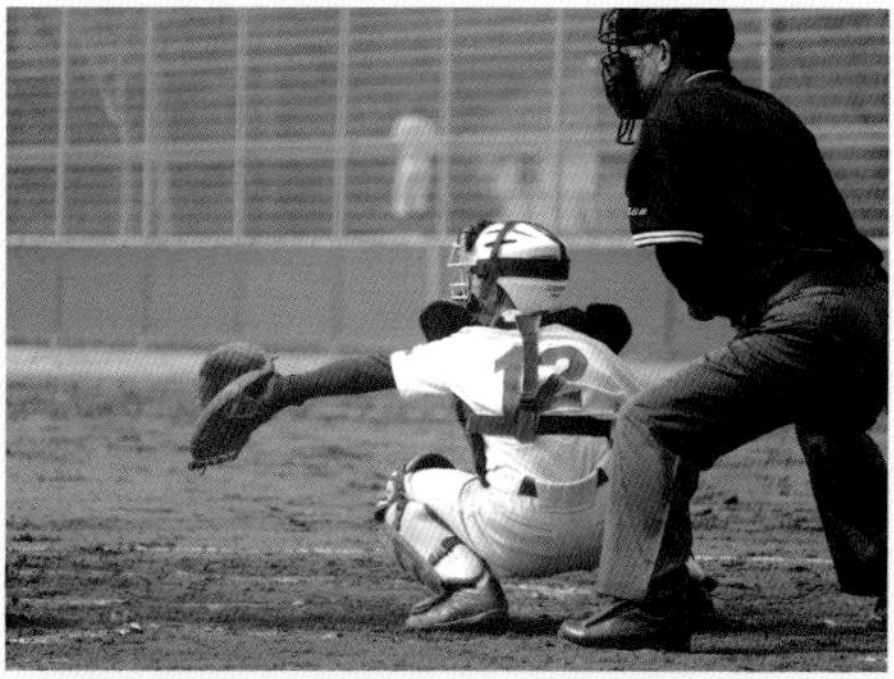

ひざの痛みが治り、毎日元気に野球をプレーする康晴くん。

手術も考えた重度のリウマチが…

黄さんの施術でなくなりました

大江久美子さん（68歳）

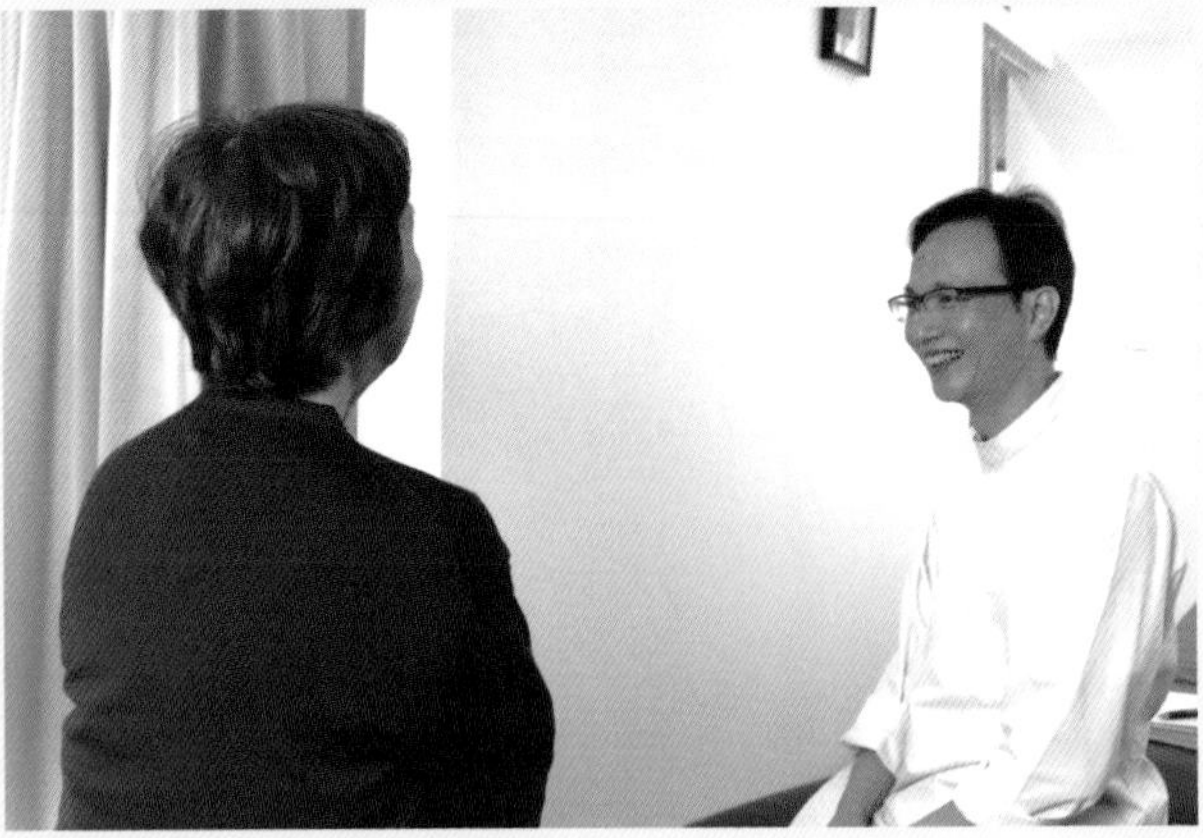

長年、リウマチに苦しんでいた大江さん。今では薬に頼らず、元気に生活しています。

高校時代、2年間の休学を強いられるほどの重いリウマチを患っていました。40代に入ると、リウマチが再発。痛みで歩くこともままならなくなり、名医といわれる先生に診てもらうため、数カ月間、広島から神奈川の病院に通っていたこともあります。でも手術はしたくない。そんなときに黄先生に出会いました。

初めて体を診てもらったとき「背骨のS字カーブが崩れていますね」と言われました。黄先生に整えてもらうとすぐにラクになり、歩くとき本当に脚がラクになりました。それからは一度もひどい状態になることがなく、ずっと元気にしています。

リウマチの名残りか、今でも疲れがたまると両ひざに水がたまったり肩や首、指の痛みが出たりするので、2週間に1度、体のメンテナンスのために黄先生のところに通っています。そして痛みが出るとすぐに先生に教わったマッスルリセッティングでケア。続けるうちに、今、体のどこが悪いのかを自覚できるようになりました。

これからは、どう年をとっていくかが私の課題です。自分のことは自分でできるようにしたいので、マッスルリセッティングで、最後まで元気に過ごしたいと思っています。

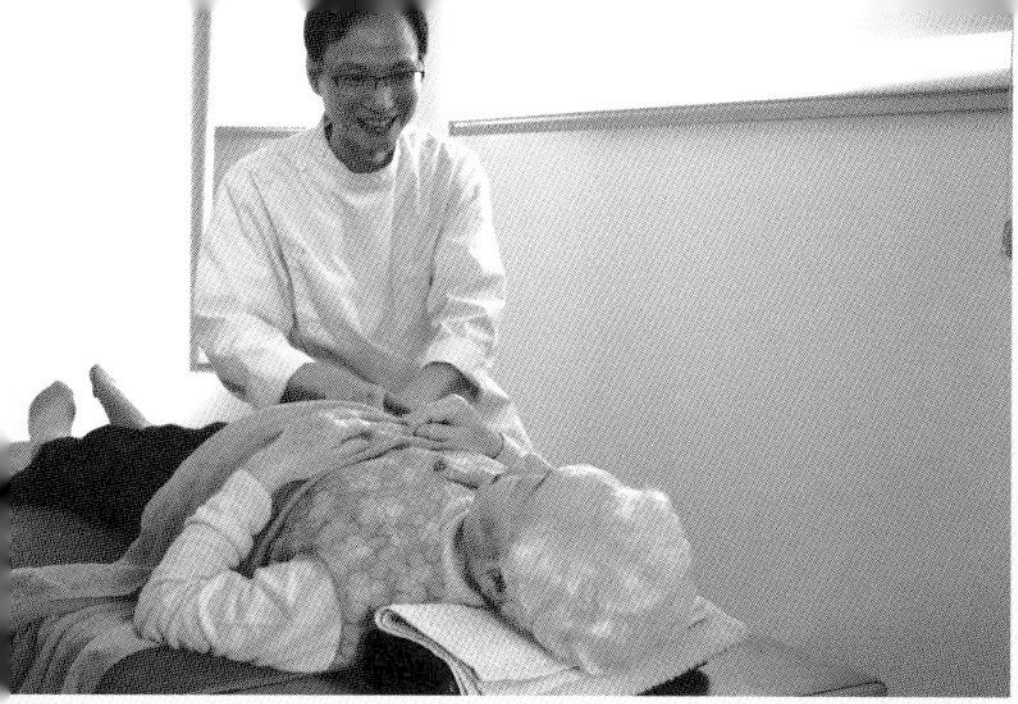

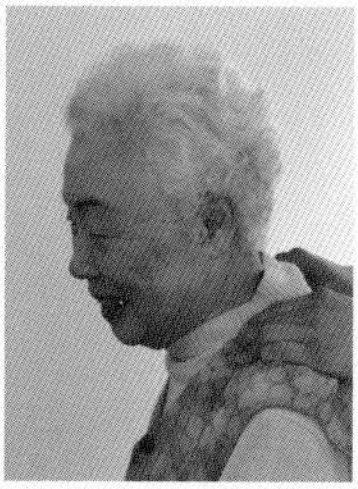

マッスルリセッティングを毎日の習慣にたら…
おかげさまで背中も曲がりません

佐藤和子さん（80歳）

付録

引っ越しの際に背骨を骨折し、3カ月、寝るときもコルセットを付けなくてはならず、本当にしんどい生活が続きました。その間、知人に紹介されて診てもらったのが黄先生です。先生は治療院で施術するだけでなく「動かないでいると筋肉が固まるから、手脚だけでも積極的に動かしましょうね。筋肉はやわらかくなりますよ」と自分でできる色んな方法を教えてくださいました。

背骨が完治してからも先生のアドバイスを受けて、毎日20分間のウォーキングが習慣に。ちょっと腰が疲れたら立ち止まり、マッスルリセッティングでお尻や腰をゆるめて歩く、を繰り返しています。おかげさまで背中も曲がらず、シャキッとしていられますよ。

黄《ファン》式中国整体『爽健苑』

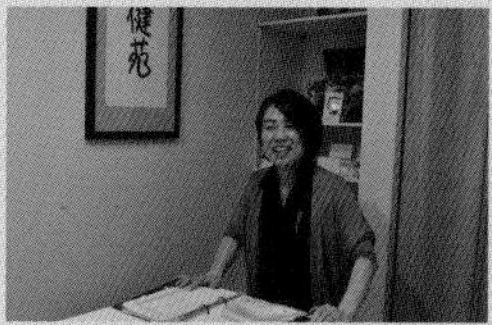

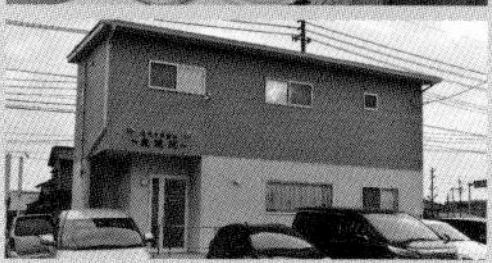

住所	広島県福山市新涯町 1丁目38-5
電話	084-957-1553
営業時間	10:00～20:00 （最終受付19:00）
定休日	年末年始
HP	https://soukenen.com/

黄 烱輝先生が院長を務める広島県福山市の中国整体・漢方足裏マッサージの専門店『爽健苑』。全身の筋肉を独自の技術でほぐし、骨盤、背骨の歪みを安全な方法で調整することで、長年の痛みやコリ、不調を改善。中国整体ほか韓国のよもぎ蒸しに漢方の考え方を取り入れた〝漢方蒸し〟やリンパマッサージエステも受けられます。

症状からみる
マッスルリセッティング
さくいん

本書に掲載したマッスルリセッティングによって緩和・改善が期待できる、さまざまな不調や痛みの症状を一覧にしました。ご自身のお悩みに該当する部位は、すべて試してみることをおすすめします。

30秒でコリ・痛みが
ふわぁぁっととける
マッスルリセッティング

2020年3月4日　第1刷発行

著　者　黄烟輝
発行者　土井尚道
発行所　株式会社　飛鳥新社
〒101-0003 東京都千代田区一ツ橋2-4-3
光文恒産ビル
電話（営業）03-3263-7770（編集）03-3263-7773
http://www.asukashinsha.co.jp

モデル　福富ゆき（プレステージ）
ヘアメイク　TOM
撮影　石川咲希・田中達晃（Pash）、黄烟輝
カバーデザイン　渡邊民人（TYPEFACE）
本文デザイン　清水真理子（TYPEFACE）
イラスト　安久津みどり
校正　入江佳代子
動画編集　柴山将成
編集協力　長島恭子
印刷・製本　中央精版印刷株式会社

ISBN978-4-86410-740-2

編集担当 小林徹也